❀ 临床护理一本通 ❀

U0236785

# 泌尿外科临床护理

主　审　郭　明
主　编　丁淑贞　姜秋红

副主编　张　丽　魏　冰　苏丽萍　王淑琴
编　者（以姓氏笔画为序）

丁淑贞　马　慧　王月珠　王庆华　王淑琴
张　丽　张　彤　张　杰　张晓霞　李　硕
李世博　苏丽萍　周　玲　姜长帅　姜秋红
赵瑾瑶　秦秀宝　崔丽艳　魏　冰

中国协和医科大学出版社
北　京

**图书在版编目（CIP）数据**

泌尿外科临床护理／丁淑贞，姜秋红主编. —北京：中国协和医科大学出版社，2016.7（2025.4重印）.

（临床护理一本通）

ISBN 978-7-5679-0409-5

Ⅰ．①泌…　Ⅱ．①丁…②姜…　Ⅲ．①泌尿外科学－护理学　Ⅳ．①R473.6

中国版本图书馆 CIP 数据核字（2015）第 180566 号

| 主　　编 | 丁淑贞　姜秋红 |
| 责任编辑 | 刘　婷　张秋艳 |
| 封面设计 | 邱晓俐 |
| 责任校对 | 张　麓 |
| 责任印制 | 黄艳霞 |
| 出版发行 | 中国协和医科大学出版社 |

（北京市东城区东单三条9号　邮编100730　电话010-65260431）

| 网　　址 | www.pumcp.com |
| 印　　刷 | 三河市龙大印装有限公司 |
| 开　　本 | 710mm×1000mm　　1/16 |
| 印　　张 | 20.75 |
| 字　　数 | 280千字 |
| 版　　次 | 2016年7月第1版 |
| 印　　次 | 2025年4月第5次印刷 |
| 定　　价 | 48.00元 |

# 前　言

护理学是将自然科学与社会科学紧密联系起来的为人类健康服务的综合性应用学科。随着医学科学的迅速发展和医学模式的转变，医学理论和诊疗护理不断进行更新，护理学科领域发生了很大的变化。"临床护理一本通"旨在为临床护理人员提供最新的专业理论和专业指导，帮助护理人员熟练掌握基本理论知识和临床护理技能，提高护理质量，是对各专科临床护理实践及技能给予指导的专业参考书。

随着现代医学科学技术的发展，泌尿外科也有了很大的进步，新的诊疗技术和治疗方法不断地得到应用和推广，其护理知识与要求也在随之相应地提高和完善。为了促进广大泌尿外科医务人员在临床工作中更好地认识、了解泌尿外科的疾病，普及和更新泌尿外科的临床技能及护理知识，从而满足泌尿外科专业人员以及广大基层医务工作者的临床需要，结合临床经验，我们编写了这本《泌尿外科临床护理》。

本书基本包括了泌尿外科专业的常见疾病和多发疾病，具体讲述相关疾病概述、临床表现、辅助检查、治疗原则、护理评估、护理诊断、护理措施及健康教育等内容，语言简洁，内容丰富，侧重实用性和可操作性，力求详尽准确。

本书适合泌尿外科及相关专业广大医护人员使用。

由于时间仓促，编者经验水平有限，不足之处在所难免，恳请读者批评指正。

编　者
2015 年 10 月

# 目　录

第一章　泌尿外科临床护理概述 ……………………………………… 1

　第一节　泌尿外科临床护理常规 …………………………………… 1

　第二节　泌尿外科护士应具备的职业素质 ………………………… 6

第二章　泌尿外科常见症状的护理 …………………………………… 8

　第一节　尿频 ………………………………………………………… 8

　第二节　尿急 ………………………………………………………… 9

　第三节　尿痛 ………………………………………………………… 10

　第四节　排尿困难 …………………………………………………… 11

　第五节　尿潴留 ……………………………………………………… 13

　第六节　血尿 ………………………………………………………… 15

　第七节　脓尿 ………………………………………………………… 17

　第八节　乳糜尿 ……………………………………………………… 18

　第九节　多尿 ………………………………………………………… 19

　第十节　少尿 ………………………………………………………… 21

　第十一节　无尿 ……………………………………………………… 22

第三章　肾上腺疾病患者的护理 ……………………………………… 24

　第一节　皮质醇增多症 ……………………………………………… 24

　第二节　原发性醛固酮增多症 ……………………………………… 30

　第三节　肾上腺性征异常症 ………………………………………… 34

　第四节　儿茶酚胺增多症 …………………………………………… 40

　第五节　无功能肾上腺皮质腺瘤 …………………………………… 47

　第六节　肾上腺囊肿 ………………………………………………… 51

　第七节　肾上腺髓样脂肪瘤 ………………………………………… 54

　第八节　肾上腺转移癌 ……………………………………………… 56

　第九节　肾上腺成神经细胞瘤 ……………………………………… 60

第四章　肾脏疾病患者的护理 ……………………………………… 65

第一节　单纯性肾囊肿及多囊肾 …………………………… 65

第二节　肾癌 ………………………………………………… 71

第三节　肾盂癌 ……………………………………………… 76

第四节　肾错构瘤 …………………………………………… 82

第五节　肾结核 ……………………………………………… 87

第六节　肾脏损伤 …………………………………………… 94

第七节　肾结石 ……………………………………………… 100

第八节　肾积水 ……………………………………………… 108

第九节　肾下垂 ……………………………………………… 111

第五章　输尿管疾病患者的护理 …………………………………… 117

第一节　先天性肾盂输尿管连接部梗阻 …………………… 117

第二节　输尿管肿瘤 ………………………………………… 122

第三节　输尿管损伤 ………………………………………… 128

第四节　输尿管结石 ………………………………………… 134

第五节　输尿管梗阻 ………………………………………… 140

第六节　输尿管结核 ………………………………………… 148

第六章　膀胱疾病患者的护理 ……………………………………… 154

第一节　膀胱憩室 …………………………………………… 154

第二节　膀胱肿瘤 …………………………………………… 159

第三节　感染性膀胱炎 ……………………………………… 166

第四节　腺性膀胱炎 ………………………………………… 170

第五节　膀胱损伤 …………………………………………… 173

第六节　膀胱结石 …………………………………………… 179

第七节　膀胱结核 …………………………………………… 184

第八节　神经源性膀胱 ……………………………………… 188

第九节　膀胱过度活动症 …………………………………… 195

第十节　女性压力性尿失禁 ………………………………… 201

第十一节　膀胱膨出 ………………………………………… 205

第十二节　膀胱阴道瘘 ……………………………………… 210

第七章　前列腺疾病患者的护理 …………………………………… 215

第一节 良性前列腺增生 ……………………………………… 215

第二节 前列腺炎 ………………………………………………… 222

第三节 前列腺癌 ………………………………………………… 227

第八章 尿道疾病患者的护理 ………………………………………… 233

第一节 尿道开口异常 ………………………………………… 233

第二节 尿道损伤 ………………………………………………… 239

第三节 尿道狭窄 ………………………………………………… 245

第四节 尿道结石 ………………………………………………… 249

第五节 尿道异物 ………………………………………………… 253

第九章 阴茎疾病患者的护理 ………………………………………… 257

第一节 阴茎癌 …………………………………………………… 257

第二节 阴茎损伤 ………………………………………………… 261

第三节 男性勃起功能障碍 …………………………………… 266

第十章 阴囊内容物及输精管疾病患者的护理 ……………………… 270

第一节 隐睾症 …………………………………………………… 270

第二节 睾丸、附睾肿瘤 ……………………………………… 274

第三节 睾丸、附睾炎 ………………………………………… 280

第四节 附睾结核 ………………………………………………… 283

第五节 睾丸、附睾损伤 ……………………………………… 286

第六节 精索静脉曲张 ………………………………………… 290

第七节 睾丸扭转 ………………………………………………… 294

第八节 睾丸鞘膜积液 ………………………………………… 297

第九节 男性不育 ………………………………………………… 300

第十一章 泌尿外科常用检查和治疗的护理 ………………………… 305

第一节 膀胱镜检查 …………………………………………… 305

第二节 静脉肾盂造影 ………………………………………… 307

第三节 尿动力学检查 ………………………………………… 309

第四节 前列腺穿刺活检 ……………………………………… 314

第五节 体外冲击波碎石术 …………………………………… 317

参考文献 ……………………………………………………………… 321

# 第一章　泌尿外科临床护理概述

## 第一节　泌尿外科临床护理常规

护士应掌握泌尿外科一般护理常规、术前护理常规、术中护理常规、术后护理常规。

### 【一般护理常规】

（1）新入院患者，次日晨留取尿标本做常规检查。疑为结核患者，应连续留夜尿或24小时尿液3天，查耐酸杆菌，怀疑肿瘤者留晨间第一次全尿做尿脱落细胞检查，连续3天，尿容器须清洁消毒，做好标志，送交检验科或病理科。

（2）应鼓励患者多饮水，如另有医嘱，应严格按医嘱执行。

（3）做各种特殊检查、治疗或手术前，须耐心向患者做详细的解释，解除其思想顾虑，并提出对患者的要求，以取得充分合作。暴露外生殖器的各种操作，应在治疗室进行或用屏风遮挡。

（4）泌尿系器械检查或治疗后应注意可能发生的反应，如无尿、尿痛、血尿、呕吐、寒战、发热等，根据病情给予热饮料、冷敷或热敷，必要时给予针灸治疗等，并通知医生，按医嘱进行处理。

（5）阴囊疾病手术后，应卧床休息，托起阴囊。

（6）密切观察病情，特别是肾切开术、前列腺切除术、膀胱切除术、外伤等患者，随时均有发生出血的可能，应密切注意病情变化，观察脉搏、血压、体温、尿液及引流液的量及性质。一旦发生出血、休克，应给予紧急处理，并立即通知医生。对外伤患者应遵医嘱定时分别收集尿液送检。

（7）对有尿瘘患者，应用凡士林纱布保护周围皮肤，防止发生湿疹或糜烂。及时更换尿垫和床单被套,保持被褥、裤子、尿布等清洁干燥,防止尿液长期刺激外阴及腿部皮肤而引起湿疹或糜烂。

（8）尿路引流管的护理

①细心观察及检查尿路引流管情况,特别注意防止扭结、受压或脱出。如尿液引流不畅,应及时调整、冲洗或通知医生。引流袋应密闭、体外引流管及引流袋应严格消毒,每日更换1次。尿袋位置应放在低位。

②按医嘱不做冲洗或用密闭式冲洗引流。对严重血尿及一些膀胱手术后的患者,可做密闭式持续膀胱冲洗。

③肾盂造口及输尿管造口患者,原则上不冲洗造口引流管,如有梗阻或血块阻塞,应及时报告医生,由医生在严格无菌条件下进行处理。

④各种造口袋引流管或留置导尿管的固定须牢靠,一旦发现导管脱落,应嘱患者取平卧位,并立即通知医生。

（9）按医嘱准确记录尿量。

（10）高血压患者如为肾血管性高血压、嗜铬细胞瘤及肾上腺皮质疾病等,应加强心理护理,避免激动和烦躁,注意观察血压及肢体活动情况、有无高血压危象出现。

（11）肾动脉造影术后,应严密观察穿刺部位的加压敷料,有无血肿发生以及足背动脉搏动,肢体皮肤色泽、温度、感觉、肢体活动等,以便及早发现血栓形成及脊髓受损（下肢截瘫）等并发症。记录第1次排尿的时间、尿量及性质,如发现异常应及时通知医生。

## 【术前护理常规】

（1）按泌尿外科疾病一般护理常规护理

（2）护理评估

①健康史:了解患者一般情况、既往健康状况,尤其注意与现患疾病相关的病史和药物应用情况及过敏史、手术史、家族史、遗传病史、女性患者生育史,既往有无高血压、糖尿病、心脏疾病等,初步判断其手术耐受性。

②药物治疗史:了解有无服用与手术或术后恢复有关的药物,如阿司匹林、利舍平、可乐定等。

③身体状况：通过仔细询问患者主诉和全面体格检查，评估生命体征和主要体征；了解各主要内脏器官功能情况，有无心、肺、肝及肾等器官功能不全，有无营养不良、肥胖，有无水、电解质失衡等高危因素，评估手术的安全性。

④泌尿系统状况：有无排尿困难、遗尿、尿频或尿失禁等，了解尿液浊度、颜色、尿量及尿比重等。

### （3）术前宣教

①根据患者的年龄和文化程度等特点，利用图片资料、宣传手册、录音或小讲课等多种形式，结合患者的具体疾病，介绍疾病知识、手术方式、术后可能的不适、可能留置的各类引流管及其目的意义、患者需要配合的相关知识和准备。

②术前饮食指导：鼓励患者多摄入营养丰富、易消化的食物；术前1天中午指导患者口服50%硫酸镁溶液40ml，30分钟内饮温开水1000~1500ml，以清洁肠道。术前1天晚进半流质饮食，少食纤维素高的食物，术晨禁食水。

③术前适应性训练：指导患者练习在床上使用便器。男性患者学会床上使用尿壶。教会患者自行调整卧位和床上翻身的方法。教会患者有效排痰的方法。

### （4）术前准备

①皮肤准备：泌尿外科手术以腹部及会阴部为主，备皮范围上至乳头、下至大腿上1/3处；左右范围从手术切口同侧腋中线至脊柱。腹腔镜手术应注意脐部的清洁。备皮时注意遮挡和保暖，动作轻巧，防损伤表皮。

②患者卫生整顿：术前1天指导或协助患者剪短指（趾）甲、剃胡须、理发、沐浴、更换清洁病员服。手术前取下义齿。

③物品准备：患者的病历、各种影像资料、尿布、痰杯等。


## 【术中护理常规】

### （1）按普外科一般护理之术中护理

### （2）手术室内设备、仪器布局

1）手术床：选择安置在手术房间中央送风区域内，保证手术部位、手术者和洗手护士在手术房间顶部送风区域内。患者手术部位远离手术门。

2）手术器械台：升降桌从手术床尾插入，尽量靠近床尾，提供充足的手术区域。大器械台放置于患者右侧，铺巾完毕后与手术床保持10cm左右距离。放置器械包的方桌与大器械台保持90°直角位置。手术时根据需要调节升降桌高度。

3）仪器与其他：麻醉机器多放置于患者头部上方。进行手术铺巾时，将消毒腹单悬挂撑起高度高于升降台40~50cm，将手术区域和麻醉区域隔开。集尿袋、电器设备放置于洗手护士站立的对侧面，便于护士操作观察。

4）洗手护士站立于器械桌同侧，主刀医师站立于洗手护士同侧，助手站立于洗手护士对侧。

5）手术器械台布局：器械托盘上的物品放置原则为根据手术进程，放置相应物品，总的要求是按手术顺序，方便取用。器械桌上的物品放置可分为4区，所有物品安放于规定区域内。

①常用器械区：将常用器械按手术顺序放置在升降桌托盘上，各种型号缝线放置于托盘上治疗巾夹层内，由左向右依次为"0""2-0""3-0""4-0"。

②常规器械区：大器械台的上部放置常规器械，如血管钳及各类拉钩、剪刀等。

③备用器械区：大器械台的左下方，放小脸盆、拉钩，随手术进展，准备相应物品。

④敷料区：大器械台的右下方，放置各类手术需要的纱布垫、纱布、小纱布等。

**（3）手术清点物品**

1）敷料：大纱布、纱布垫、缝针、刀片、脑室引流管、纱带等。

2）器械：手术前、后清点器械的数量和检查器械完整性。

## 【术后护理常规】

**（1）按泌尿外科疾病一般护理常规护理**

**（2）病情观察**

①生命体征：了解患者麻醉方式和术中情况，术后回病房严密观察生命体征变化。大手术者每15～30分钟监测1次脉搏、血压、呼吸，病情稳定后，改为每4小时测生命体征1次并记录。

②出血：观察患者手术切口有无渗血、渗液，特别是肾部分切除术、前列腺切除术、肾损伤等患者，随时有发生出血的可能；一旦发现出血情况，立即报告医生进行处理，如需再次手术，配合做好手术准备。患者切口有渗血、渗液时，应立即更换敷料。

③引流：观察并记录引流液的性质和量，1次/日。如短时间内引流量异常增多，则为继发性出血的可能，结合患者血压和心率的情况，报告医生并配合进行对症处理。

**（3）卧位**

术后患者一般采取平卧位，术后第二天可采取半卧位；患者需更换体位时，嘱患者尽量采取患侧卧位，以利于渗血、渗液的引流，防止血肿、脓肿形成和切口感染；肾部分切除术或肾剜除术患者应绝对卧床1周；阴囊手术后患者应取平卧位并将阴囊托起2～3天，以防肿胀影响愈合。

**（4）引流管护理**

①保持引流管通畅，防止引流管扭曲、受压或脱出。

②尿管引流不畅时，及时调整引流管的位置，在医生的指导下采取冲洗引流管或重新置管等处理。

③更换引流袋时，应严格无菌操作；凡血性引流液均应更换引流袋1次/日；长期应用储尿袋者，更换抗反流引流袋每周1次。更换引流袋时，应严格无菌操作。

**（5）术后不适的观察和护理**

①疼痛：术后1～2天患者可出现不同程度的切口疼痛，表现为不愿主动翻身、活动、咳嗽，表情痛苦。护士应给予心理安慰，鼓励患者主动活动，在患者翻身、活动、咳嗽时，协助患者双手按压切口处以减轻疼痛。患者疼痛剧烈时，遵医嘱给予镇痛药。

②恶心、呕吐：因手术中麻醉药物的不良反应，多数患者术后会出现不同程度的恶心呕吐，患者呕吐时，护士应协助患者头偏向一侧，并

及时清除呕吐物。呕吐严重时，报告医生。

③腹胀：术后早期腹胀常是由于胃肠道蠕动受抑制，肠腔内积气无法排出所致。腹腔镜手术由于术中 $CO_2$ 气腹，患者腹胀更为明显。随着胃肠功能恢复、肛门排气后症状可缓解。若手术后数日仍无肛门排气且腹胀明显，应报告医生进行进一步处理。

## 第二节　泌尿外科护士应具备的职业素质

随着外科护理学的快速发展和新技术、新诊疗手段的不断引入，对护士也提出了更高的要求。外科护士除了要重视基本知识、基础理论和基本技能外，还必须不断学习、更新知识，以适应现代医学发展的节奏和满足现代外科护理学发展的需求。外科护士不但要为患者提供外科专科技术操作，而且要能够运用所学的专业知识，观察病情变化，及时发现生理和病理变化，有针对性地采取相应的护理措施，以减少外科患者的并发症的发生率，达到早期发现、早期诊断、早期治疗。详细的临床护理记录，为医生制定和修改治疗方案提供临床依据。良好的围手术期护理，可使外科医生得以不断扩大手术适应证。ICU 病房的建立和专科化发展趋势要求护士能熟练掌握不断更新的先进仪器的使用方法、熟知各种仪表显示的数据和图形所代表的临床意义、正常值以及治疗时所允许的变化范围。临床广泛使用计算机及网络，使护理工作向智能化方向发展；外科护理学的发展还要求护士具有一定的教学和科研能力，能投身于与外科护理相关的科研中，积极促进外科护理学的发展，培养护理后备人才。

外科护理工作的上述特点，对外科护士的综合素质提出了更高的要求。

### 【具有高度的责任心】

护理人员的职责是治病救人，维护生命，促进健康。如果护士在工作中疏忽大意、掉以轻心，就会增加患者的痛苦，甚至丧失抢救治疗患者的最佳时机。生命是宝贵的，每个护士都应认识到护理工作的重要性，树立爱岗敬业的精神，具备高度的责任心、视患者为亲人、全心全意地为人民服务，尊重患者的生命权。

### 【具备扎实的业务素质】

护士必须具备丰富的外科护理学理论知识、娴熟的操作技能、细致的观察能力和敏锐的判断能力。具备熟练应用护理程序提供整体护理的能力。通过对患者的正确评估，能发现患者现有或潜在的生理、心理问题，以协助医师进行有效的处理。

### 【具备良好的身体素质】

外科护理工作节奏快、突发性强是其特点之一。当发生工伤、交通事故或特发事件时，短时间内可能有大批伤员送达并需立即治疗和护理。在这种情况下，工作负荷骤然加大，护士若不具备健全的体魄、开朗的性格和饱满的精神状态，就不能保证有效、及时地参与抢救工作。

### 【具备良好的心理素质】

外科患者急症多，周转率快，护理工作量大，病种复杂多样，患者及其家属处于高度的紧张状态下，对护理要求高，这就要求护士有良好的心理素质来应对和处理。护士良好的心理素质，表现在应以积极、有效的心理活动，平稳、正常的心理状态去适应、满足事业对自己的要求。能善于自我调节，善于通过自己积极向上、乐观自信的内心情感鼓舞患者以增进护患之间的情感交流，取得患者主动积极的配合。加强自我修养、自我磨炼、自我体验是培养护士良好心理素质的重要方法和途径之一。

### 【具备一定的创新能力】

随着社会的进步，人们对健康需求的不断提高，一成不变的护理模式或护理内容，不符合服务对象的要求。应根据需求开拓创新，特别是开展外科护理科学研究，寻求减轻护士工作量、提高工作效率、减轻患者痛苦及负担、促进患者早日康复的途径和方法。

# 第二章 泌尿外科常见症状的护理

## 第一节 尿 频

尿频是指排尿次数增多。正常成人白天排尿 4~6 次，夜间排尿 0~1 次，每次尿量 200~300ml。尿频者 24 小时排尿多于 8 次，夜尿多于 2 次，每次尿量<200ml，伴有排尿不尽感。严重时数分钟排尿 1 次，每次尿量仅数毫升。尿频是某些泌尿系统疾病的常见和首发症状，如泌尿、生殖道炎症、膀胱结石、肿瘤、前列腺增生等疾病，可协助对泌尿系统疾病的诊断。

## 【临床表现】

| （1）生理性尿频 | （2）病理性尿频 |
|---|---|
| 排尿次数增加而每次尿量并不减少，甚至增多。生理情况下，排尿次数与饮水量、温度高低、出汗多少等有关。 | 排尿次数增加，夜尿增加，而每次尿量少。膀胱本身病变，如炎症、结石、异物、肿瘤等，或膀胱周围病变，如子宫肌瘤、盆腔脓肿等，都可以导致膀胱容量降低，出现尿频。 |

## 【护理措施】

（1）评估患者的一般情况，包括年龄、平时每日饮水量、个人生活习惯、长期生活地域和该地域气候等。

（2）评估患者尿频的程度，包括每日排尿次数、每次排尿量，并准确记录。

（3）通过进一步检查，明确患者发生尿频的原因，如是否存在泌尿和生殖道炎症、膀胱结石、肿瘤、前列腺增生、糖尿病等疾病。

（4）患者频繁排尿时，为患者做好排尿的各种准备，尤其是年老体弱、行动不便的患者，应有专人守候，协助排尿。不能下床活动者，应将便器置于患者触手可及处，便后及时进行会阴部清洁。

（5）心理护理：多与患者交流，告知患者尿频的确切原因，解除患者思想负担。

# 第二节　尿　　急

尿急是指一种突发且迫不及待要排尿的感觉，严重的引起急迫性尿失禁，常伴有尿频、尿痛。当膀胱功能和容量正常时，因环境条件不允许，有尿意时可延迟排尿，但有严重急性炎症或膀胱容量过小时，则不能自制。尿急见于尿路感染、前列腺炎、输尿管下端结石、膀胱癌（尤其是原位癌）、神经源性膀胱（逼尿肌亢进型），也可以由焦虑等精神因素引起。

## 【临床表现】

**（1）泌尿系炎症**

如膀胱炎、后尿道炎、前列腺炎等，此类疾病引起的尿急常伴有尿痛。膀胱结石、肿瘤或异物刺激也可引起尿急。

**（2）膀胱容量缩小**

如前列腺增生、前列腺癌、前列腺纤维病变、膀胱挛缩、先天性病变、膀胱部分切除术后、长期膀胱耻骨上造瘘术后、妊娠等外在压迫等。

**（3）精神神经因素**

精神紧张、神经源性膀胱及脊髓损伤等，此类疾病引起的尿急不合并尿痛。

## 【护理措施】

（1）评估患者的一般情况，包括年龄、平时每日饮水量、个人生活习惯等，询问患者的排尿情况，是否存在尿急的症状，尿急程度及尿急时是否能自制等。

（2）通过进一步检查，明确患者发生尿急的原因，如是否存在泌尿及生殖道炎症、尿路结石等疾病。

（3）心理护理：多与患者交流，告知患者尿急的确切原因，解除患者思想负担。如为精神因素引起的尿急，可指导患者从事一些感兴趣的活动，如听轻音乐、看电视、和室友聊天等，以分散患者对自身不适的注意力，减轻患者的焦虑，缓解尿路刺激征。另外，各项治疗、护理操作宜集中进行，尽量少干扰患者。

（4）水分的摄入：如为炎症性刺激引起的尿急，应嘱患者尽量多饮水，每天至少2000ml，勤排尿，以达到冲洗尿路的目的，减少细菌在尿路停留的时间；如尿急并伴有尿潴留现象，应报告医生，遵医嘱给予留置导尿或膀胱造瘘等对症处理。

（5）如有留置尿管的女性患者，应每日给予会阴冲洗；男性患者给予消毒尿道口。无论留置尿管还是膀胱造瘘管，均应遵医嘱定期给予膀胱冲洗，预防逆行感染。

（6）年老体弱、行动不便的患者，应有专人守候，协助排尿。不能下床活动者，应将便器置于患者触手可及处，便后及时进行会阴部清洁。保持局部干燥卫生，勤洗澡，及时更换内衣裤。

（7）饮食护理：应给予易消化、富于营养的清淡饮食，忌食辛辣刺激性食物。

# 第三节 尿 痛

尿痛是指排尿时或排尿后耻骨上区或尿道内烧灼样、针刺样痛感，与尿频、尿急合称为膀胱刺激征。病因多见于膀胱、尿道炎症或结石。病变刺激膀胱及尿道黏膜或深层组织，引起膀胱、尿道痉挛及神经性反射。

## 【临床表现】

（1）排尿开始时疼痛明显，病变多在尿道，常见于急性尿道炎。

（2）排尿时痛，终末时最重，且合并尿频、尿急者，病变多在膀胱，常见于急性膀胱炎。

（3）排尿末疼痛明显，排尿后仍感疼痛或"空痛"者，病变多在尿道或邻近器官，如膀胱三角区炎、前列腺炎等。

（4）排尿刺痛或烧灼痛，多为急性炎症刺激，如肾盂肾炎、膀胱炎、急性尿道炎、前列腺炎。

（5）排尿突然中断伴疼痛或尿潴留，多见于膀胱、尿道结石或尿路异物。

（6）排尿不畅伴胀痛，见于老年男性前列腺增生，亦可见于尿道结石。

## 【护理措施】

（1）评估患者的一般状况，包括年龄、平时每日饮水量、个人生活习惯、长期生活地域和该地域的气候等。

（2）评估患者尿痛的性质和程度，并准确记录。

（3）通过进一步检查，明确患者发生尿痛的原因，如是否存在膀胱尿道的炎症性刺激及结石、肿瘤等。

（4）如为炎症性刺激所引起的尿痛，应鼓励患者多饮水，饮水量应达到每日2000ml以上，以增加尿量，促进细菌、毒素及炎症分泌物的排除。

（5）如为泌尿系结石、肿瘤所引起的尿痛，应鼓励患者多饮水，饮水量应达到每日2000ml以上，以稀释尿液，延缓结石增长速度。

（6）饮食上嘱患者避免刺激性食物，如辛辣的食物或酒类等，并可口服碱性药物，以降低尿液酸度，碱化尿液，抑制细菌生长，缓解膀胱痉挛。

（7）遵医嘱应用抗生素，注意观察药物的不良反应。

（8）必要时应用解痉、镇痛药物，或给予导尿，以暂时解除尿道梗阻，缓解疼痛。

（9）加强患者个人卫生，保持会阴部清洁。

（10）心理护理：多与患者交流，告知患者尿痛的确切原因，以解除患者思想负担。

## 第四节 排 尿 困 难

排尿困难是指膀胱内尿液排出受阻引起的一系列症状，表现为排尿等待且费力、排尿间断或变细、尿线无力、尿线射程变短、排尿末滴沥状等。尿末滴沥是前列腺增生症的早期症状，排尿困难呈渐进性，可伴发急性尿潴留或肾功能受损。

## 【临床表现】

排尿困难通常由于膀胱以下的尿路梗阻所致，临床表现为排尿踌躇、费力、尿不尽、尿线细、射程短、分叉、尿滴沥，排尿时间延长和排尿中断，尿潴留等。排尿困难轻者排尿延迟、尿线无力，重者尿线变细，排尿时间延长，排尿时需增加腹压才能排出尿液。排尿困难可分为机械性和功能性两种。

| (1) 机械性排尿困难 | (2) 功能性排尿困难 |
|---|---|
| 由于膀胱颈以下机械性梗阻引起，常见于尿道狭窄、尿道肿瘤、先天性尿道瓣膜疾病、膀胱颈部疾病、前列腺增生等。 | 由于中枢和周围神经损伤或支配膀胱的神经功能失调，使膀胱逼尿肌张力减弱而引起，常见于颅脑、脊柱损伤、糖尿病、盆腔手术等。 |

## 【护理措施】

| (1) 评估患者的一般情况，包括年龄、性别、个人生活习惯、生活工作环境、营养状况、心理状态等。 | (2) 评估患者排尿困难的程度，包括每日排尿次数、每次排尿量、每次排尿时间、是否伴有疼痛情况等。 |
|---|---|

(3) 观察病情

①遵医嘱治疗原发疾病，缓解排尿困难。

②若因卧床引起排尿困难，在不影响病情的情况下，可协助患者下床排尿或以习惯姿势排尿。

③若因手术、留置导尿操作等原因造成的神经性膀胱痉挛，可嘱其深呼吸、放松；听流水声、温水清洗会阴部、轻轻按摩小腹、热敷下腹部膀胱区（按压用力均匀而轻，切忌粗暴，用力过猛可造成膀胱破裂）等，以诱导排尿反射。

④对尿道口水肿者，可用50%硫酸镁溶液湿敷或红外线照射消除水

肿，减轻尿道口狭窄。

⑤使用开塞露刺激肠壁，使患者产生便意，可使尿液随大便排出。

⑥针灸、理疗等中医护理方法可刺激足三里、中极、曲骨、三阴交等穴位，促进神经功能传导，诱导排尿。

⑦各种处置无效后，可遵医嘱行导尿术、耻骨上膀胱造口术或其他尿流改道术。一次性导尿不超过1000ml，严格无菌操作，必要时留置导尿管持续引流。

（4）留置尿管护理

长期留置尿管或膀胱造瘘管易引起尿路感染，应保持引流通畅，避免管道扭曲、折叠，及时排空膀胱。每日行尿道口消毒，遵医嘱给予膀胱冲洗，防止泌尿系感染。

①排尿训练：术前应用阿托品患者因同时松弛膀胱逼尿肌，易造成排尿困难，术前耐心指导和训练患者在床上使用便盆大小便，并解释必要性；拔除导尿管前可进行尿管夹闭训练膀胱肌群，预防导尿管拔除后排尿困难。

②会阴部护理：保持会阴部清洁干燥，无尿渍、分泌物残留，及时给予更换衣裤及床单位，增强患者舒适感，预防湿疹、皮炎。如已有皮炎湿疹者，要清洁会阴4~6次/日，保持干燥，可在会阴部涂护肤粉剂。

（5）心理护理

评估患者心理问题，做好治疗、检查、手术的解释工作，说明各项治疗、检查的必要性、安全性和配合方法，消除患者顾虑，取得积极合作。

# 第五节　尿　潴　留

尿潴留是指膀胱充满尿液而不能排出，致下腹部膨隆和（或）胀痛。尿潴留分为急性尿潴留和慢性尿潴留。急性尿潴留多见于下尿路机械性梗阻，如尿道狭窄和前列腺增生症突然加重，或药物所致一过性尿潴留。慢性尿潴留是指膀胱内尿液长期不能完全排空，有残余尿存留，多见于神经源性膀胱或渐进性的机械性梗阻。

## 【临床表现】

**(1) 症状**

①急性尿潴留：发病突然，膀胱内充满尿液但不能排出，胀痛难忍，辗转不安，有时从尿道溢出部分尿液，但不能减轻下腹疼痛。

②慢性尿潴留：多表现为排尿不畅、尿频，常有排尿不尽感，有时出现尿失禁现象。

**(2) 体征**

查体时耻骨上区可触及半球形膨胀的膀胱，用手按压有明显尿意，叩诊为浊音。

## 【护理措施】

(1) 及时解除尿潴留

①去除病因：协助医师辨明并解除尿潴留的原因。

②促进排尿、防止膀胱内出血：协助医师采取各种有效措施促进患者排尿、引流尿液。急性尿潴留放置导尿管、膀胱穿刺或耻骨上膀胱造瘘引流尿液时，应间歇缓慢地放出尿液，避免过快排空膀胱致膀胱内压骤然降低而引起膀胱内出血。

(2) 预防尿路感染：在严格无菌操作下导尿，做好尿管和尿道口的护理。行膀胱穿刺或膀胱造瘘术者，做好膀胱造瘘管和造瘘口的护理。

(3) 评估患者的一般情况，包括年龄、饮食情况、每日饮水量、生活习惯、既往史、家族史及其心理状况等。

(4) 评估患者发生尿潴留的原因，如是否存在尿道、前列腺疾病，有无腹部、盆腔手术史等。

(5) 做好心理护理，多向患者解释、安慰，缓解患者的焦虑和紧张情绪。

(6) 急性尿潴留给予留置导尿，第一次放尿量不得超过 1000ml；如导尿失败，需行膀胱穿刺造口术，定期给予造瘘口处换药。

(7) 如有留置尿管的女患者，应每日给予会阴冲洗；男患者给予消毒尿道口。无论留置尿管还是膀胱造瘘管，均应遵医嘱定期给予膀胱冲洗，预防逆行感染。

（8）饮食护理：应给予易消化、富于营养的清淡饮食，忌食辛辣刺激性食物。

## 第六节 血 尿

血尿是指尿中含有过多的红细胞。离心尿液每高倍视野（×400）中红细胞计数≥3时称为镜下血尿；而每1000ml尿中含有1ml以上血液时可呈肉眼血尿。血尿程度与潜在的后果无相关性，但是血尿程度越重时，发现病变的概率就越高。

### 【临床表现】

**（1）尿颜色的改变**

血尿的主要表现是尿颜色的改变，除镜下血尿其颜色正常外，肉眼血尿根据出血量多少而尿呈不同颜色。尿呈淡红色像洗肉水样，提示每升尿含血量超过1ml。肾脏出血时，尿与血混合均匀，尿呈暗红色；膀胱或前列腺出血尿色鲜红，有时有血凝块。

**（2）血尿时段**

依据排尿过程中血尿出现的时间可对病变进行初步定位，常采用三杯试验来帮助区别。初始血尿提示尿道或膀胱颈出血；终末血尿提示病变位于膀胱三角区、膀胱颈或后尿道；全程血尿提示出血来自膀胱或膀胱以上尿路。尿道损伤引起的尿道流血时，血液鲜红，尿中并不含有血液，不能误认为血尿，血尿发作时，应进行膀胱镜检查，可以区分血尿来自膀胱或上尿路，如果发现输尿管口喷血，则上尿路来源血尿可以基本确定。

**（3）镜下血尿**

尿颜色正常，但显微镜检查可确定血尿，并可判断是肾性或肾后性血尿。镜下红细胞大小不一形态多样为肾小球血尿，见于肾小球肾炎。如镜下红细胞形态单一，与外周血近似，为均一型血尿。提示血尿来源肾后，见于肾盂肾盏、输尿管、膀胱和前列腺病变。

**（4）症状性血尿**

血尿的同时患者伴有全身或局部症状。血尿伴肾绞痛应考虑上尿路梗阻，如结石或血块；血尿伴单侧上腹部肿块多为肾肿瘤、肾积水、肾囊肿或肾下垂；血尿伴双侧上腹部肿块常为多囊肾；血尿伴膀胱刺激征多为下尿路炎症引起，其次为肾结核或晚期膀胱肿瘤等；血尿伴下尿路梗阻症状见于良性前列腺增生（BPH）和膀胱结石等。无痛性肉眼血尿，呈全程间歇性或持续性，应高度警惕泌尿系恶性肿瘤的可能，最常见的是膀胱肿瘤。

环磷酰胺等抗癌药物全身应用时，可引起化学性出血性膀胱炎。膀胱内灌注抗癌药物，如卡介苗、丝裂霉素等也可导致化学性出血性膀胱炎，有时伴高热。盆腔肿瘤，如宫颈癌、前列腺癌、膀胱癌等在放疗后，可发生放射性膀胱炎，表现为严重肉眼血尿和下尿路刺激症状。

| （5）无症状性血尿 | （6）血块的形状 |
|---|---|
| 部分患者血尿既无泌尿道症状也无全身症状，见于某些疾病的早期，如肾结核、肾癌或膀胱癌早期。 | 尿液中含血块说明血尿程度较严重。新鲜血尿伴大小不等、形态不规则的血块时提示膀胱或前列腺部尿道出血。肾或输尿管出血为暗红色，血块如条状或蚯蚓状，可伴有腰部疼痛不适，无排尿不畅。 |

## 【护理措施】

| | |
|---|---|
| （1）评估患者的一般状况，包括年龄、平时每日饮水量、个人生活习惯、家族史等。 | （2）评估患者血尿的性质和程度，并准确记录。 |
| （3）观察在一次排尿中尿色的变化。膀胱出血，初期血尿可能不太严重，可表现为终末血尿严重些；膀胱以上尿路出血在排尿中血尿呈全程性血尿。 | （4）留取血尿标本，送常规检查和细胞学检查。 |
| （5）做好心理护理，消除患者恐惧情绪。应向患者进行安慰和解释，说明1000ml尿中有1~3ml血就为肉眼血尿，失血是不严重的。血尿严重时应予卧床休息，并每天测量血压、脉搏。 | （6）若血尿严重，应立即报告医生，遵医嘱给予膀胱冲洗，必要时行膀胱镜手术治疗。 |

（7）鼓励患者多饮水，每日1500～2000ml。

（8）禁烟酒，少吃辛辣等刺激性食物。

（9）注意劳逸结合，避免剧烈运动。发现血尿及早检查、确诊，及时治疗。

# 第七节　脓　　尿

脓尿是指尿内有脓细胞，常为乳白色，浑浊，严重时有脓块。正常人尿液中含有少量白细胞，如果离心尿液中白细胞≥10个/HP，或普通尿检白细胞≥5个/HP时，应视为异常。根据排尿过程中脓尿出现的时间以及伴发症状可对病变进行初步定位。初始脓尿为尿道炎；脓尿伴膀胱刺激征而无发热多为膀胱炎；全程脓尿伴膀胱刺激征、腰痛和发热提示肾盂肾炎。

## 【临床表现】

脓尿的出现常表示泌尿生殖系统或其邻近器官或组织有感染病变存在。泌尿生殖系统感染有非特异性或特异性两种。非特异性感染最常见的致病菌为大肠埃希菌。特异性感染的致病菌主要是结核杆菌。此外，也可由寄生虫所致。脓尿常伴随以下症状。

### （1）疼痛

脓尿伴有肾绞痛者，多提示病变位于肾脏，如肾结石合并感染、肾结核、肾积脓、肾脓肿等；如伴有膀胱区疼痛者，则提示病变已侵犯尿道、前列腺，如尿道炎、前列腺炎等。

### （2）膀胱刺激征

上尿路感染在未侵犯膀胱之前脓液不多，一般无膀胱刺激症状或症状较轻；下尿路感染则膀胱刺激症状较严重。

### （3）痛性肿块

如肿块位于肾区，应考虑肾脓肿、肾积脓、肾周围脓肿、肾肿瘤等；如肿块位于膀胱区，则应考虑巨大膀胱憩室或肿瘤；如肿块位于右（左）下腹部，应考虑阑尾周围脓肿、输卵管、卵巢肿瘤等；如肾区同时伴有局部皮肤红、肿、热者，则多为肾周围脓肿，也可见于肾周围蜂窝织炎。

**【护理措施】**

（1）评估患者的一般情况，包括年龄、饮食情况、每日饮水量、生活习惯、既往史、家族史及其心理状况等。

（2）评估患者的脓尿情况，有无脓尿伴随症状。

（3）协助患者做好各种辅助检查，以尽快明确病因。

（4）嘱患者多饮水，遵医嘱用药，并定期检查肝肾功能。

（5）有高热者及时给予物理降温。

（6）做好心理护理，多向患者解释、安慰，向其讲述疾病的概况及预后情况，缓解患者的焦虑和紧张情绪。

（7）合理安排生活起居，养成规律的生活习惯，避免长期精神紧张、过度劳累，应劳逸结合，保持乐观的情绪，保证身心的休息。

（8）鼓励患者多进食高蛋白、高维生素、富含营养的饮食，维持营养的平衡。

# 第八节　乳　糜　尿

乳糜尿是指尿内含有乳糜或淋巴液。尿呈乳白色，含脂肪、蛋白质、红细胞及纤维蛋白原。如其中红细胞较多，可呈红色，称为乳糜血尿。乳糜尿可发生于任何年龄，以中年人多见，多在劳累、受凉感冒及高脂肪餐后发病。

**【临床表现】**

常间歇发作，发作间歇多为数天或数月，偶见1年或数年发作1次，少数患者持续长期发作，也有经过数次发作后长期停止者。长期排乳糜尿患者由于丢失大量脂肪和蛋白，出现消瘦、贫血、疲乏、劳动力丧失、抵抗力下降，甚至因继发其他疾病而死亡。劳累或较大量摄入脂肪是乳糜尿发作的重要诱因。

**【护理措施】**

（1）评估患者的一般情况，包括年龄、饮食情况、每日饮水量、生活习惯、饮食习惯、既往史、家族史及其心理状况等。

（2）评估患者乳糜尿的情况，有无伴随症状及乳糜尿的程度。

（3）协助患者做好各种辅助检查，以尽快明确病因。

（4）嘱患者多饮水，遵医嘱用药，并定期检查肝肾功能。

（5）有高热者及时给予物理降温。

（6）做好心理护理，多向患者解释、安慰，向其讲述疾病的概况及预后情况，缓解患者的焦虑和紧张情绪。

（7）病情观察：重症乳糜尿患者由于淋巴细胞、血浆蛋白大量丢失，导致患者贫血、消瘦、低蛋白血症，严重时可出现全身水肿，造成患者劳动力的丧失。发作期间须卧床休息。如患者小便乳糜凝块多，导致排尿困难，护士应给予患者腹部热敷、按摩或改变体位，并嘱其多饮水，鼓励其自行排尿。如需导尿应严格无菌操作，防止泌尿系感染。

（8）营养支持：治疗期间要控制肉类、蛋类、油腻食物摄入，避免油类（特别是猪油）和蛋白同时食入，禁辛辣及刺激性食物，以清淡为主，如新鲜蔬菜、水果、适量植物油、豆类食品，含脂肪少的鱼类及少量瘦肉，以补充机体脂肪酸，防止营养不良。重症乳糜尿患者由于病程长导致全身营养差、消瘦、贫血、头晕、心悸，甚至丧失自理能力。应给予补充足够蛋白及营养物质，以增强机体抵抗力，同时给予低脂饮食。

（9）合理安排生活起居，养成规律的生活习惯，避免长期精神紧张、过度劳累，应劳逸结合，保持乐观的情绪，保证身心的休息。

（10）教会患者自我护理的技巧，如有乳糜凝块排尿不畅时，嘱患者多饮水，下腹部热敷、按摩或改变体位，促使尿和凝块排出，如仍排不出应及时就诊。

# 第九节  多  尿

多尿是指每日尿量>2500ml，典型患者每日尿量>3500ml。泌尿外科疾病中，多尿常见于急性肾后性肾功能不全的多尿期，系肾浓缩功能减退或溶质性利尿所致。

## 【临床表现】

### （1）生理性多尿

见于习惯性多饮、精神紧张、输液或应用利尿药、脱水药等药物后。

### （2）病理性多尿

常见于糖尿病、尿崩症、慢性肾炎或肾盂肾炎晚期、急性肾衰竭多尿期、肾移植术后、营养不良及癔症等。

### （3）按多尿的病理、生理分类，可分为两大类

①高渗性多尿：尿比重在 1.020 以上，尿渗透压明显超过血浆渗透压，可由于葡萄糖排泄过多（糖尿病）、尿素排泄过多（高蛋白饮食、高热量鼻饲）、尿钠排泄过多（慢性肾上腺皮质功能减退症）引起。

②低渗性多尿：尿比重低于 1.005，尿渗透压明显低于血浆渗透压。低渗性多尿又分为对加压素不敏感性多尿和对加压素敏感性多尿两种类型，前者因肾脏病变所致，见于各种原因引起的慢性间质性肾炎、低钾性肾病（原发性醛固酮增多症、慢性腹泻等）、高钙性肾病（甲状旁腺激素功能亢进等）、高尿酸血症、干燥综合征、多囊肾、肾性尿崩症等；后者见于尿崩症、烦渴多饮所致多尿。

## 【护理措施】

### （1）病情观察

①准确记录患者尿量、尿比重、饮水量，观察液体出入量是否平衡，以及体重变化。

②观察饮食情况，如食欲缺乏，以及便秘、发热、皮肤干燥、倦怠、睡眠不佳等。

③观察脱水症状，如头痛、恶心、呕吐、胸闷、虚脱、昏迷。

### （2）对症护理

①对于多尿、多饮者应给予辅助与预防脱水，根据患者的需要供应水。

②测尿量、饮水量、体重，从而监测液体出入量，正确记录，并观察尿色、尿比重等及电解质、血渗透压情况。

③患者夜间多尿而失眠、疲劳以及精神焦虑等应给予护理照料。

④注意患者出现的脱水症状，一旦发现要及早补液。

⑤保持皮肤、黏膜的清洁。

⑥有便秘倾向者及早预防。

⑦药物治疗及检查时，应注意观察疗效及不良反应，嘱患者准确用药。

### （3）一般护理

①患者夜间多尿，白天容易疲倦，要注意保持安静舒适的环境，有利于患者休息。

②在患者身边经常备足温开水。

③定时测血压、体温、脉搏、呼吸及体重。以了解病情变化。

## 第十节 少 尿

24小时尿量在400ml以下为少尿。突发性少尿是急性肾衰竭的重要标志。肾前性、肾性和肾后性因素都可造成少尿，见于休克、脱水、尿路梗阻、尿毒症等。

## 【临床表现】

### （1）肾前性

①有效血容量减少：多种原因引起的休克、重度脱水、大出血、肾病综合征和肝肾综合征，大量水分渗入组织间隙和浆膜腔，血容量减少，肾血流减少。

②心脏排血功能下降：各种原因所致的心功能不全，严重的心律失常，心肺复苏后体循环功能不稳定。血压下降所致肾血流减少。

③肾血管病变：肾血管狭窄或炎症，肾病综合征，狼疮性肾炎，长期卧床不起所致的肾动脉栓塞血栓形成；高血压危象，妊娠期高血压病征等引起肾动脉持续痉挛，肾缺血导致急性肾衰竭。

### （2）肾性

①肾小球病变：重症急性肾炎、急进性肾炎和慢性肾炎因严重感染、血压持续增高或肾毒性药物作用引起肾功能急剧恶化。

②非肾小球病变：急性间质性肾炎包括药物性和感染性间质性肾炎；生物毒或重金属及化学毒所致的急性肾小管坏死；严重的肾盂肾炎并发肾乳头坏死。

### （3）肾后性

①各种原因引起的机械性尿路梗阻：如结石、血凝块、坏死组织阻塞输尿管、膀胱进出口或后尿道。

②尿路的外压：如肿瘤、腹膜后淋巴癌、特发性腹膜后纤维化、前列腺肥大。

③其他：输尿管手术后，结核或溃疡愈合后瘢痕挛缩，肾严重下垂或游走肾所致的肾扭转，神经源性膀胱等。

## 【护理措施】

（1）判断是否少尿：询问患者排尿次数和每日尿量，如何测量，是否精确等。

（2）分析原因：观察患者血压、脉搏、神志等，判断是否存在血容量不足；询问有无相关疾病，如心、肝、肾病史及泌尿系统结石等；询问患者近期是否使用损害肾脏的药物；是否食用有毒食物；有无蛇咬伤史或颅脑外伤史等。

（3）评估患者出现少尿前存在哪些诱发因素，如是否感染、劳累等。

（4）观察有无其他伴随症状：如水肿、高血压等；少尿水肿者限制水和钠、钾盐的摄入量。

（5）做好对症和用药护理：如水肿护理，使用利尿药物后的护理。

（6）急性肾衰竭所致少尿患者，除对症治疗外，还需给予肾脏替代治疗，以维持内环境稳定，直到肾功能恢复。

（7）评估少尿对患者心理的影响，做好心理护理和解释工作。

## 第十一节　无　尿

24小时尿量少于100ml称为无尿或者闭尿。持续性无尿见于器质性肾衰竭，表现为氮质血症或尿毒症，称为真性无尿症；结石或肿瘤引起输尿管完全性梗阻所致的无尿称为假性无尿症。急性血管内溶血也可以引起无尿。

【临床表现】

无尿可分为肾前性、肾性和肾后性。

**（1）肾前性**

休克、心力衰竭、脱水及其他引起有效血容量减少的病症可导致肾小球滤过不足而出现无尿。

**（2）肾性**

各种肾脏实质性改变而导致的无尿。

**（3）肾后性**

因结石、尿路狭窄、肿瘤压迫引起尿路梗阻或排尿功能障碍所致无尿。

【护理措施】

（1）评估患者的一般情况、有无尿路梗阻、膀胱插管、糖尿病、其他慢性妇科疾病及感染等。

（2）严格控制入量，如体内液体过多，而又无法排泄，则易发生急性肺水肿及心力衰竭。

（3）注意有无高血钾征象，如烦躁、无力、呼吸困难、心律失常。

（4）要严格控制患者食用含钠、氯和蛋白质的饮食。因为钠会相应地引起水潴留，当血 $Na^+$、$Cl^-$ 各增加 1ml 时，则约有 7.2ml 的水分被贮留在体内；食入的蛋白质，其分解产物也加重对肾和机体的损害。

（5）急性肾衰竭所致无尿患者应采取肾脏替代治疗护理。

（6）做好心理护理，解除患者思想负担。

# 第三章　肾上腺疾病患者的护理

## 第一节　皮质醇增多症

皮质醇增多症又称库欣综合征（CS），是最常见的肾上腺皮质疾病，是指机体肾上腺皮质长期分泌过量糖皮质激素所引起的向心性肥胖、满月脸、水牛背、高血压、疲乏无力、闭经、多毛、紫纹、水肿、骨质疏松等一系列典型综合病症。本病可发生于任何年龄，小至婴儿，大至70岁以上，但以青壮年最为多见，女性比男性多见。皮质醇增多症其病因多数为促肾上腺皮质激素（ACTH）依赖性双侧肾上腺皮质增生，部分为肾上腺皮质腺瘤、皮质腺癌、异位ACTH综合征，以及因临床长期服用大量糖皮质激素所引起的医源性皮质醇增多症。

## 【临床表现】

### （1）向心性肥胖

肥胖是本病的主要症状之一，也是最早出现的症状。患者往往于数年内呈进行性肥胖。肥胖呈向心性，主要在头面部、后颈、锁骨上窝及腹部有大量脂肪堆积，形成具有特征的"满月脸""鲤鱼嘴""猪眼""水牛背"和"罗汉腹"等表现。腹部脂肪堆积，甚至可以折叠下垂像围裙，但四肢并不见增粗。肥胖的躯干与较瘦的四肢形成鲜明的对比。

### （2）高血压和低血钾

皮质醇具有明显的潴钠排钾作用，所以皮质醇增多症患者常有高血压、低血钾的表现。高血压一般为轻中度，特点是收缩压与舒张压均增高，少数患者血压严重升高，可能导致心衰、高血压脑病、脑血管意外等严重并发症。由于尿钾排出增加，可出现低钾血症、高尿钾及轻度碱中毒。

### （3）负氮平衡引起的临床表现

皮肤菲薄，宽大紫纹，毛细血管脆性增加而易有淤斑；肌肉萎缩无力；严重骨质疏松以至病理性骨折。

### （4）糖尿病或糖耐量减低

过多的糖皮质激素促进糖原异生，同时又抑制组织利用葡萄糖，导致血糖升高甚至糖尿病。

### （5）生长发育障碍

儿童期患皮质醇增多症常导致生长停滞、青春期延迟，这是由于过多的皮质醇抑制了垂体生长激素的分泌。

### （6）精神症状

轻度者有失眠、注意力不能集中、记忆力减退；中度者有欣快、忧郁、哭泣或暴躁；少数严重者类似抑郁症或精神分裂症。

### （7）性腺功能紊乱

成年女性患者表现为月经不规则、稀少或闭经，甚至不孕、痤疮、胡须、体毛浓密等。成年男性则表现为阳痿或性功能低下，儿童患者则表现为腋毛与阴毛提早出现。

## 【辅助检查】

### （1）实验室检查

包括血尿皮质醇及其代谢产物的测定、地塞米松抑制试验、胰岛素诱发低血糖试验、血 ACTH 及其相关肽测定、美替拉酮（甲吡酮）试验、CRH 兴奋试验等。

### （2）影像学检查

①B 超可发现肾上腺区肿瘤。

②CT 与 MRI 可发现垂体肿瘤，也可发现肾上腺区肿瘤。

③静脉尿路造影适用于体积较大的肾上腺腺癌和怀疑癌肿者。

④$^{131}$I-19-碘胆固醇肾上腺核素显像对肾上腺肿瘤诊断率较高，但不作为常规检查。

### （3）特殊检查

用于疾病的定性判断。

①小剂量地塞米松试验：可以用于鉴别皮质醇症和单纯性肥胖症。患者 23:00~24:00 顿服地塞米松 1mg（或 1.5mg），次日 8:00 抽血，测定血浆游离皮质醇值，与试验前比较下降超过 50%，可诊断为单纯性肥胖症。

②大剂量地塞米松试验：用于判断皮质醇症的病因。23:00～24:00顿服地塞米松8mg，次日8:00抽血，测定血浆游离皮质醇值，与试验前相比，下降（或抑制）超过50%，则提示为垂体性皮质醇增多症，而肾上腺皮质肿瘤或异位ACTH综合征不被抑制。

## 【治疗原则】

### （1）药物治疗

药物治疗只是一种辅助治疗，用于手术前准备，或手术治疗效果不佳时。有两类药物，一类是皮质醇生物合成的抑制剂，另一类直接作用于下丘脑-垂体轴。

### （2）手术治疗

①显微镜经鼻经蝶窦切除垂体瘤为近年治疗库欣病的首选方法。
②肾上腺肿瘤摘除术可治疗肾上腺良性肿瘤或结节性增生。
③肾上腺切除术是肾上腺皮质癌的主要诊疗方法。
④异位ACTH瘤切除术可治疗定位清楚的异位ACTH瘤；定位不清或肿瘤无法切除的异位ACTH瘤，可施行双侧肾上腺全切或一侧全切、另一侧大部分切除，以减轻症状。

## 【护理评估】

### （1）健康史

患者年龄、性别、饮食和生活习惯；有无生长发育延迟、月经异常或性功能障碍、记忆力减退、抵抗力降低等现象；既往有无高血压、糖尿病、骨质疏松等。

### （2）身体状况

评估患者有无满月脸、面部痤疮、水牛背、色素沉着、皮肤紫纹、肥胖或四肢肌萎缩、腰背疼痛等。了解女性患者有无长胡须、多毛现象、月经失调等。了解患者血压、血钾、血浆皮质醇、血糖等情况，B超和CT检查有无发现肾上腺肿瘤或垂体肿瘤。

### （3）心理-社会状况

评估患者是否因身体形象改变而自卑，对于疾病的治疗与护理是否配合。

## 【护理诊断】

### （1）自我形象紊乱

与糖皮质激素分泌过多引起肥胖有关。

### （2）有受伤的危险

与肥胖、骨质疏松、高血压急性发作有关。

### （3）潜在并发症

感染、出血、肾上腺危象。

## 【护理措施】

### （1）术前护理

1）心理护理：告知患者疾病相关知识；耐心解释疾病的治疗与护理方案，鼓励患者积极配合；帮助患者接受自我形象的改变，增加其恢复形象的信心；及时进行心理疏导，并在生活上关心体贴患者，预防患者焦虑、抑郁等症状的发生。

2）预防受伤：本病常引起骨质疏松、低钾血症、高血压等，患者有跌倒、骨折等受伤的危险。遵医嘱服用降压药控制血压，指导患者避免情绪波动及剧烈活动，必要时搀扶患者行走或轮椅接送患者，防止跌倒/坠床、外伤、骨折等意外伤害。

3）激素的应用与护理：由于大量皮质醇激素的长期作用，下丘脑-垂体-肾上腺轴的功能被抑制，为预防手术后发生肾上腺危象，患者需要补充皮质激素。遵医嘱分别于术前 12 小时和 2 小时肌注醋酸可的松 100mg，并准备好用于术中静滴的盐酸可的松带入手术室。

4）病情观察：定时测血压、心率，遵医嘱及时给予降血压药物；观察有无糖尿病症状、皮肤疖肿及周期性肌无力、低钙性抽搐；记录 24 小时液体出入量。

5）饮食护理：给予低盐、高蛋白饮食，多食钾、钙含量高的食物；合并糖尿病者给予糖尿病饮食；因患者基础代谢率高，应鼓励患者多饮水。

### （2）术后护理

1）麻醉术后护理常规：了解麻醉和手术方式、术中情况、切口和引流情况；持续氧气吸入；持续心电监护；床档保护防坠床；严密监测生命体征。

2）密切观察病情：术后 72 小时内严密观察患者的生命体征；准确记录 24 小时液体出入量，根据 CVP 调节输液量及输液速度，防止脑水肿、肺水肿、左侧心力衰竭等并发症的发生。

3）输液管的护理：输液管保持通畅，留置针妥善固定，注意观察穿刺部位皮肤，防止药液外渗，注意观察用药效果及不良反应。

4）尿管的护理

①保持通畅：定时挤捏管道，保持通畅；勿折叠、扭曲、压迫管道。

②无菌操作：无菌操作下更换引流袋 1 次/日。

③固定：妥善固定引流管，确保牢固；告知患者尿管重要性，切勿自行拔出。

④观察并记录：观察引流液性状、颜色、量；观察患者酸碱、电解质变化。

⑤拔管：保留尿管一般于术后 2~3 天拔除，拔管后注意观察患者自行排尿情况。

5）胃管的护理

①保持通畅：定时挤捏管道，保持通畅；勿折叠、扭曲、压迫管道；及时倾倒胃液，保持有效负压。

②固定：每班检查胃管安置的长度；每日更换固定胃管的胶布；胶布注意正确粘贴，确保牢固；告知患者胃管重要性，切勿自行拔出。

③观察并记录：观察胃液性状、颜色、量；正常情况下引流液为草绿色，若引流液异常，应通知医生，给予止血、制酸等药物；观察安置胃管处鼻黏膜情况，调整胃管角度，避免鼻黏膜受压；观察患者腹部体征，有无腹胀。

④拔管：一般于术后 8~24 小时拔管。

6）肾上腺区引流管的护理

①保持通畅：定时挤捏管道，保持通畅；勿折叠、扭曲、压迫管道。

②无菌操作：无菌操作下更换引流瓶 1 次/日。

③妥善固定：每班检查引流管安置的高度；妥善固定肾上腺区引流管，确保牢固；告知患者肾上腺区引流管的重要性，切勿自行拔出。

④观察并记录：观察肾上腺区引流液性状、颜色、量；正常情况下，

早期引流液为暗红色，后期为血清样淡红色。若短时间内引流出大量鲜红色引流液，伴血压下降、心率增快，甚至出现休克症状，应通知医生，给予止血、补液药物，必要时手术止血；观察患者腰腹部体征，有无腰腹部胀痛；观察患者酸碱、电解质变化。

⑤拔管：肾上腺区引流管一般于术后 3~5 天拔除。

7）疼痛的护理：评估患者疼痛情况；对有镇痛泵（PCA）患者，注意检查管道是否通畅，评价镇痛效果是否满意；遵医嘱给予镇痛药物；提供安静舒适的环境。

8）饮食护理：术后按常规给予禁食，肛门排气后，开始进食易消化、富含维生素和营养均衡的食物。

9）体位：术后患者血压平稳后可取半卧位，以利引流和呼吸。

10）心理护理：术后继续给予患者及家属心理上的支持，多关心和体贴患者，病情允许下鼓励其床上活动，增强信心，加快康复。

## （3）并发症的处理及护理

1）肾上腺危象：术后至出院这段时间均可发生肾上腺皮质功能不全，严重者出现肾上腺危象。观察患者是否有血压下降、心率加快、呼吸急促、恶心呕吐、腹痛、腹泻、高热，甚至昏迷、休克等情况。护理措施：避免使用吗啡、巴比妥类药物，遵医嘱使用肾上腺皮质激素继续补充治疗。若发生肾上腺危象，遵医嘱立即静脉补充肾上腺皮质激素，并纠正水、电解质失衡及低血糖等情况。

2）气胸：经腰部肋间切口手术的患者术后可能发生气胸，术后密切观察患者是否有气胸的表现；若发生，协助医师进行抽气。

3）出血：术后定时测量血压、脉搏、呼吸及体温的变化，观察意识改变。若患者术后引流量较多、色鲜红且很快凝固，同时伴血压下降、脉搏增快，常提示有出血，立即通知医师处理。

4）感染：若患者体温升高、伤口处疼痛并伴有白细胞计数和中性粒细胞比例升高时，多提示有感染，及时通知医师并协助处理。

## 【健康教育】

### （1）心理指导

皮质醇增多症患者由于内分泌作用而引起多系统改变，应稳定患者情绪，长期配合治疗，才能逐渐恢复正常。

### （2）自我护理

指导患者学会自我护理，避免情绪激动，注意活动安全，防止外伤；注意个人卫生、预防感染。

### （3）饮食指导

选用高蛋白、高钾、高钙、低钠、低脂肪饮食，避免刺激性食物，戒除烟酒等。糖耐量减低或有糖尿病者，予以糖尿病饮食。高血压患者限制钠盐摄入。

### （4）用药指导

指导患者遵医嘱坚持服药，在肾上腺功能逐渐恢复的基础上，逐渐减量，切勿自行加减药量；术后遵医嘱根据血压使用扩血管药物调整血压。

### （5）定期复查

指导患者遵医嘱定期复查 B 超，监测血皮质醇水平，定期复诊。

## 第二节　原发性醛固酮增多症

原发性醛固酮增多症（PA）简称原醛症，亦称 Conn 综合征，是指由于肾上腺皮质肿瘤或增生导致以体内醛固酮分泌增加和肾素分泌被抑制为主要特征的综合征。醛固酮分泌是自主性或部分自主性的。典型表现为高血压、高醛固酮、低血钾、低血肾素、碱中毒、肌肉软弱无力或周期性瘫痪等。本病高发年龄为 30~50 岁，女性较男性多见，占高血压病患者总数的 0.05%~2%。

### 【临床表现】

### （1）高血压综合征

高血压是原醛症最先表现出来的症状之一，早期通常是轻度增高，随着病程发展，血压可逐渐升高，一般在中等或偏重水平，呈良性发展。病程长时舒张压升高更明显，血压一般在 150 ~ 240mmHg/90 ~ 145mmHg。患者可有头晕、头痛、耳鸣、乏力等症状，眼底检查出现高血压眼底病变，一般降压药物对此无明显疗效。一般无水肿现象，长期病程可导致心、脑、肾等器官并发症。

### （2）低钾血症综合征

疾病早期，由于细胞内 $K^+$ 的外移使血钾水平尚能维持在正常低限，随病程的进展，出现不同程度的低血钾。因此，对于血钾正常者也不能完全排除原醛症。低血钾者常表现为一系列典型症状：乏力、倦怠、虚弱、肌肉软弱无力或典型的周期性瘫痪，四肢受累多见，常因劳累、久坐、呕吐、服用利尿剂等诱因而发作，可突然发作，严重者可出现呼吸和吞咽困难；心电图表现：Q-T 间期延长，T 波增宽、压低或倒置，U 波明显；严重者可出现心律失常，如房室传导阻滞、期前收缩、室颤等；长期低血钾可导致肾小管上皮空泡样变性、肾浓缩功能减退，患者出现烦渴、多饮、多尿、夜尿多、尿比重低等；细胞内低钾，可使胰岛释放胰岛素受抑制。

### （3）酸碱平衡失调和低钙、低镁血症

细胞内 $Na^+$、$H^+$ 的增加，会导致细胞内酸中毒和细胞外碱中毒。细胞外液碱中毒时，游离钙减少，导致低钙血症。由于醛固酮促进镁的排泄，致尿镁增多、血镁降低。低钙、低镁更易引起肢端麻木、手足抽搐和痛性肌痉挛。因此，在补钾治疗时应同时补充钙和镁。

### （4）失钾型肾病

由于长期低钾血症，导致肾小管上皮空泡样变性，对水重吸收能力下降，尿浓缩功能减退，出现烦渴、多饮、多尿、夜尿增多等现象，每日尿量可达 3000ml 以上，尿比重下降。在病程后期，继发性肾小球与肾间质退行性病变，肾功能难以恢复，导致慢性肾功能不全，甚至肾衰竭。

## 【辅助检查】

### （1）实验室检查

一般通过血浆肾素、醛固酮水平测定和血浆醛固酮/肾素比值测定，低钠试验、高钠试验、螺内酯试验等可确定原醛症的诊断。

### （2）影像学检查

①B 超能显示直径大于 1cm 的肾上腺肿瘤。
②CT 能显示直径 1cm 以下的肾上腺肿瘤。
③MRI 分辨率低于 CT，可用于 CT 造影剂过敏者。
④$^{131}$I-19-碘胆固醇肾上腺核素显像对肾上腺肿瘤诊断率较高，但不作为常规检查。

（3）特殊检查

螺内酯（安体舒通）试验、体位试验以及钠钾平衡试验。

## 【治疗原则】

（1）药物治疗

适用于特发性肾上腺皮质增生、有手术禁忌证的原醛症、不能根治切除的皮质癌、糖皮质激素可控制的原醛症。常用药物有螺内酯、氯胺吡咪、氨苯蝶啶、卡托普利等。

（2）手术治疗

①手术治疗主要适用于醛固酮瘤、醛固酮癌和异位产生醛固酮的肿瘤。

②手术治疗方法一般多数采用经腰背切口切除腺瘤。如为单侧结节性增生或多发性微结节腺瘤，即可切除该侧肾上腺。对单个、定位准确、较小的腺瘤可采用腹腔镜手术治疗。若术前定位诊断不明确，可经腹途径，可同时探查双侧肾上腺。一般术前宜用适当的低盐饮食、补钾，螺内酯做准备，纠正高血压、低血钾后进行手术。

## 【护理评估】

（1）术前评估

术前要评估患者的健康史及其相关因素、身体状况、生命体征，以及神志、精神状态、行动能力等。

（2）术后评估

术后要评估患者的康复状况、重要脏器功能状态、心理和认知状况以及预后判断。

## 【护理诊断】

（1）体液过多

与肾上腺皮质球状带分泌的盐皮质激素醛固酮过量引起的水钠潴留有关。

（2）体液不足

与手术后激素突然减少引起的血管扩张、水电解质平衡紊乱有关。

（3）有受伤的危险

与醛固酮保钠排钾、低钾性肌麻痹引起软瘫有关。

（4）焦虑

与长期高血压和担心疾病预后有关。

（5）知识缺乏

与不了解疾病的相关知识有关。

## 【护理措施】

（1）非手术治疗护理/术前护理

1）纠正水、电解质及酸碱失衡

①控制水和钠的摄入，增加钾盐摄入，指导进食低钠高钾饮食。

②遵医嘱使用排钠保钾药物，以促使水钠排出、提高血钾浓度。

③监测钠、钾、pH情况。

2）预防跌倒：低钾性软瘫、降压治疗期间可引起体位性低血压，需要预防跌倒，向患者解释，做好活动指导，加强防护。

3）心理护理：告知患者疾病相关知识；耐心解释疾病的治疗与护理方案，鼓励患者积极配合；及时进行心理疏导，并给予患者生活上关心体贴。

（2）术后护理

1）麻醉术后护理常规：了解麻醉和手术方式、术中情况、切口和引流情况；持续氧气吸入；持续心电监护；床档保护防坠床；严密监测生命体征。

2）严密观察并记录患者生命体征的变化，包括体温、血压、脉搏、呼吸。监测血中钠、钾、钙含量，及时调整补液的性质和补液量，记录24小时液体出入量；观察并记录引流液的量及颜色、性状，保持通畅，认真做好特护记录。

3）肾上腺区引流管及留置导尿管的护理。

4）术后活动：术后6小时可协助患者翻身取患侧卧位，肩及髋部垫枕，术后第1天可将患者扶起呈坐位，用呋喃西林或温开水漱口，叩背，按摩背部及骶尾部皮肤，嘱患者深呼吸、咳嗽、咳痰。痰液黏稠且不易咳出者给予雾化吸入。术后第2天，可协助患者下床活动，并向患者讲解术后早期活动的优点，如可促进肠蠕动，增进食欲，防止便秘和下肢静脉血栓形成等。

5）麻醉清醒后：如切口疼痛，可调节镇痛泵，检查切口是否包扎过紧，有无局部红肿、发热、体温升高等切口感染表现，应及时报告，及时处理。

6）术后饮食护理：如患者肠蠕动恢复排气即可饮水，进流食如米汤，遵循由稀到稠，由少到多，由软到硬满足患者的需要为原则，一般为高蛋白、高热量，富含纤维素的食物，如各种肉类、豆制品及蛋类，水果蔬菜等。但少进易引起肠胀气的食物。

### （3）并发症的处理及护理

观察患者肾上腺皮质功能不全症状，如恶心、呕吐、全身无力、软弱、疲惫、头晕、腓肠肌疼痛、脉搏增快、血压下降等。是由于切除肾上腺组织，体内激素水平骤降，患者身体不适应所致。应遵医嘱适量应用肾上腺皮质激素，并根据病情逐渐减量。

## 【健康教育】

### （1）自我护理

教育患者注意安全，环境要宽敞，减少障碍物，防止跌倒，切忌远行。注意个人卫生，适当锻炼，饮食结构要合理。家属应多关心照顾患者，以防意外发生，特别是心理支持更为重要。

### （2）按医嘱服药

少数患者手术后血压仍很高，主要因为高血压继发血管病变所引起。如出现头痛、头晕、心悸、恶心等症状应遵医嘱用药，必要时到医院就诊。

### （3）定期复查

嘱患者定期复查 B 超、血醛固酮，以观察其变化情况。

## 第三节　肾上腺性征异常症

肾上腺性征异常症又称为肾上腺生殖综合征，是肾上腺皮质增生或肿瘤分泌过量性激素时，引起性征的改变。临床上将本病分为先天性肾上腺性征异常症和后天性肾上腺性征异常症两大类。前者系先天性肾上腺皮质增生症（CAH）所致，后者多见于肾上腺皮质肿瘤。先天性肾上腺皮质增生症（CAH）多在胎儿或婴儿期发病，是一种或多种常染色体隐性遗传性疾病，系由于皮质激素合成过程中的酶缺乏，导致某些皮质醇合成不足而激发 ACTH 大量分泌，使肾上腺皮质增生肥大和肾上腺雄性激素分泌增加，诱发性征异常；而肾上腺皮质肿瘤引起的性征异常症在婴幼儿期、青春前期或成人期均可发病，但以幼儿期为多，女性男性化最常见。

## 【临床表现】

### （1）女性假两性畸形

女婴表现阴蒂肥大如阴茎，阴唇不同程度融合似阴囊，肌肉发育粗壮，乳房不发育，因卵巢、子宫不发育而无月经。

### （2）女性男性化

见于成人，多由肾上腺皮质癌引起。主要表现为女性性征消退及男性性征逐渐加重，呈男性体态，生长胡须，全身痤疮，女性器官萎缩，月经减少甚至消失，性欲消失，神情抑郁。

### （3）性早熟

男婴在出生后 2～3 岁时即表现阴茎逐渐增大，至 4～5 岁时阴茎大如成人，且长出阴毛，阴茎有勃起，身高超过同龄儿童，喉结增大等第二性征早发育，但睾丸不大。肿瘤所致者起病较晚，但病情进展快。

## 【辅助检查】

### （1）实验室检查

①对可疑新生儿可做性染色体检查，以确定其真正性别。

②24 小时尿 17-酮皮质类固醇明显升高，17-羟皮质类固醇偏低或正常，孕三醇增高。

③地塞米松抑制试验：可鉴别增生与肿瘤，口服地塞米松 0.5mg，6 小时 1 次，共 2 天，尿中 17-酮降低 50% 以上为增生。

### （2）影像学检查

①B 超、CT 及 MRI 均可显示肾上腺肿瘤。对肿瘤有无局部转移、邻近器官受累情况及手术难易的评估有重要价值。

②怀疑女性假两性畸形者，生殖系统 X 线造影可显示宫腔及两侧输卵管。

## 【治疗原则】

（1）皮质增生引起的性早熟可应用皮质激素（泼尼松），每日婴儿10~12mg，幼儿 20 ~ 40mg，成人 60 ~ 80mg。根据 17-酮的测定逐渐减少用量，直至青春期完全发育再考虑停药。

（2）皮质增生引起的假两性畸形可应用皮质醇以减少雄激素分泌，缓解男性化征。因需终身服药，故以小剂量替补为好。

（3）女性假两性畸形应行肥大的阴蒂切除，外生殖器畸形矫正术。

（4）所有肾上腺皮质肿瘤的患者行肿瘤切除是最佳的治疗。

## 【护理评估】

**（1）健康史**

患者年龄、性别，有无生长发育异常，月经异常或性功能障碍。

**（2）身体状况**

评估女性患者有无假两性畸形，成年女性有无男性化，女性性征是否消退，有无长胡须、全身痤疮、月经减少甚至消失、性欲减退等。

**（3）心理-社会状况**

评估患者是否因身体形象改变而自卑，对于疾病的治疗与护理是否配合。

## 【护理诊断】

**（1）自我形象紊乱**

与雄性激素分泌过多引起肥胖、多毛、声音低沉有关。

**（2）焦虑/恐惧**

与患者对疾病的恐惧、担心预后有关。

**（3）潜在并发症**

感染、出血、肾上腺皮质危象。

## 【护理措施】

**（1）术前护理**

1）心理护理

①解释手术的必要性、手术方式、注意事项。

②帮助患者接受自我形象的改变，提供相关知识，针对患者体态和形象的紊乱，耐心解释病情，鼓励患者积极配合治疗。

③介绍同类疾病治疗成功的病例，增强患者自信心。

④给予患者精神及心理支持，尊重患者自尊。

2）饮食护理

①给予高蛋白、高维生素、低热量、低钠、易消化的食物。

②术前禁食 12 小时，禁饮 4 小时。

3）病情观察

①注意观察皮肤状况并加强护理。

②密切观察血压及血糖、给予降压药物及降糖药物后的疗效及副作用，做好护理记录。

③观察精神症状并加强护理。

4）术前常规准备

①术前行抗生素皮试，术晨遵医嘱带入术中用药。

②协助完善相关术前检查：心电图、X 线胸片、B 超、CT 或 MRI。

③完成术前各项血液及体液检查：血常规、血生化、出凝血试验、尿常规、血浆皮质醇、24 小时尿 17-KS 及睾酮测定、染色体检查。

④备皮：范围为上至双乳连线平面，下至耻骨联合，两侧均过正中线。

⑤术晨更换清洁病员服。

⑥遵医嘱留置胃管、尿管。

⑦术晨与手术室人员进行患者、药物及相关信息核对后，送入手术室。

**（2）术后护理**

1）外科术后护理常规

①麻醉术后护理常规：了解麻醉和手术方式、术中情况、切口和引流情况；持续氧气吸入；持续心电监护；床档保护防坠床；严密监测生命体征。

②伤口观察及护理：观察伤口有无渗血渗液，若有，应及时通知医生并更换敷料；观察腰腹部体征，有无腰痛腰胀等。

③疼痛的护理：评估患者疼痛情况；对有镇痛泵（PCA）患者，注意检查管道是否通畅，评价镇痛效果是否满意；遵医嘱给予镇痛药物；提供安静舒适的环境。

④基础护理：保持皮肤清洁、干燥，定时皮肤护理及翻身。做好口腔护理、尿管护理、雾化吸入、患者清洁等工作。

2）保留尿管的护理

①保持通畅：定时挤捏管道，保持通畅；勿折叠、扭曲、压迫管道。

②清洁：每日行导尿管护理 2 次。

③无菌操作：无菌操作下更换引流袋 1 次／日。

④固定：妥善固定引流管，确保牢固；告知患者尿管重要性，切勿自行拔出。

⑤观察并记录：观察引流液性状、颜色、量；观察患者酸碱、电解质变化。

⑥拔管：保留尿管一般于术后 2~3 天拔除，拔管后注意观察患者自行排尿情况。

3）胃管的护理

①保持通畅：定时挤捏管道，保持通畅；勿折叠、扭曲、压迫管道；及时倾倒胃液，保持有效负压。

②固定：每班检查胃管安置的长度；每日更换固定胃管的胶布；胶布注意正确粘贴，确保牢固；告知患者胃管的重要性，切勿自行拔出。

③观察并记录：观察胃液性状、颜色、量；正常情况下引流液为草绿色，若引流液异常，应通知医生，给予止血、制酸等药物；观察安置胃管处鼻黏膜情况，调整胃管角度，避免黏膜受压；观察患者腹部体征，有无腹胀。

④拔管：一般于术后 8~24 小时拔管。

4）肾上腺区引流管的护理

①保持通畅：定时挤捏管道，保持通畅；勿折叠、扭曲、压迫管道。

②无菌操作：每周无菌操作下更换引流瓶 1~2 次。

③妥善固定：每班检查引流管安置的长度；妥善固定肾上腺区引流

管，确保牢固；告知患者肾上腺区引流管重要性，切勿自行拔出。

④观察记录：观察肾上腺区引流液的性状、颜色、量；正常情况下，早期引流液为暗红色，后期引流液为血清样淡红色。若短时间内引流出大量鲜红色引流液，伴血压下降、心率增快，甚至出现休克症状，应通知医生，给予补液、止血药物，必要时手术止血；观察患者腰腹部体征，有无腰腹部胀痛；观察患者酸碱、电解质变化。

⑤拔管：肾上腺区引流管一般于术后 3~5 天拔除。

5）饮食的护理

手术当日禁食，肛门排气后，可进流食，若无腹胀、腹痛等不适，可逐步过渡至正常饮食。饮食宜进低热量、低糖、高蛋白、高钾、低钠的营养丰富、容易消化食物，注意营养丰富，忌生冷、产气、刺激性食物。

6）体位与活动

①全麻清醒前：去枕平卧位，头偏向一侧。

②全麻清醒后手术当日：平卧位、侧卧位。

③术后第 1~2 天：平卧、半卧位，增加床上运动。

④术后第 3 天：半卧位为主，可在搀扶下适当床旁活动。

⑤术后第 4 天：可在搀扶下适当房间内活动，并逐渐适当增加活动度。

## （3）并发症的处理及护理

1）出血

①临床表现：肾上腺区引流管持续有新鲜血液流出，2 小时内引出鲜红色血液量>100ml 或 24 小时血液量>500ml；伤口敷料持续有新鲜血液渗出。

②处理：保守治疗：静脉滴注止血药物；保守治疗无效者再次手术治疗。

2）伤口感染

①临床表现：术后体温高于 39℃，肾上腺区引流液混浊呈脓性，伤口难以愈合。

②处理：抗生素治疗；充分引流；物理或药物降温治疗。

3）肾上腺皮质危象

①临床表现：乏力、心率快、呼吸急促、发绀、恶心、呕吐、腹痛、腹泻、高热、休克、昏迷，甚至死亡。

②处理：预防，术前、术中和术后补充皮质激素；治疗，快速静脉补充皮质激素；静脉补液；纠正水、电解质紊乱；严密监测生命体征；对症处理。

## 【健康教育】

### （1）饮食指导

指导患者注意饮食规律，宜进低热量、低糖、高蛋白、低钠、营养丰富、容易消化的食物。

### （2）活动指导

指导患者根据体力，适当活动，注意预防跌倒。

### （3）服药指导

指导患者应坚持规范应用糖皮质激素，遵循按病情需要逐渐减量的原则，不得擅自减药或停药。

### （4）复查指导

指导患者术后定期门诊随访，坚持监测肝功能、血常规等。术后每半年复查一次。

## 第四节　儿茶酚胺增多症

儿茶酚胺是肾上腺素、去甲肾上腺素和多巴胺的总称。儿茶酚胺增多症是一类因肾上腺髓质肿瘤或增生等原因分泌过量儿茶酚胺产生的一系列类似的临床综合征（主要包括高血压、高血糖、高代谢、消瘦等）。这类疾病主要包括肾上腺嗜铬细胞瘤、异位嗜铬细胞瘤、肾上腺髓质增生症和恶性嗜铬细胞瘤。多见于青壮年。

## 【临床表现】

儿茶酚胺增多症的临床表现千变万化，但多数患者表现为以肿瘤或增生组织分泌过多的儿茶酚胺（多数为去甲肾上腺素）为基础的症状和体征。阵发性高血压或持续性高血压是本病的典型特征；多数患者伴有代谢紊乱。

严重的患者可以表现为高血压危象、恶性高血压、急腹症或心血管并发症，此时常需要紧急药物处理和（或）手术治疗。相反，大约10%"功能隐匿的嗜铬细胞瘤"可无儿茶酚胺增多的典型症状和体征。

### (1) 高血压

表现为3种类型：阵发性高血压、持续性高血压、持续性高血压阵发性发作。阵发性高血压发作时临床表现非常典型，可由突然的体位变化、取重物、咳嗽、情绪波动等因素引发，表现为剧烈头痛、面色苍白或潮红、四肢发冷、恶心呕吐、大量出汗、心悸、心率加快、视物模糊等，严重者可因心力衰竭、肺水肿、脑出血而死亡，持续性高血压阵发性发作时，可由于血管过度收缩，血压过度升高，甚至用一般血压计不能测得。另一种特殊类型主要表现为儿茶酚胺导致心肌病变，极易误诊。

### (2) 代谢紊乱

①基础代谢率增高：氧耗量增加，基础代谢率增高，而甲状腺功能正常，发作时体温可上升。

②血糖升高：儿茶酚胺为升糖激素，可加速肝糖原分解，抑制胰岛素分泌，糖异生加强，引起高血糖，糖耐量减退等。

③脂代谢紊乱：脂肪分解加速，游离脂肪酸增高。

④低钾血症：儿茶酚胺促使钾进入细胞内，以及肾素、醛固酮的分泌。

### (3) 循环及心脏其他表现

患者可出现儿茶酚胺性心肌病伴心律失常，或心肌退行性变、坏死；高血压性心肌肥厚、心脏扩大、心力衰竭。交感神经过度兴奋如出汗、阵发性心动过速。直立性低血压伴心动过缓。肿瘤骤然出血、坏死，儿茶酚胺释放骤减或停止，致心肌损害、心律失常或心力衰竭等。

### (4) 消化道症状

儿茶酚胺使肠蠕动及张力减弱、胆囊收缩减弱，Oddi 括约肌张力增高，表现为便秘、腹胀、胆汁潴留、胆结石。

### (5) 特殊类型的表现

①儿童嗜铬细胞瘤：以持续性高血压多见，肿瘤多为双侧多发性，易并发高血压脑病和心血管系统损害。

②肾上腺外嗜铬细胞瘤：如膀胱嗜铬细胞瘤，常在排尿时和排尿后出现阵发性高血压，有心悸、头晕、头痛等症状。其他肾上腺外的嗜铬细胞瘤，可能出现受累器官的相应症状。

【辅助检查】

### (1) 实验室检查

①血浆肾上腺素和去甲肾上腺素测定：测定前应停用所有降压药物，患者应避免焦虑和紧张。嗜铬细胞瘤者血浆肾上腺素和去甲肾上腺素水平比正常人高5倍以上，但结果正常或者轻度偏高者不能完全排除嗜铬细胞瘤的可能，腔静脉分段取血测定肾上腺素和去甲肾上腺素有助于诊断。

②尿儿茶酚胺、香草扁桃酸（VMA）测定：嗜铬细胞瘤患者尿儿茶酚胺和VMA水平升高，单项升高的诊断率达70%，两者均升高诊断率可达80%~90%。注意收集尿标本前停止服用所用药物。

### （2）酚妥拉明试验

酚妥拉明为α受体阻滞药，可使因儿茶酚胺水平升高引起的高血压迅速下降。

### （3）影像学检查

①B超：在肾上腺占位病变中可作为初始检查手段，但对于小于1.0cm的占位检出率低。

②CT与MRI：诊断准确率可达90%以上，已成为诊断肾上腺疾病的首选方法。MRI诊断同CT，在肾上腺肿瘤较大与肾上极重叠，或对肿瘤的来源是肾上极还是肾上腺有怀疑时，MRI有独特的鉴别效果。

## 【治疗原则】

开放手术或腹腔镜下切除肿瘤或增生的肾上腺可获得良好疗效。肾上腺嗜铬细胞瘤和肾上腺髓质增生均可采用经腹腔镜肿瘤或肾上腺切除。单侧的肾上腺嗜铬细胞瘤可行肿瘤侧肾上腺切除术；双侧肾上腺嗜铬细胞瘤，可行双侧肾上腺肿瘤剜除术，或一侧肾上腺全切，另一侧肿瘤较小的做次全切除术；肾上腺外的嗜铬细胞瘤可根据其生长的部位行探查和摘除术。肾上腺髓质增生属双侧性病变，主张行双侧肾上腺手术。

## 【护理评估】

### （1）术前评估

术前要评估患者的健康史、身体状况、辅助检查及心理和社会支持情况。

①服药史：询问是否正在或曾经服用降压药物。是否有效，识别患者是否有对降压药不敏感的病史。嗜铬细胞瘤患者降压药效果差，使用β受体阻滞剂甚至升高血压。

②年龄：原发性高血压很少发生于 70 岁以后，因此，年轻或老年无法解释原因的高血压要考虑嗜铬细胞瘤或肾上腺髓质增生的可能。

③是否有在麻醉、分娩手术中或腹压增加时发生高血压的既往史。有以上情况或突发高血压则提示嗜铬细胞瘤或肾上腺髓质增生。

④描绘一次典型的发作情况。

⑤家族史：是否有多发性内分泌腺瘤（MEN）、VHL 综合征或多发性神经纤维瘤的家族史。尽管多数嗜铬细胞瘤是散发的，但是须注意这些遗传性疾病可能与嗜铬细胞瘤并存。

**（2）术后评估**

术后要评估患者的康复状况、重要脏器功能状态、心理和认知状况以及预后判断。

## 【护理诊断】

| （1）活动无耐力 | （2）体液不足 | |
|---|---|---|
| 与严重高血压有关。 | 与手术后激素突然减少引起的血管扩张、水电解质平衡紊乱有关。 | |
| （3）焦虑 | （4）潜在并发症 | （5）知识缺乏 |
| 与担心高血压症状及疾病预后有关。 | 出血、腹胀、感染与手术有关。 | 与不了解疾病的相关知识有关。 |

## 【护理措施】

**（1）术前护理**

1）评估患者病情情况，了解患者饮食、睡眠、家庭背景等，正确估计患者对手术的耐受力。

2）饮食护理：给予高热量、营养丰富的食物，以满足机体的需要。

3）心理护理：儿茶酚胺增多症患者术前的心理状态与其他疾病并

不完全相同，除了对手术的恐惧忧虑之外，腺体分泌大量肾上腺素和去甲肾上腺素可使患者情绪一直处于高度紧张状态，轻微情绪刺激就可导致血压升高。故护士要以热情、耐心、和蔼的态度关心患者，讲解有关疾病知识，大多数嗜铬细胞瘤为良性，可手术切除而得到根治。消除其对疾病的恐惧心理和悲观情绪，稳定患者情绪，保持病房安静、整洁，为患者创造舒适环境。保证有足够的睡眠，增强抵抗力。

4）向患者和家属讲明此病的严重性、危险性，嘱患者绝对卧床休息。外出活动或检查时，必须要有人陪伴，以防跌倒引起外伤。

5）症状观察：观察患者血压升高的规律，是间断性，还是持续性，持续时间及升高程度。测量血压时，应注意定血压计、定体位、定部位、定时间。一般血压上升时，都伴有剧烈头痛，并会出现不同程度的头晕、心悸、视物模糊、腹痛、呕吐、面色苍白、四肢冰冷、大汗淋漓、瞳孔散大等。发现特殊情况，应及时与医师联系，给予针对性措施。

6）嗜铬细胞瘤危象的观察及护理：嗜铬细胞瘤危象主要分为3种类型。

①高血压型：主要表现为多汗、呕吐、颤抖。严重者眼底视盘水肿、颅内压高、脑水肿，甚至脑出血。护理方面应保持静脉输液通畅，保证降压药物及时应用；注意观察瞳孔变化，防止脑水肿发生；因视物模糊不清，下床活动可能会发生意外，又因起床活动可挤压肿瘤，使血中儿茶酚胺浓度上升，致血压骤升，故应做好生活护理。

②心脏型：由于长期高儿茶酚胺作用，部分患者可伴发儿茶酚胺性心脏病，心肌退变、坏死、炎性改变，如儿茶酚胺大量释放，则血压骤升、心脏负荷剧增，可有心肌梗死，并出现严重的心律失常及心力衰竭、极度呼吸困难，两肺闻及湿啰音，应协助医师立即抢救。同时做好各项抢救准备工作。

③胃肠型：主要表现为血压上升时，伴有剧烈腹痛、便血症状。应注意患者的饮食护理，观察消化道出血的量及性状。注意血压变化，如消化道出血量多，也可引起血压下降，此时应注意与嗜铬细胞瘤危象严加区别。

7）对症处理：控制高血压和心律失常的症状，使心肌损害得到恢复。血压应控制在安全水平。若血压接近正常，稳定3~5天，即可实施手术；若有低血钾，需补充钾盐。

8）术前准备

①药物治疗：应用肾上腺素能受体阻滞剂，有效控制血压；通过扩容使缩小的血容量得到纠正，减少因术中触摸和挤压肿瘤引起的高血压危象和心血管严重的并发症。常用药物：酚苄明 20～60mg/d，分 3 次口服。术前准备一般应在 2 周以上。若降血压不满意时，可加用钙离子通道阻滞剂，如硝苯地平 30～60mg/d，分 3 次口服，能取得较好效果，这可能由于钙离子参与儿茶酚胺的代谢有关。心率快的患者可加用肾上腺受体阻滞剂，如普萘洛尔、美托洛尔等。如拟行双侧肾上腺切除，应给予糖皮质激素替代治疗。

②扩充血容量：儿茶酚胺症患者的周围血管长期处于收缩状态，血容量低，切除肿瘤或增生腺体后可引起血压急剧下降，围手术期不稳定，术中术后出现难以纠正的低血容量休克，升血压药物的应用时间将明显延长，甚至危及生命。为此，在使用肾上腺素能受体阻滞剂的同时，应考虑扩容如输血、补液。

③完善的三大指标：血压控制在正常范围，心率<90 次/分，血细胞比容小于 45%。

## （2）术后护理

1）按泌尿外科一般护理常规及全麻手术后护理常规护理。

2）严密观察并记录患者生命体征的变化，包括体温、血压、脉搏、呼吸。妥善安置患者，给患者吸氧，进行心电监护，固定各类引流管。

3）术后去枕平卧，6 小时后一般采用平卧位，尽量减少体位搬动。出现恶心、呕吐时，头偏向一侧，避免窒息。术后第 2 天，血压稳定后，采取半卧位，以后逐渐过渡到坐位、床边站立、行走。

4）严密观察生命体征，术后 48～72 小时进行心电监护，观察患者有无头晕、心悸、全身乏力等低血糖症状。患者还可以表现出持续性低血压，嗜铬细胞瘤被切除后，血压一般降至 90/60mmHg，如血压低，周围循环不良，表示血容量不足，应及时通知医师，适当补充全血或血浆，必要时也可静脉滴注去甲肾上腺素，但不可用缩血管药来代替补充血容量。用药时要随时观察用药的反应。

5）正确记录引流液的量及颜色，定时检测电解质及肾功能，及时调节、维持平衡。

6）保持各种引流管的通畅，避免扭曲、受压脱落，留置尿管期间，做好会阴冲洗。

7）观察伤口有无渗液、渗血、红肿等情况，保持敷料干燥，做到随湿随换。

8）做好基础护理，保持床单的清洁、平整，落实皮肤护理，预防压疮的发生，鼓励患者深呼吸，做有效咳嗽，必要时给予雾化吸入，防止呼吸道的并发症发生。按摩双下肢，防止下肢深静脉血栓形成。

9）术后应禁食，待肠蠕动恢复后，进食营养丰富、易消化的食物。

### （3）并发症的处理及护理

1）出血

①临床表现：伤口处渗血，引流液颜色鲜红，引流量增多，患者面色苍白，发生血压下降、中心静脉压降低、心悸、气短、心率加快、烦躁不安等休克现象。

②处理：应立即输血、输液，给予止血药，并做好二次手术准备。保守治疗难以奏效时，应立即采取手术治疗。

2）腹胀

①临床表现：腹膜后和腹腔手术，常引起肠麻痹产生腹胀；术后禁食，又易发生低钾引起腹胀。腹胀使伤口张力增高，影响伤口愈合；并使膈肌升高，影响呼吸功能。

②处理：术后8小时可协助患者翻身或半卧位，鼓励患者在床上活动；术后2~3天协助患者下床活动，促进排气、排便、减轻腹胀。

3）肺部感染

①临床表现：术后气管内分泌物多，加之切口处疼痛，易并发肺部感染。

②处理：应鼓励患者咳嗽、翻身、叩背；必要时，给予雾化吸入帮助痰液排出。

## 【健康教育】

### （1）心理指导

儿茶酚胺症是由于内分泌作用而引起多系统改变，应向患者介绍与本系统相关的知识，使患者认识到保持稳定的情绪、坚持长期配合在治疗中的重要性。

（2）自我护理

肾上腺疾病者应预防外伤和感染，由儿茶酚胺增多引起阵发性高血压者应尽力避免诱发因素，如突然的体位变化、取重物、咳嗽、情绪激动、挤压腹部等，学会自我护理。

（3）用药指导

①坚持服药：某些手术后需肾上腺皮质激素替代治疗者应坚持遵医嘱服药，在肾上腺功能恢复的基础上，逐渐减量；切勿自行加减药量。

②自我观察：少数患者术后血压仍高，其原因有可能是长期高血压使血管壁弹性减弱所致，要切实观察血压变化，血压不稳定时，应及时到医院就诊，并根据医嘱服用扩张血管药物以调整血压。

（4）定期复查

嘱患者术后定期到医院复查儿茶酚胺等指标，了解病情变化。

# 第五节　无功能肾上腺皮质腺瘤

临床和生化检测无内分泌功能亢进表现的肾上腺皮质腺瘤，称为无功能肾上腺皮质腺瘤，可单侧或双侧存在，为良性肿瘤。目前病因尚不明确，有人认为肿瘤内细胞皮质激素合成过程中的一些酶缺乏或活性低，使得皮质合成的代谢终产物无皮质激素的活性；也有人认为这些无功能腺瘤可能是高功能腺瘤的前期病变。由于此类肿瘤体积小，常无临床症状，不易被早期发现，随着近年来常规体检的广泛开展，B超及CT等影像学的发展，发病率有所提高，故有人提出肾上腺疾病中的"机会瘤"的概念。无功能肾上腺皮质腺瘤占肾上腺无功能肿瘤的25%～30%，女性略多于男性，年龄都在30岁以上。

## 【临床表现】

因瘤体增长缓慢，病程多较长，一般无临床症状，个别因瘤体直径较大，对局部组织造成压迫，产生患侧腰部酸胀痛，少数患者可伴有高血压，查体多无阳性体征。

【辅助检查】

### （1）影像学检查

普查体检中，B超发现肾上腺无功能腺瘤最为常见，腺瘤呈圆形或椭圆形的低回声声像，直径 1～2cm，有的达 5cm，边界清晰，内部回声均匀，如果瘤体明显增大，其内部回声可以有不均匀改变。CT 多为单侧，呈球形等密度或边缘光滑、壁薄而均匀的低密度肿块。MRI 提示大多数腺瘤信号与肝实质相似，呈等 $T_1$、等 $T_2$ 信号。$T_2$ 加权像腺瘤的信号可略高于正常肾上腺，患侧肾上腺形态发生改变，多呈圆形或小结节状，少数合并有感染或出血灶者，$T_1$ 加权像信号强度可轻度不均匀，$T_2$ 加权像信号可较高。

### （2）生化检测

各项皮质激素指标均在正常范围，包括醛固酮、糖皮质激素和性激素。

【治疗原则】

首选手术治疗，尽可能切除肿瘤。但如肿瘤直径≤3cm、无临床异常征象，可先随诊观察，一般 2～3 个月复查影像学，如肿瘤增长较快，应尽早手术。>3cm 的瘤体，特别是增长较快者，即可考虑手术切除，特别是近年来后腹膜腔镜的普及发展，微创性切除肿瘤是较理想的手段。术后一般恢复良好，可长期存活。

【护理评估】

### （1）健康史

患者年龄、性别。

### （2）身体状况

评估患者有无腰部胀痛，有无高血压等症状。

### （3）心理-社会状况

评估患者对疾病、手术及护理的相关知识的了解。

【护理诊断】

（1）焦虑

与担心疾病预后有关。

（2）部分生活自理缺陷（如厕、卫生自理缺陷）

与术后留置治疗性管道有关。

（3）潜在并发症

皮下气肿、高碳酸血症、肩痛、大出血多与手术有关。

（4）知识缺乏

缺乏疾病、手术及护理的相关知识。

【护理措施】

（1）术前护理

1）密切观察病情：包括体温、脉搏、呼吸、血压、体重和患者情绪等，重点是血压的观察，以协助临床诊治。

2）心理护理：帮助患者客观全面地认识腹腔镜手术。通过交流，取得患者及家属的信任、理解和配合。指导患者做适当术后变化的锻炼；对于吸烟的患者，术前应停止吸烟。指导患者如何做深呼吸，掌握正确咳嗽咳痰的方法。练习床上大小便，减少术后排便及排尿困难。

3）胃肠道准备：为减少肠胀气，嘱患者术前 1 天禁食易产气食物，如牛奶、豆类、甜食等。术前 12 小时禁食、4 小时禁饮。术前灌肠，能使术野得到充分显露，避免术后胃潴留、呕吐，减少术后出血的机会。

4）皮肤准备：需从腹腔镜手术的特殊要求和便于中转开腹两方面考虑，备皮范围与开放手术相同，但应加强脐部的清洁消毒，因为它是腹部的最脏部位，而经腹腔径路的腹腔镜手术进路多在脐附近，故术前应提前以松节油清洗脐部污垢，并且保证脐内皮肤完好无损。

（2）术后护理

1）全麻术后护理常规

①了解麻醉和手术方式、术中情况。

②持续氧气吸入。

③持续心电监护。

④床档保护防坠床。

⑤严密监测生命体征；尤其观察血压的变化。

2）各管道观察及护理

①输液管保持通畅，留置针妥善固定，注意观察穿刺部位皮肤。

②伤口引流管的护理：妥善固定伤口引流管并保持通畅，观察肾上腺区引流液的量及性质，并做好记录。一般 24 小时内为血性，引流液 ≤100ml，以后逐渐减少，24~72 小时拔除引流管。

③尿管的护理：患者能够下床活动即可拔除。

④胃管的护理：患者肛门排气后即可拔除。

3）饮食护理

术后待肠蠕动恢复、肛门排气、无腹胀时，开始进食流质（避免产气多的食物），并逐渐过渡到半流质饮食、普通饮食，宜少食多餐。

4）体位与活动

①全麻清醒前：去枕平卧位，头偏向一侧。

②全麻清醒后手术当天：抬高床头，协助患者床上轻微活动四肢。

③术后第 3 天：患者可适当室内活动。

### （3）并发症的处理及护理

1）发热

①临床表现：多数患者术后 3 天有发热现象，体温在 38℃左右。术后 3 天以上，体温超过 38.5℃，应考虑感染的可能。

②处理：体温在 38℃左右，若无其他明显症状，无需处理，患者多能自行恢复；体温超过 38.5℃，需及时查找原因，合理使用抗生素。

2）皮下气肿

①临床表现：多发于胸、腹部、阴囊等处。局部有握雪感、捻发音，患者可有背痛、肩痛和胸腹胀。

②处理：无须特殊处理，患者可自行消失。

3）腹腔穿刺孔出血

①临床表现：由于术中止血不彻底或钛夹脱落所致，穿刺孔敷贴有渗血。

②处理：浸湿后及时更换并加压包扎。

4）高碳酸血症

①临床表现：呼吸浅慢，疲乏，烦躁，皮下气肿；咳嗽、胸痛及神经系统症状。

②处理：取半卧位，低流量间断吸氧。

## 【健康教育】

嘱患者出院后 3 个月到医院复查 B 超。如有切口继发性出血或分泌物溢出，不明原因的腹痛、发热，及时就诊。

# 第六节 肾上腺囊肿

肾上腺囊肿是临床上少见良性疾病，主要在尸检或其他手术时发现，占同期肾上腺占位病变的 3%～5%。近年来随着影像学检查的普及和发展，其总检出率有所增加。肾上腺囊肿女性多见，男女比例为 1:3，成人多见，以单侧病变为主，双侧者占 8%～15%。肾上腺囊肿按引发囊肿的病因可分为真性囊肿、假性囊肿和寄生虫性囊肿。

## 【临床表现】

绝大多数肾上腺囊肿患者无临床症状，除极少数功能性囊肿外，较大的囊肿患者可有腰部胀痛，部分患者可有尿道刺激症状及血尿，偶有大囊肿可触及腹部包块。

## 【辅助检查】

### (1) 实验室检查

各项肾上腺内分泌指标均在正常范围，若嗜铬细胞瘤出血伴发的假性囊肿有尿 VMA 的轻度增高。

### (2) 影像学检查

①腹部 X 线平片：对囊壁有钙化者有一定诊断价值，可见肾上腺区域弧形或蛋壳形钙化，大囊肿可引起肾脏下压移位，甚至继发肾积水。

②B 超检查：在肾上腺区域出现边缘光滑的圆形无回声区，壁薄，后方回声可以增强。当囊内有出血时，伴有感染时，可见无回声区内有细点状物漂动或强光点。当囊壁钙化时，则可显示囊壁回声增强。当囊肿较大时需要与胰尾部囊肿、肾上极囊肿、脾囊肿及重复肾畸形积水等

相鉴别。

③CT：表现为境界清楚，切缘光整的低密度肿物，CT值与水相近，85%为单侧，15%囊壁有钙化。薄层三维重建对全面了解囊肿及与邻近结构关系有重要意义。

④MRI：表现为信号均匀，长$T_1$、长$T_2$信号的圆形肿物，边缘锐利光滑。当囊肿合并出血时，在$T_1$和$T_2$加权像内可显示为高信号。因三维空间多层切面，对囊肿较大而来源不清时，定位意义较大。

## 【治疗原则】

（1）对直径小于3cm的囊肿可随诊观察。

（2）2~5cm直径的囊肿在B超引导下穿刺，如抽出囊液为澄清透明的可在抽液后向囊内注入无水乙醇或四环素等硬化剂。

（3）对直径大于5cm囊肿可考虑手术切除，特别是术前不能完全排除恶性病变的囊肿，随着微创手术的开展，肾上腺囊肿摘除已成为腹腔镜手术的经典手术，经腹腔及经后腹膜腔径路都有采用。

## 【护理评估】

**（1）术前评估**

术前评估患者的健康史及其相关因素、身体状况、生命体征以及神志、精神状态、行动能力等。

**（2）术后评估**

术后评估患者的康复状况，重要脏器功能状态、心理和认知状况以及预后判断。

## 【护理诊断】

**（1）焦虑**

与担心疾病预后有关。

**（2）部分生活自理缺陷（如厕、卫生自理缺陷）**

与术后留置治疗性管道有关。

**（3）潜在并发症**

皮下气肿、高碳酸血症、肩痛、大出血多与手术有关。

（4）知识缺乏

缺乏疾病、手术及护理的相关知识。

## 【护理措施】

（1）术前护理

1）密切观察病情

包括体温、脉搏、呼吸、血压、体重和患者情绪等，重点是血压的观察，以协助临床诊治。

2）心理护理

腹腔镜手术创伤小，痛苦少，住院时间短，恢复快已被大家认可，在做好一般心理护理的同时，还必须提高患者对"中转开腹"及"术后并发症"的心理承受能力。在介绍腹腔镜手术优点的同时，还必须讲明腹腔镜手术的特殊性和局限性，帮助患者客观全面地认识腹腔镜手术。通过交流，取得患者及家属的信任、理解和配合。

3）皮肤准备

需从腹腔镜手术的特殊要求和便于中转开腹两方面考虑，备皮范围与开放手术相同，但应加强脐部的清洁消毒，因为它是腹部的最脏部位，而腹腔镜手术进路多在脐附近，故术前应提前以松节油清洗脐部污垢，并且保证脐内皮肤完好无损。

4）胃肠道准备

为减少肠胀气，嘱患者术前1天禁食易产气食物，如牛奶、豆类、甜食等。术前12小时禁食、4小时禁饮。术前1天晚肥皂水灌肠，术前晨清洁灌肠，以避免曲卡穿刺建立人工通道时损伤肠道的危险，或肾上腺手术术前置胃管，能使手术野得到充分显露，并避免术后胃潴留、呕吐对手术区的扰动，减少术后出血的机会。

5）术前指导

对于吸烟的患者，术前应停止吸烟。指导患者如何做深呼吸，正确掌握咳嗽咳痰的方法。练习床上大小便，减少术后排便及排尿困难。

（2）术后护理　参见第三章第五节"无功能肾上腺皮质腺瘤"。

（3）并发症的处理及护理参见第三章第五节"无功能肾上腺皮质腺瘤"。

## 【健康教育】

嘱患者出院后 3 个月到医院复查 B 超。如有切口继发性出血或分泌物溢出，不明原因的腹痛、发热，应及时就诊。

# 第七节 肾上腺髓样脂肪瘤

肾上腺髓样脂肪瘤（AML）属肾上腺无功能性良性肿瘤，又称肾上腺髓脂瘤或骨髓脂肪瘤。是由成熟脂肪组织和不同比例的骨髓造血组织混合构成，大部分肿瘤有假包膜，系周围的肾上腺皮质受肿瘤压迫变薄而成。该病临床少见，病程长，临床缺乏特征性改变，随着体检普及，B 超、CT 等先进影像学技术的发展，检出率有所提高。

## 【临床表现】

绝大多数无临床症状和体征，出现上腹部不适疼痛，可能与肿瘤增大压迫邻近组织或伴有瘤内出血有关。少数肿瘤过大患者，腹部可触及肿块。部分患者伴有肥胖和高血压，少于 1/5 患者出现血尿。

## 【辅助检查】

### （1）实验室检查

肾上腺的各项内分泌指标均正常，部分患者因肥胖、高血压可伴有脂代谢异常，有不同类型的高脂血症。

### （2）影像学检查

①通过 X 线腹部平片及静脉肾盂造影发现肾上腺区有点片状钙化肿块或挤压患侧肾脏向下移位，提示肿瘤体积较大。

②B 超声像图为肾上腺区见不规则或呈球形的强回声结节或肿块，与肾周围脂肪有分界。

③CT 具有特征性的脂肪低密度肿块，CT 值 $-120 \sim -80Hu$，边界清楚，中央可有分隔，瘤内密度不均，可见钙化斑。

④MRI 为呈均匀或不均匀的脂肪样信号强度，但也有的髓样脂肪瘤无脂肪样信号强度，$T_1$ 加权信号呈低信号，$T_2$ 加权信号强度近似或低于肝脏，这时 MRI 的定性诊断有困难。

## 【治疗原则】

首选手术切除，一般预后良好。肾上腺髓样脂肪瘤尚未见有恶变的报道，因此，若直径<3cm 亦可先观察，若增大明显，再考虑手术切除，近年来随着微创技术的发展，腹腔镜手术切除为优先考虑的手术。

## 【护理评估】

### （1）健康史
患者年龄、性别。

### （2）身体状况
评估患者有无腹部不适，有无肥胖和高血压，有无血尿、血尿程度，全身营养状况等。

### （3）心理-社会状况
评估患者有无焦虑状况。

## 【护理诊断】

### （1）焦虑
与担心疾病预后有关。

### （2）部分生活自理缺陷（如厕、卫生自理缺陷）
与术后留置治疗性管道有关。

### （3）潜在并发症
皮下气肿、高碳酸血症、肩痛、大出血多与手术有关。

### （4）知识缺乏
缺乏疾病、手术及护理的相关知识。

## 【护理措施】

### （1）术前护理
1）密切观察病情

包括体温、脉搏、呼吸、血压、体重和患者情绪等，重点观察患者的血压，以协助临床诊治。

2）皮肤准备

需从腹腔镜手术的特殊要求和便于中转开腹两方面考虑，备皮范围与开放手术相同，但应加强脐部的清洁消毒，因为它是腹部的最脏部位，而经腹腔径路的腹腔镜手术进路多在脐附近，故术前应提前以松节油清洗脐部污垢，并且保证脐内皮肤完好无损。

3）胃肠道准备

①为减少肠胀气，嘱患者术前 1 天禁食易产气食物，如牛奶、豆类、甜食等。

②术前 12 小时禁食、4 小时禁饮。

③术前 1 天晚肥皂水灌肠，术前晨清洁灌肠，以避免曲卡穿刺建立人工通道时损伤肠道的危险。

④肾上腺手术术前置胃管，能使手术野得到充分显露，并避免术后胃潴留、呕吐对手术区的干扰，减少术后出血机会。

（2）术后护理参见第三章第五节"无功能肾上腺皮质腺瘤"。

（3）并发症的处理及护理参见第三章第五节"无功能肾上腺皮质腺瘤"。

【健康教育】

嘱患者出院后 3 个月到医院复查 B 超。如有切口继发性出血，或分泌物溢出，不明原因的腹痛、发热，及时就诊。

## 第八节　肾上腺转移癌

肾上腺是恶性肿瘤易转移的部位之一。肿瘤转移至肾上腺的发病率高达 26%~50%。原发癌多为肺癌、肝癌、乳腺癌、肾癌、胃肠道恶性肿瘤等，尤以肺癌转移为多。恶性肿瘤肾上腺转移的方式以血行转移为主。肾上腺转移癌既可以发生在皮质，也可以发生在髓质，但以发生在髓质者多见。

## 【临床表现】

肾上腺转移癌病灶隐匿，一般均无肾上腺皮质或髓质功能异常表现，初始无特异临床表现，不易及时发现。少数肾上腺转移癌者因双侧转移导致肾上腺功能低下。以后除原发病灶症状外，多表现为腰腹部胀痛及腹部包块，甚至有急腹症，其症状主要取决于病灶的大小。

## 【辅助检查】

肾上腺转移癌的诊断主要依靠 B 超、CT 及 MRI 检查。

### (1) B 超

诊断率可达 90%，B 超可发现直径为 1.0cm 以上的肾上腺肿瘤，肾上腺转移癌为实质性弱回声肿物，常呈椭圆形或分叶状，边界欠平整。

### (2) CT

诊断率可达 98%，CT 能发现直径<0.5cm 的肾上腺肿瘤，肿瘤密度不均，边界不清晰，大多有增强效应。

### (3) MRI

肾上腺转移癌的 MRI 表现与肾上腺皮质癌相似，但其体积不如皮质癌大，$T_1$ 加权信号低，$T_2$ 加权信号增高，多数不均匀。

### (4) PET

PET 确诊率达 100%，缺点是价格昂贵。

## 【治疗原则】

肾上腺转移癌的治疗方式包括手术、化疗加手术、化疗、放疗。对于肾上腺转移癌，手术切除转移癌为治疗的最佳选择。对原发癌能彻底控制、单一肾上腺转移和一般状态好的患者均应行手术切除。手术方式多采用单纯肾上腺切除。肿瘤体积较大时宜做经腹部切口，以避免重要脏器的损伤，对体积小的肿瘤可采用腰部切口。关键步骤为游离肾脏，将肾脏向下、向内侧推移，即可获得较大而清楚的手术野，使操作顺利进行。受累肾上腺的区域淋巴结清除手术病死率高，除非肾上腺转移灶向外生长累及周围组织脏器，一般不采用此术式。

## 【护理评估】

（1）术前评估

术前评估患者的健康史、疾病史、用药史等相关因素，身体状况、精神状态等。

（2）术后评估

术后评估患者的康复状况，评估患者是否存在并发症，心理和认知状况以及预后判断。

## 【护理诊断】

（1）焦虑与恐惧

与担心疾病的预后和手术、化疗、放疗的经济承受能力及经济状况改变有关。

（2）营养失调：低于机体需要量

与肿瘤所致的高分解代谢状态及摄入减少、吸收障碍、手术创伤有关。

（3）疼痛

肿瘤生长侵犯神经、肿瘤压迫及手术创伤有关。

（4）潜在并发症

感染、出血，与手术有关。

（5）知识缺乏

缺乏有关术后康复，肿瘤防治的知识。

## 【护理措施】

（1）术前护理

1）心理护理

①向患者解释手术的必要性、手术方式、注意事项。

②鼓励患者表达自身感受。

③教会患者自我放松的方法。

④针对个体情况进行针对性心理护理。

⑤鼓励患者家属和朋友给予患者关心和支持。

2）饮食护理

①根据情况给予高蛋白、高热量、高维生素、低脂、易消化、少渣食物。

②不能进食者遵医嘱静脉补充热量及其他营养。

3）术前准备

按外科手术常规准备。

### （2）术后护理

1）术后常规护理：按外科术后护理常规，对患者进行护理。

2）严密观察病情变化

每15~30分钟测量一次体温、脉搏、呼吸、血压，并做好记录，尤其脉搏和血压能够反映出血及早期休克现象，观察伤口有无渗血，引流管是否通畅，引流液的量、颜色等，如有异常及时通知医生及早采取措施。

3）饮食护理

术后待肠蠕动恢复、肛门排气、无腹胀时，开始进食流质（避免进产气多的食物），并逐渐过渡到半流质饮食、普通饮食，宜少食多餐。

4）体位与活动

①全麻清醒前：去枕平卧位，头偏向一侧。

②全麻清醒后手术当天：抬高床头，协助患者床上轻微活动四肢。

③术后第2天：患者可适当室内活动。

5）疼痛的护理

①评估患者疼痛情况。

②对有镇痛泵（PCA）患者，注意检查管道是否通畅。

③评价镇痛效果是否满意，遵医嘱给予镇痛药物，提供安静舒适的环境。

### （3）并发症的处理及护理

1）出血

①临床表现：伤口处渗血；引流液颜色鲜红；引流量增多；面色苍白、心悸气短、心率加快、烦躁不安等休克现象；发生血压下降、中心静脉压降低、血红蛋白减少等。

②处理：保守治疗没有效果时立即采取手术治疗；立即输血、输液，给予止血药，并做好二次手术的准备。

2）感染

①临床表现：尿路感染的症状；肺部感染的症状；切口或腹腔内感染；血象增高；体温升高。

②处理：药物抗感染治疗；多饮水，达到内冲洗的目的；加强管道护理和会阴部护理；鼓励患者多翻身、深呼吸、有效咳嗽及咳痰；加强皮肤和口腔护理；帮助患者早期下床活动，促进肠蠕动、减轻腹胀、增进食欲、促进血液循环及切口愈合。

**【健康教育】**

**(1) 心理调节指导**

各种外界刺激、情绪波动都能促进肿瘤的发生和发展。肿瘤患者应保持良好的心态，避免情绪激动。

| **(2) 饮食指导** | **(3) 随访** |
|---|---|
| 康复期患者应均衡饮食，摄入高热量、高蛋白、富含膳食纤维的各类营养素，多食新鲜水果，饮食宜清淡，易消化。 | 在手术治疗后 3 年内至少 3 个月随访 1 次，然后每半年复查 1 次，5 年后每年复查 1 次。 |

## 第九节　肾上腺成神经细胞瘤

肾上腺成神经细胞瘤又称神经细胞瘤，是来源于交感神经的高度恶性肿瘤，生长迅速，很小的肿瘤即可通过淋巴系统和血液转移至肝脏、骨髓，甚至皮下。临床少见，成人偶发，是儿童最常见的一种肿瘤，占儿童恶性肿瘤的 15%，多发生于婴幼儿，半数为 2 岁以前小儿。男女之比 1.7∶1。其发生可能与遗传因素有关。半数发生在肾上腺髓质，亦可谓肾上腺髓质无功能性神经肿瘤；亦可见于腹部、颈部、纵隔、腹主动脉旁交感神经链、盆腔等外周交感神经的任何部位。

**【临床表现】**

**(1) 肿块**

可于腹部、颈部、盆腔扪及肿块，呈球形，深而固定，表面不光滑，发展较快，可越过中线。

| **(2) 恶病质表现** | **(3) 消化道症状** | **(4) 肿瘤出血症状** |
|---|---|---|
| 有贫血、消瘦、苍白、发热等表现。 | 有食欲缺乏、恶心、呕吐、腹痛、腹泻等症状。 | 肿瘤增大、局部疼痛、腹腔内出血表现等。 |

### （5）内分泌表现

因分泌儿茶酚胺化合物，可有皮肤潮红、出汗、心悸、不安、易激惹、感觉异常等症状。

### （6）压迫症状

肿瘤增大后可压迫周围组织而产生相应压迫症状。若在颈部，可有 Honer 征，呈患侧瞳孔缩小、上睑下垂、虹膜异色症。若压迫喉返神经，则有声音嘶哑。如在纵隔，可有咳嗽、呼吸困难、吞咽困难等。若压迫下腔静脉、淋巴，可有下肢肿胀。压迫脊髓时，可有瘫痪表现。在盆腔压迫输尿管时，可致肾盂积水、肾功能损害；如压迫直肠膀胱，可致便秘、尿潴留。肿瘤发生在肾上腺，可使肾脏受压并被推移向外下方。如为脊柱旁沟部位肿瘤，则沿神经根侵入椎管，形成哑铃状肿瘤。

### （7）转移症状

转移至眼眶则有突眼、眶上出血症状；转移至骨，则有局部疼痛，如四肢痛，可发生病理学骨折；转移至肝脏，则有肝大、疼痛；转移至皮下，则有皮下结节；淋巴结转移时有淋巴结肿大等。

## 【辅助检查】

### （1）实验室检查

①常规检查：血红蛋白降低；淋巴细胞增多，$>4×10^9/L$。

②生化检查：显示肾上腺内分泌功能正常，血、尿中肾上腺素（E）、去甲肾上腺素（NE）、高香草酸（HVA）及 3-甲氧-4 羟基苦杏仁酸（VMA）升高。

③血浆癌胚抗原阳性，提示预后差。

④尿中查出甲基酪氨酸表示有转移；单克隆抗体 E3 阳性显示有转移性肿瘤；特异性血清试剂显示淋巴结转移。

⑤放射性免疫性检查：显示有细胞毒性淋巴细胞、血清封闭抗体、细胞毒性抗体；血中血管活性肠肽（VIP）值增高，可区别肿瘤性腹泻与非肿瘤性腹泻。

### （2）影像学检查

①X 线检查：X 线平片显示肿块软组织阴影。在骨转移时，X 线检

查显示骨质破坏、骨质疏松、病理性骨折，骨皮质有溶骨，骨骺近端有虫蚀状破坏，骨膜下有新骨形成。

②超声检查：显示实质性占位病变。界限清楚但不规则的非均质光团，有钙化的声影；合并坏死、出血时则密度不均；可显示肝转移。

③CT、MRI 检查：显示密度不均的肿瘤及钙化灶，可显示与周围组织关系及大血管受累情况。

### （3）其他检查

①放射性核素骨扫描：显示骨转移，较 X 线检查可更早期发现骨、骨髓转移。

②细针穿刺活组织检查：在 B 超引导下对肿瘤行细针穿刺活检可确诊。

## 【治疗原则】

### （1）肾上腺成神经细胞瘤切除术

肾上腺成神经细胞瘤一经诊断，应及早手术切除。术中如已发现肿瘤转移，应尽量切除原发病灶及转移的淋巴结。如肿瘤巨大与周围大血管粘连时，应尽量大部切除肿瘤，残余瘤组织待术后做放射治疗。但是术前已证实广泛转移的病例，不宜做手术治疗。可配合化学治疗及放射治疗。

### （2）药物治疗

每隔 2 周应用长春新碱 $1.5mg/m^2$，环磷酰胺 $300mg/m^2$，交替用药，每种药物各用 6 周，持续 1 年。

## 【护理评估】

### （1）健康史

患者年龄、性别，三代家族史。

### （2）身体状况

评估患者有无球形肿块及肿块部位、程度，有无恶病质，有无恶心、呕吐、心悸、出汗，有无压迫及转移症状等。

### （3）心理-社会状况

评估患者有无焦虑状况，如烦躁、易激惹、不安，对疾病的治疗与护理是否配合。

## 【护理诊断】

| (1) 知识缺乏 | (2) 营养失调：低于机体需要量 |
|---|---|
| 与缺乏肾上腺成神经细胞瘤疾病知识有关。 | 与癌肿消耗、手术创伤有关。 |

| (3) 疼痛 | (4) 睡眠型态紊乱 | (5) 潜在并发症 |
|---|---|---|
| 与肿瘤增大压迫周围组织、手术创伤有关。 | 与手术及术后管道限制有关。 | 出血、感染等，与手术、疾病本身有关。 |

## 【护理措施】

**(1) 术前护理**

①心理护理：讲解肾上腺成神经细胞瘤的有关知识及治疗方法，给予家属心理支持，以便更好地配合治疗。

②饮食护理增加热量，多吃易消化、营养丰富的食物，以纠正贫血，改善全身营养状况，提高患者对手术的耐受性。

③术前完善各项检查、备皮及胃肠道准备。

**(2) 术后护理**

①按外科麻醉术后护理常规。

②密切监测生命体征，每15~30分钟测血压1次，血压平稳6小时后可改为1~2小时测一次，或依病情而定。密切观察患者呼吸频率及有无憋气等症状，若有异常及时协助医生处理。定时雾化吸入、拍背，帮助患者排除痰液，预防术后肺部并发症的发生。

③术后禁食期间可根据患儿体重、身高补充液体，饮食正常后停止补液。术后常规使用抗生素7~10天，预防感染。

④密切观察伤口有无渗血情况，准确记录伤口引流量，渗血量多时及时通知医生处理伤口。

⑤做好各种引流管的护理。患儿自控力差，活动范围大，对各种引流管应及时固定。保持引流管通畅，勿打折、牵拉，防止脱落。

⑥密切观察尿液的颜色、性质，准确记录24小时尿液量。如无尿或有大量血尿及时通知医生。

⑦术后禁食，肠功能恢复后开始进流食、半流食，逐渐过渡到普通饮食。

⑧术后 6 小时半卧位，协助床上翻身活动。鼓励患儿早下床活动，可以防止下肢深静脉血栓的形成。

⑨患儿心理情绪变化受身体的舒适度影响较大，可以通过观察情绪变化早期发现病情变化。患儿家长的情绪变化是随着患儿病情变化而变化的，同时向家长解释必要的护理常识，增加家长疾病的认识，减轻心理负担，共同做好患者的护理。

⑩长春新碱（VCR）有神经毒副反应，有的患者用后有手麻、腹痛、四肢颤抖等现象。环磷酰胺（CTX）用后可致皮肤色素沉着。对于这些反应应耐心向患者解释清楚，大多数情况下在停药后会逐渐消失。在化疗期间患儿要多饮水。

## 【健康教育】

向患者讲解化疗、放疗等综合治疗的意义，以确保患者出院后能自觉配合后续治疗。保证适度的休息，适度身体锻炼，加强营养，增强体质。患者需定期复查 B 超、CT，有利于及时发现复发或转移。

# 第四章　肾脏疾病患者的护理

## 第一节　单纯性肾囊肿及多囊肾

肾脏囊性疾病是指在肾脏出现单个或多个内含液体的良性囊肿的一大组疾病分类，在临床上非常常见。其原因可为先天性、遗传性、获得性等，发生部位可为肾皮质、髓质、皮髓质或肾外。其中以单纯性囊肿和多囊肾最为常见。

单纯性肾囊肿绝大多数为非遗传性疾病，占囊性肾疾病的70%左右。仅极少数为遗传病，可能系常染色体显性遗传。可分为孤立性及多发性。常见于50岁以上成人而罕见于儿童，发病率随年龄的增加而增加。患病者男性多于女性，男女之比约为2:1。

多囊肾为遗传性疾病，分为常染色体显性及隐性遗传两种。其特点是双侧肾脏有多个囊肿致使肾脏体积增大而其功能性肾组织减少。

### 【临床表现】

#### （1）单纯性肾囊肿

单纯性肾囊肿常偶然被发现，大多数肾囊肿无临床症状，较大肾囊肿才引起症状。主要临床表现为腹侧或背侧腰痛。当出现并发症时症状明显。若囊内出血使囊壁突然伸张，包膜受压，可出现腰部剧痛；继发感染时除疼痛加重外，伴体温升高。如较大囊肿压迫肾盂或输尿管，可出现肾积水等相应临床症状。

#### （2）多囊肾

1）常染色体显性遗传型多囊肾（ADPKD）

①高血压：是早期常见表现之一，有时为某些患者的首发症状。

②疼痛：最常见的早期症状是背部和腰腹部疼痛，性质可为钝痛、胀痛或肾绞痛。

③血尿：30%～50%患者有血尿病史，程度不一，多为自发性的，也可为剧烈活动后发生。

④感染：患者会发生尿路感染，以女性居多。感染发生于肾实质和囊肿时，表现为体温升高、寒战、腰痛、尿路刺激症状。

⑤结石：约有 1/5 患者合并结石。

⑥肿块：当肾增大到一定程度后，可在腹部扪及，触诊肾质地较紧密，表面可呈结节状，随呼吸而移动，合并感染时可伴有压痛。

⑦肾功能不全：囊肿随年龄增长可进行性增大，进一步压迫本已缺乏的肾实质，从而使患者逐渐出现肾衰竭。

⑧肾外表现：可累及肝、脾、胰、卵巢及结肠等，其中肝囊肿最常见。心血管系统可伴发左心室肥大、二尖瓣脱垂、主动脉闭锁不全、颅内动脉瘤等。

2）常染色体隐性遗传型多囊肾（ARPKD）

临床表现因发病时期及类型而不完全相同。起病极早者，出生时即肝、肾明显肿大，腹部膨胀。婴儿期除病肾程度进展外，常有贫血、肾性胃萎缩和高血压、生长发育不良。6 月龄前确诊者，大多数死亡，预后极不佳。存活到学龄儿童，则肝损害明显，门静脉周围纤维化程度增加，可发生门脉高压症、肝功能不全和食管、胃底静脉曲张明显。继发于门静脉高压的脾大和脾功能亢进表现为白细胞、血小板减少和贫血。有时伴有肝内主要胆管扩张（Caroli 征）。

## 【辅助检查】

### （1）单纯性肾囊肿

1）腹平片：表现为肾脏轮廓变形或肾轴改变。

2）静脉尿路造影（IVU）：表现为界限清楚的无功能的球形肿物，有薄的外壁。

3）B 超：对诊断有极大帮助，应作为首选检查方法。典型的 B 超表现为边缘清晰的无回声区，囊壁光滑呈强回声。

4）CT：对 B 超检查不能确定者有价值。典型表现为边界锐利的球形肿物，壁薄而光滑，均质，边缘整齐，CT 值低，静脉注射造影剂后不增强。

5）MRI：主要用于对碘造影剂过敏或有肾功能不全的患者。

6）囊肿穿刺囊液检查：当 B 超或 CT 怀疑有恶变时可在 B 超或 CT 引导下穿刺。对囊液进行细胞学和生物化学检查。

**（2）多囊肾**

1）常染色体显性遗传型多囊肾（ADPKD）

①实验室检查：尿常规、血常规、血生化。

②影像学检查：腹部平片、IVU 检查、B 超、CT。

2）常染色体隐性遗传型多囊肾（ARPKD）

通过病史、体检及影像学检查，一般均能做出诊断，其中当怀疑 ARPKD 时，应仔细询问三代家族史，应符合常染色体隐性遗传的特点。

## 【治疗原则】

**（1）单纯性肾囊肿**

单纯性囊肿的治疗需综合考虑囊肿对肾脏和全身的影响，并视囊肿的发展变化而定。

①如囊肿直径<4cm，可定期随诊，观察其大小、形态及内部质地的变化。无肾实质或肾盂肾盏明显受压，无感染、恶变、高血压，或上述症状不明显时，即使囊肿较大，亦不主张手术，而采取定期随访。

②当继发感染时，由于抗生素可穿透囊壁进入囊腔，可先采用抗生素治疗和超声引导下穿刺引流，失败无效时再考虑开放手术。

③如囊肿直径>4cm，可于超声引导下，穿刺引流囊液。也可用95%乙醇作为硬化剂注入囊内，但有可能被吸收而影响肾实质，若发生外溢亦可引起副作用。

④巨大囊肿直径>8cm，囊液超过 500ml，可能需要手术治疗。有条件者可行腹腔镜下囊肿切除术。若证实囊壁癌变或同时伴发肾癌，则应尽快手术治疗。

**（2）多囊肾**

①常染色体显性遗传型多囊肾（ADPKD）：治疗应采用对症及支持疗法，主要是控制高血压和预防感染。早、中期多囊肾患者可采用囊肿去顶减压手术。对肾衰竭终末期患者可考虑长期透析，晚期多囊肾患者有条件的应做同种异体肾移植。

②常染色体隐性遗传型多囊肾（ARPKD）：目前无特殊治疗方法，预后极为不良。出现高血压及水肿时应限制钠盐摄入，应用降压药、利尿剂等。由于患儿常有肾功能不全和感染，不宜施行引流术。由于肾、肝同时损害，血液透析和肾移植往往亦不能达到预期的治疗效果。

## 【护理评估】

### （1）健康史
患者年龄、性别、职业，有无吸烟、饮酒，仔细询问三代家族史，疾病史。

### （2）身体状况
①局部：评估患者有无疼痛，疼痛的部位及程度，有无血尿，血尿程度，有无蛋白尿。
②全身：评估患者营养状况和精神状态。

### （3）心理-社会状况
评估患者有无焦虑、不安情绪，家庭支持情况等。

## 【护理诊断】

### （1）舒适的改变
与疼痛、血尿等有关。

### （2）焦虑/恐惧
与患者对疾病的恐惧和担心预后有关。

### （3）营养失调
与消化吸收不良、进食不当有关。

### （4）有受伤的危险
与高血压急性发作有关。

### （5）潜在并发症
感染、出血、肾衰竭。

## 【护理措施】

### （1）术前护理
1）心理护理
①解释手术的必要性、手术方式、注意事项。
②减轻患者焦虑和恐惧情绪，主动关心患者，倾听述说，稳定患者情绪。

③教会患者自我放松的方法。

④给予患者精神及心理支持，增强自信心。

2）病情观察

定时监测血压及监测肾功能，观察尿液性状、体温变化等，并做好护理记录。遵医嘱及时给予降压药物及利尿药物，用药后密切观察疗效。

3）预防感染

①保持床铺清洁、平整。

②注意患者皮肤卫生，观察有无软组织及呼吸道感染。

③术前应做好各项准备，认真备皮，清理切口周围皮肤的污垢，剃净体毛。

④保持个人卫生，勤换内衣。

4）饮食护理

①合理控制饮食，宜进低蛋白、低脂肪、高纤维、高维生素食物，不吃腌制类、辛辣刺激类、烧烤类食物。

②肾功能不全或发生尿毒症者还应注意少食豆类及豆制品类食物，限制动物类高蛋白食品、油腻类食品等；宜进低钠易消化的食物。

③如无明显的肾衰竭、高血压时，不应盲目限水。

④术前常规禁食 12 小时，禁饮 4 小时。

5）术前常规准备

①术前行抗生素皮试，术晨遵医嘱带入术中用药。

②协助完善相关术前检查：心电图、胸片、B 超、CT 或 MRI。

③完成各项血液及体液检查：血常规、生化、出凝血试验、尿常规等。

④备皮。

⑤术晨沐浴，更换清洁病员服。

⑥术晨遵医嘱留置尿管。

⑦术晨与手术室人员进行患者、药物等相关信息核对后，送入手术室。

### （2）术后护理

1）术后护理常规参见第三章第三节"肾上腺性征异常症"。

2）各管道观察及护理

①输液管保持通畅，留置针妥善固定，注意观察穿刺部位皮肤。

②尿管的护理：一般术后第 2 天可拔除。

③肾周引流管的护理：保持通畅，避免扭曲、打折，观察引流液颜色、性质及量，认真做好护理记录。

3）基础护理

①保持皮肤清洁、干燥，定时皮肤护理及翻身。

②做好口腔护理、温水擦洗、雾化吸入等工作，预防感染。

4）饮食护理

肛门排气后，可进流食，若无腹胀、腹痛等不适，可逐步过渡至正常饮食，宜进低热量、低糖、高蛋白、高钾、营养丰富、容易消化的食物，忌生冷、产气、刺激性食物。

5）体位与活动

①全麻清醒前：去枕平卧位，头偏向一侧。

②全麻清醒后手术当天：平卧位或侧卧位。

③术后第 1 天：自主卧位，以半卧位为主，增加床上运动。

④术后第 2~3 天：可在搀扶下适当床旁活动。

⑤术后第 4 天：可在搀扶下适当房间内活动，并逐渐适当增加活动度。

### （3）并发症的处理及护理

1）出血

①临床表现：引流管持续有新鲜血液流出，1 小时内引出鲜红色血液>100ml 或 24 小时>500ml；伤口敷料持续有新鲜血液渗出；患者有脉搏增快、血压下降、尿量减少等失血表现。

②处理：保守治疗，静脉滴注止血药物，加快输液速度，输血，使用升压药物、吸氧等；保守治疗无效者应及时行再次手术。

2）感染

①临床表现：术后体温超过 39℃；引流液浑浊呈脓性；伤口难以愈合。

②处理：抗生素治疗；高热时给予物理降温或退热药物治疗；解除尿路梗阻。

3）肾衰竭

①临床表现：下肢水肿，少尿，无尿。

②处理：血液透析，有条件可做同种肾移植术。

## 【健康教育】

### (1) 饮食指导

嘱患者注意饮食规律，宜进高热量、低蛋白、低钠、营养丰富、容易消化的食物，防止水、电解质失调。

### (2) 活动指导

根据体力，适当活动，避免剧烈的体力活动和腹部创伤，肾脏肿大不宜手术者，宜用吊带代替腰带，以免引起囊肿破裂。

### (3) 服药指导

遵医嘱应用降压药物，控制高血压，减少并发症的发生，应遵循病情，按时服药，不得擅自减药或停药。

### (4) 预防感染

预防感冒，防止急性肾炎加重肾脏负担，忌食被污染的食物。

### (5) 复查

术后定期门诊随访，检查肝、肾功能及血常规等。术后每 3 个月复查 B 超 1 次，半年后每半年复查 1 次，至少复查 5 年。

# 第二节　肾　　癌

肾癌即肾腺癌，又称肾细胞癌（RCC），是指起源于肾实质泌尿小管上皮系统的恶性肿瘤，是最常见的肾实质恶性肿瘤，占原发肾肿瘤的85%，占成年人恶性肿瘤的3%。肾细胞癌在泌尿系统肿瘤中的发病率在膀胱癌、前列腺癌之后，居第三位。高发年龄为 50~70 岁，男性多于女性，比例约为 2:1，无明显的种族差异。肾癌的病因尚未清楚。吸烟可能是肾癌的危险因素，目前认为还与环境污染、职业暴露（如石棉、皮革等）、染色体畸形、抑癌基因缺失等有关。

## 【临床表现】

### (1) 血尿

无痛性全程肉眼血尿常是患者就诊的初发症状，常无任何诱因，也不伴有其他排尿症状。数次血尿后，常自行停止，再次发作后，病情逐渐加重。

## （2）肿块

肿瘤长大后，可在肋缘下触及包块，包块较硬，表面不平，如肿瘤和周围组织粘连则因固定不随呼吸上下活动，双手合诊时，肾脏肿块触诊更为清晰。

## （3）疼痛

肾肿瘤早期，常无任何疼痛不适，因肾肿瘤本身引起的疼痛仅占患者40%。病变晚期则可由于肿瘤包块压迫肾包膜或牵拉肾蒂而引起腰部酸胀坠痛，出血严重时偶可因血块梗阻输尿管引起绞痛。

## （4）并发症表现

左肾肿瘤可伴继发性左侧精索静脉曲张，癌栓侵及下腔静脉时可出现下肢水肿，病灶远处转移患者，可出现转移病灶的症状，如肺转移可出现咳嗽、咯血，骨骼转移可出现病理性骨折等。约有43%的患者出现高血压表现，晚期患者常出现明显消瘦、贫血、低热、食欲缺乏、失重等恶病质表现。

## 【辅助检查】

## （1）B超

能够准确地区分肿瘤和囊肿，查出直径1cm以上的肿瘤，一般为低回声，境界不清晰，发现肾癌的敏感性高。目前已经作为普查肾肿瘤的方法。

## （2）X线检查

泌尿系统平片（KUB）可见肾外形增大。静脉尿路造影（IVU）可见肾盏肾盂因肿瘤挤压或侵犯，出现不规则变形、狭窄、拉长、移位或充盈缺损。肿瘤较大、破坏严重时患肾不显影，做逆行肾盂造影可显示患肾情况。

## （3）CT

CT是目前诊断肾癌最可靠的影像学方法，征象为肾形扩大，肿瘤向肾外突出，平扫时肿瘤密度比实质密度略低，可明确肾肿瘤大小、部位、邻近器官有无受累等，有助于肿瘤的分期和手术方式的确定。

## （4）MRI

MRI对肾癌诊断的准确性与CT相仿，但在显示邻近器官有无受侵犯、肾静脉或下腔静脉内有无癌栓时效果则明显优于CT。

**（5）静脉肾盂造影**

可以了解双侧肾脏的功能以及肾盂、输尿管和膀胱的情况，对治疗有参考价值。

**（6）肾动脉造影及栓塞**

可发现泌尿系造影时肾盂肾盏未变形的肿瘤。

## 【治疗原则】

**（1）手术治疗**

肾癌一经确诊，应尽早行肾癌根治性切除术。手术切除范围包括患肾、肾周围的正常组织、同侧肾上腺、近端 1/2 输尿管、肾门旁淋巴结。手术入路取决于肿瘤分期和肿瘤部位等。近年来开展了腹腔镜肾癌根治性切除术，此方法具有创伤小、出血少、患者术后恢复快等优点，已成为肾癌根治性切除术的首选方法。

**（2）激素治疗**

黄体酮、睾酮对转移性肾癌具有缓解病情的作用。

**（3）免疫治疗**

卡介苗、转移因子、免疫 RNA、干扰素、白细胞介素等对预防复发或缓解病情发展有一定用处。

## 【护理评估】

**（1）了解家族中有无肾癌发病者，初步判断肾癌的发生时间。**

**（2）发病特点**

患者有无血尿及血尿的程度，有无排尿型态改变和经常性腰部疼痛。本次发病是体检时无意发现还是出现血尿、腰痛或自己扪及包块而就医。不适是否影响患者的生活质量。

**（3）身体状况**

包括肿块位置、大小、数量，肿块有无触痛、活动度情况。全身重要脏器功能状况，有无转移灶的表现及恶病质。

## 【护理诊断】

**（1）营养失调：低于机体需要量**

与长期血尿、癌肿消耗、手术创伤有关。

（2）恐惧与焦虑

与对疾病和手术的恐惧及担心疾病预后有关。

（3）潜在并发症

出血、感染。

## 【护理措施】

（1）术前护理

1）营养支持：指导患者选择营养丰富的食品，改善就餐环境和提供色香味较佳的饮食，以促进患者食欲。对胃肠功能障碍者，通过静脉途径给予营养，贫血者可予少量多次输血以提高血红蛋白水平及患者抵抗力，保证术后顺利康复。

2）心理护理：主动关心患者，倾听患者诉说，适当解释病情，告知手术治疗的必要性和可行性，以稳定患者情绪，争取患者的积极配合。

3）病情观察：注意观察患者的血尿程度，可嘱患者多饮水，以起到稀释尿液、防止血块堵塞的目的。当血尿严重，血块梗阻输尿管出现绞痛时，应报告医生给予解痉镇痛处理。

4）术前准备

①嘱患者保持情绪稳定，避免过度紧张焦虑，备皮后洗头、洗澡、更衣。

②准备好术后需要的各种物品，如一次性尿垫、痰杯等。

③术前晚 22：00 以后禁食水，术晨取下义齿，贵重物品交由家属保管等。

④给患者口服泻药，术前 1 天中午嘱患者口服 50% 硫酸镁 40ml，30 分钟内饮温开水 1000~1500ml。如果在晚 19：00 前大便尚未排干净，应于睡前进行清洁灌肠。

（2）术后护理

1）严密观察患者生命体征的变化，包括体温、血压、脉搏、呼吸。每 4 小时观察并记录生命体征。

2）卧床与休息：术后生命体征平稳后取舒适卧位，避免过早下床。行肾全切术的患者术后一般需卧床 3~5 天，行肾部分切除术者常需卧床 1~2 周。

3）引流管的护理：术后患者留置切口引流管及尿管，活动、翻身时要避免引流管打折、受压、扭曲、脱出等。引流期间保持引流通畅，定时挤压引流管，避免因引流不畅而造成感染、积液等并发症。维持引流装置无菌状态，防止污染，引流管皮肤出口处必须按无菌技术换药，每天更换引流袋。

4）引流液的观察：术后引流液的观察是重点，每日记录和观察引流液的颜色、性质和量，如在短时间内引流出大量血性液体（一般大于200ml/h），应警惕发生继发性大出血的可能，同时密切观察血压和脉搏的变化，发现异常及时报告医生给予处理。

5）对症护理：术前从股动脉插管行肾动脉栓塞术者，术后应密切观察穿刺侧足背动脉搏动情况，防止因穿刺部位血栓形成影响下肢血供。同时行栓塞术后，患者可出现腹痛、恶心、腹胀、发热等症状，应密切观察，发现异常及时报告医师处理。

6）心理护理：根据患者的社会背景、个性及不同手术类型，对每个患者提供个体化心理支持，并给予心理疏导和安慰，以增强战胜疾病的信心。

### （3）并发症的观察和护理

1）出血：术后定时测量血压、脉搏、呼吸及体温的变化，观察意识。若患者术后引流液量较多、色鲜红且很快凝固，同时伴血压下降、脉搏增快，常提示有出血，应立即通知医师处理。护理措施：遵医嘱应用止血药物；对出血量大、血容量不足的患者给予输液和输血；对经处理出血未能停止者，积极做好手术止血准备。

2）感染：保持切口的清洁、干燥，敷料渗湿时予以及时更换；遵医嘱应用抗生素，并鼓励患者多饮水；若患者体温升高、伤口处疼痛并伴有血白细胞计数和中性粒细胞比例升高、尿常规示有白细胞时，多提示有感染，应及时通知医师并协助处理。

## 【健康教育】

### （1）活动与休息指导

向肾部分切除患者说明手术后3个月内不能参加体力劳动和剧烈的活动，要保证充足的睡眠。肾切除患者1个月后适当从事轻体力活动和康复锻炼，防止疲劳和体力过多消耗，保证充足的睡眠。

**(2) 饮食与用药指导**

嘱进食高蛋白、高热量、高维生素饮食，以提高机体抵抗力。免疫治疗患者应定期检测肝功能每月1次，嘱咐患者尽量避免服用对肾脏有损害的药物。

**(3) 复诊指导**

告知患者每2~3个月复查1次腹部B超、X线胸片、核素骨扫描、CT，了解肿瘤有无复发及转移，终身随访，如出现血尿、腰痛等不适症状立即就医。

# 第三节 肾 盂 癌

肾盂癌是发生于肾盂、肾盏的肿瘤。发病率在肾脏肿瘤中居第2位，仅次于肾癌，并且发病率正逐年上升。肾盂癌的组织来源以尿路上皮、移行上皮癌最多见，鳞癌和腺癌少见。50%以上的肾盂癌可同时或先后发生膀胱癌，尿道、输尿管癌或对侧上尿路移行上皮癌，故当发现肾盂癌时，必须对尿路全程进行检查。发病年龄与肾癌相同，男性多于女性，约2:1。

## 【临床表现】

**(1) 血尿**

是最主要的症状，可为无痛性全程肉眼血尿或镜下血尿。

**(2) 疼痛**

部分患者有腰部钝痛，当有血块等引起输尿管梗阻时可引发肾绞痛。

**(3) 肾外表现**

可有低热、消瘦、高血压、血沉增高或贫血等症状。

## 【辅助检查】

**(1) 尿细胞学检查**

阳性者有助于肾盂癌的定性诊断。

**(2) 静脉尿路造影**

可见肾盂内充盈缺损，如显影不良时可做逆行性肾盂造影。

（3）B 超

可鉴别结石与软组织肿瘤。

（4）CT 扫描

可鉴别肾盂肿瘤与肾实质肿瘤，并有助于肿瘤临床分期的确定。

（5）MRI

在肾盂肿瘤的诊断中，MRI 相对于 CT 并无特别的优势，但是 MRI 水成像可以观察积水的上尿路情况，在某些情况下可以取代逆行性上尿路造影。

（6）输尿管肾镜

可直视到肿瘤，并可取活检，但操作技术要求较高。

## 【治疗原则】

治疗原则应根据肿瘤的临床分期和分级。分期和分级低的肿瘤手术治疗效果较好。中等分期和分级的肿瘤根治性切除效果好，高分期和分级的肿瘤治疗后预后不良。

（1）手术切除

标准的手术方式是根治性肾、输尿管全长和膀胱袖状切除术，腹腔镜手术或开放手术。孤立肾或双侧肾同时有肿瘤者手术时应尽可能多的保留肾组织，少数患者行根治性切除术后需长期血液透析维持生命。术后需定期膀胱镜检查。

（2）内镜治疗

由于上尿路管壁薄，管径细，内镜治疗容易造成穿孔、肿瘤残留、肿瘤细胞扩散等，术后纤维化及瘢痕挛缩可造成上尿路梗阻。因此应用受到限制。

①输尿管镜治疗：采用输尿管镜行上尿路肿瘤电切或激光切除，主要并发症为输尿管肾盂穿孔、肿瘤种植、输尿管狭窄等。

②经皮肾镜治疗开展较少，主要问题是此种治疗可能造成肿瘤沿肾造瘘通道发生种植转移。一般认为此种治疗只适用于小的、单发、低分级的肿瘤，且不愿意开放手术者。

（3）放射治疗

用于预防术后局部复发或怀疑局部有复发的上尿路肿瘤，也可用于不能切除的上尿路肿瘤，放疗可缓解骨转移发生的骨痛症状。

### （4）灌注疗法

BCG、丝裂霉素等可通过肾盂造瘘、输尿管逆行插管途径进行灌注治疗，这些方法目前仅作为辅助或姑息治疗。

### （5）化学治疗

治疗药物与膀胱癌类似，缺乏令人满意的疗效，M-VAC（甲氨蝶呤、长春新碱、阿霉素、顺铂）方案的完全缓解率据报道只有5%。

### （6）介入治疗

仅用于局部肿瘤无法切除和（或）发生远处转移并且有明显血尿症状的肾盂肿瘤。可缓解血尿的程度。

## 【护理评估】

### （1）健康史

患者年龄、性别，了解家族中有无肾盂癌发病者，初步判断肾盂癌的发生时间。

### （2）发病特点

患者有无血尿及血尿程度，有无腰部钝痛，有无低热、消瘦、高血压、贫血等症状。

### （3）身体状况

全身重要脏器功能状况、有无转移灶的表现及肾外表现。

## 【护理诊断】

### （1）焦虑/恐惧

与尿液性状改变及预后不确定有关。

### （2）疼痛

与手术切口有关。

### （3）潜在并发症

出血、气胸、尿瘘、高碳酸血症、皮下气肿等。

### （4）知识缺乏

缺乏肾盂和输尿管肿瘤疾病的相关知识。

### （5）部分生活自理缺陷

与手术后伤口疼痛及各种管道限制有关。

## 【护理措施】

**（1）术前护理**

1）心理护理

①向患者解释手术的必要性、手术方式及注意事项。

②教会患者自我放松的方法。

③针对个体情况进行针对性心理护理。

④鼓励患者家庭和社会给予患者关心和支持。

2）营养支持

给予高蛋白、高热量、高维生素营养丰富的食物。

3）病情观察及护理

①鼓励患者多饮水，保持排尿通畅。

②贫血伴有头晕的患者应告知患者及其家属做好防止跌倒的安全防范。

③倾听患者主诉，密切观察尿液性状的改变并做好相关记录。

4）特殊检查的护理

①静脉肾盂造影：检查前 1 天进行肠道准备，口服缓泻剂。避免灌肠，以免造成肠道积气，影响摄片效果。检查前一晚 22:00 后开始禁食，检查后鼓励患者多饮水，以利造影剂的排出，减少不良反应。

②尿脱落细胞：留取清晨第二次新鲜尿液的沉渣涂片染色镜检查肿瘤细胞，连续 3 天。

③膀胱镜检查：术前禁食 4~6 小时，术后 2 小时可进普食。鼓励患者多饮水，观察患者排尿情况及尿液性状。少量淡血性尿视为正常现象，卧床休息，多饮水，若血尿严重并出现尿潴留者，应予留置导尿，适当应用抗生素及止血药。

5）术前常规准备

①协助完善相关术前检查：胸片、心电图、B 超、膀胱镜检查、肝肾功能检查、凝血功能检查等。

②术前宣教，遵医嘱准备术中所需抗生素及资料（如尿路平片、IVP 片等）。

③遵医嘱术前 1 天行肠道准备，术前禁食 12 小时，禁饮 4 小时。

④术前 1 天遵医嘱行药物试敏，并记录结果。

⑤术前备皮，术晨更换清洁病员服。

⑥术晨与手术室人员进行患者、药物等相关信息核对后，送入手术室。

**（2）术后护理**

1）术后护理常规

①伤口观察及护理：观察伤口有无渗血渗液。若有，应及时通知医生并更换敷料。

②各管道的观察及护理：按时巡视补液，保持输液管通畅；每天2次导尿管护理，观察尿液的色、质、量并做好记录；术后留置导尿管，时间为1周左右（具体视尿液颜色及伤口愈合情况而定）；拔管后鼓励患者多饮水并关注患者自行排尿情况及色、质、量；经常挤压伤口引流管，保持引流管通畅，肾窝引流管一般于术后2~3天拔除，盆腔伤口引流管一般于术后5天左右拔除（视引流量多少而定，排除尿瘘情况）。

③疼痛的护理：评估患者疼痛情况；对有镇痛泵（PCA）患者，注意检查管道是否通畅，评价镇痛效果是否满意；遵医嘱给予镇痛药物；提供安静舒适的环境。

④基础护理：做好晨晚间护理、皮肤护理、尿管护理、协助或督促患者翻身和床上活动等工作。

2）饮食的护理

①术后1天：禁食。

②术后第2天：给予流质（以饮水为主），少量多饮。

③术后第3天：给予半流质饮食，正常饮食量。

④术后第4天起：给予普通饮食，正常饮食量。

3）体位与活动

①全麻清醒前：去枕平卧位，头偏向一侧。

②全麻清醒后：低半卧位。

③术后第1天：半卧位为主，协助患者床上轻微活动四肢，侧卧位与平卧位交替。

④术后第2天：半卧位为主，可在搀扶下适当床旁活动。

⑤术后第3天起：可在搀扶下适当房间内活动，并逐渐适当增加活动度。

**（3）并发症的处理及护理**

1）出血

①密切观察患者生命体征、伤口渗血情况及各引流管引出液的色、质、量并做好记录。

②妥善固定各引流管，保持引流管通畅，防止折叠、受压、堵塞和脱出。

③术后引流液突然增多，颜色鲜红，应及时报告医生处理，同时采取各种相应的护理措施。

④遵医嘱常规应用止血药。

2）尿瘘

①密切观察伤口渗液情况，引流管液量逐渐增多，颜色变浅为淡红色或转为淡黄色，呈尿液样，提示有尿瘘的可能。

②应及时换药，保持伤口敷料干燥；保持引流管通畅；遵医嘱应用抗生素；增加营养；延长伤口引流管置管时间。

3）高碳酸血症

密切观察患者的意识、面色和呼吸情况，常规给予持续低流量吸氧（1~2L/min）至次晨，并鼓励患者深呼吸以提高氧分压，促进二氧化碳排出，必要时可检查血气分析。

4）皮下气肿

密切观察切口周围皮肤情况，有无捻发音。皮下气肿可自行吸收，一般不需特殊处理。

## 【健康教育】

### （1）饮食指导

嘱患者饮食规律，少食多餐，进食营养丰富、容易消化的食物。忌食刺激性、坚硬食物，忌烟酒。多饮水，每日尿量保持在2000~2500ml。

### （2）活动指导

指导患者适当参加锻炼。避免剧烈运动，注意保护健侧肾脏，预防外力冲击，保持心情愉快。

### （3）排尿指导

嘱患者多饮水，有尿意时及时排尿，不憋尿。

### （4）预防性治疗指导

①术后一般均应进行预防性膀胱灌注化疗药物治疗。通常于术后1周进行膀胱内抗癌药物灌注。

②常用的灌注药物有吡柔比星、丝裂霉素、卡介苗等。

③因治疗时间较长，应向患者及家属讲解膀胱灌药的目的、重要性、

不良反应、具体的灌药时间及安排，使其消除顾虑、保证患者出院后能坚持不间断治疗。

④告知患者注意事项：灌注前少饮水并排空膀胱，灌注后指导其卧床休息，并每15~30分钟变换一次体位（朝左、朝右、仰面、俯卧），保留1~2小时后排出，多饮水以冲洗尿路。

⑤在使用过程中如有反应大者（膀胱激惹现象），应更换药物，并给予对症处理。

⑥化疗期间应随访血常规。若血 WBC<4×10$^9$/L，则需暂停化疗。

### （5）复查

术后3个月复查肾功能，定期复查B超、膀胱镜、X线胸片、血常规、尿常规、肾功能等。

# 第四节　肾错构瘤

肾血管平滑肌脂肪瘤又称肾错构瘤（AMI），由成熟脂肪组织、平滑肌组织和厚壁血管组成，为肾脏良性肿瘤。近年来发病率有增高趋势，可能与诊断技术水平提高有关。肾错构瘤可以是独立的疾病，也可能伴有结节性硬化综合征（TS）。结节性硬化是一种家族遗传性疾病。临床特点为双肾多发性病灶，生长迅速并合并智力发育迟缓，面部蝴蝶状皮脂腺瘤等。女性多见，发病年龄为20~50岁。但我国肾错构瘤患者绝大多数并不伴有结节性硬化。血管平滑肌脂肪瘤的最大危险在于其破裂导致的腹膜后大出血，又称Wunderlich综合征。单发的血管平滑肌脂肪瘤每年约有5%的增长率，多发的和伴有结节性硬化综合征的每年大约增长20%。

## 【临床表现】

（1）体积不大的肾错构瘤多无症状，常在体检做B超或CT检查时被发现。

（2）体积较大的肾错构瘤因挤压周围组织和腹腔脏器，引起上腹腹胀感等不适。

（3）当肿瘤内出血或肿瘤破裂出血，导致瘤体迅速增大，出现腹痛、血尿、可触及的肿块，严重者可出现失血性休克，危及生命，需急诊就医。

## 【辅助检查】

| （1）超声检查和 CT 扫描诊断 | （2）肾动脉造影 |
| --- | --- |
| 超声检查的特征性表现是边界清楚、后伴声影的强回声病变，腹部回声无衰减，不能作为特异性诊断。CT 检查是目前最准确有效的无创性诊断手段，主要表现为肿瘤中脂肪组织的 CT 负值（-20Hu 或更低），MRI 的脂肪抑制显像也有助于诊断。 | 显示不规则分布的小动脉瘤样扩张，葡萄状，无肾癌常见的动静脉瘘，具有诊断意义。 |

## 【治疗原则】

| | |
| --- | --- |
| （1）肾错构瘤为良性肿瘤，若肿瘤体积较小（直径<4cm），可长期随访，不做处理。建议每6~12个月复查，检测其增长率和临床症状。 | （2）对症状持续存在（直径<4cm）的肿瘤，可行动脉栓塞治疗。 |
| （3）若肿瘤体积较大（>4cm）且有继续增长趋势或伴有疼痛、出血时，应考虑手术或介入性动脉栓塞。有症状的小肿瘤合并结节性硬化综合征或多发病灶或是需要保护肾功能者，需采取保留肾单位的选择性肾动脉栓塞或肾部分切除术。 | （4）在极少的情况下，肾错构瘤可与肾细胞癌共同存在，因此，伴有钙化及缺乏肾错构瘤影像学特征的肿瘤必须切除。 |

## 【护理评估】

| （1）健康史 |
| --- |
| 患者年龄、性别，三代家族中是否有结节性硬化症。 |

（2）身体状况

评估患者有无因肿瘤挤压而上腹胀感，有无血尿、血尿程度，有无可触及的肿块。

（3）心理-社会状况

评估患者有无焦虑，对疾病治疗是否配合。

【护理诊断】

（1）焦虑/恐惧

与担心病情发展、手术及预后有关。

（2）舒适度的改变

与错构瘤的症状，卧床时间长，栓塞术后患肢制动等因素有关。

（3）有皮肤完整性受损的危险

与长期卧床，局部皮肤持续受压有关。

（4）组织灌注改变

与错构瘤突然破裂出血有关。

（5）知识缺乏

缺乏疾病相关知识。

（6）潜在并发症

出血、疼痛、感染、迟发性出血等。

【护理措施】

（1）术前护理

1）心理护理

①对患者或家属提出的问题和要求予以耐心、细致的回答。

②用通俗易懂的语言讲解疾病的相关知识，并说明手术的方法及预后。

③生活上给予必要的帮助和指导，以减轻患者不必要的心理负担，增加其对手术的信心，主动配合手术。

2）病情观察及护理

①观察生命体征，监测血压脉搏的变化：若出现血压下降、脉搏细速、面色苍白等症状应警惕休克。做好紧急手术前的准备。

②观察患者局部症状：肿瘤出血刺激后腹膜常会出现肾区疼痛，有时伴有恶心，查体有急腹症表现。

③倾听患者主诉：患者主诉疼痛加剧或伴有其他症状（如心悸、恶心等）时，应给予高度重视。分析是否因出血而引起上述症状。

3）活动与体位

①患者肿瘤没有出血可进行日常活动，避免外力打击和重体力劳动。

②肿瘤有少量出血者需卧床休息，由医护人员协助患者进行床上活动。

③大量出血或肿瘤直径>6cm 的患者需绝对卧床休息。

4）饮食护理

①深入细致地了解患者饮食、排便习惯，及时给予指导。

②给予患者高营养易消化饮食。

③鼓励多饮水。

④避免便秘，消除因便秘加大腹压而诱发肿瘤出血的因素。

5）术前常规准备

①协助完善相关术前检查：心电图、B 超、CT 检查等。

②术前宣教，遵医嘱准备术中所需药品及物品。

③术晨备皮，范围为患侧肾区。

④术晨更换清洁病员服。

⑤术晨与手术室人员进行患者、药物交接，核对后，送入手术室。

### （2）术后护理

1）麻醉术后护理常规：参见第三章第三节"肾上腺性征异常症"。

2）伤口观察及护理和疼痛的护理：参见第三章第三节"肾上腺性征异常症"。

3）各管道观察及护理

①按时巡视，输液管保持通畅，留置针妥善固定，注意观察穿刺部位皮肤。

②伤口引流管的护理：妥善固定伤口引流管并经常挤压以保持引流管的通畅。引流量逐渐减少，术后 2~3 天即可拔除。

③导尿管的护理：按照导尿管护理常规进行，拔管后注意观察患者自行排尿情况。

4）皮肤护理：保持床单位清洁干燥，保持皮肤清洁。定时协助翻身，取健侧与平卧位交替改变体位，动作宜轻。有条件者给予卧气垫床。

5）基础护理：做好晨晚间护理、导尿管护理、定时翻身、雾化吸入、患者清洁等工作。

6）饮食护理

①术后当天至肛门排气前：禁食。

②肛门排气后第 1 天：流食。少量多餐，如有腹胀等不适立即停止饮食。

③肛门排气后第 2~3 天：半流食。少量多餐，以不引起腹胀等不适为宜。

④肛门排气后第 4 天：软食逐步过渡至正常饮食，注意营养丰富、易消化，忌生冷、刺激性食物，少食多餐。

7）体位与活动

①全麻清醒前：去枕平卧位，头偏向一侧。

②全麻清醒后：肾切除术，术后卧床 3~5 天，病情允许情况下鼓励下床活动；肾部分切除、肿瘤剜除，应绝对卧床 2 周，以平卧位为主，鼓励肢体主动运动。侧卧位与平卧位交替翻身，护士协助。

### （3）并发症的处理及护理

1）早期出血（术后 1~2 天）

①临床表现：短时间内突然引出鲜红色血液>200ml 或连续 3 小时引流量每小时大于 100ml；伤口敷料持续有新鲜血液渗出；出现脉搏细速、血压下降、皮肤湿冷等休克症状。

②处理：保守治疗应绝对卧床，禁翻身，床旁心电监护，密切观察生命体征，应用止血药；保守治疗后症状未缓解且加重者，应紧急行手术探查，予术中止血。

2）尿瘘

①临床表现：伤口渗液增多，肾周引流或腹膜后引流管液量逐渐增多，颜色变浅为淡红色或转为淡黄色，呈尿液样，提示有尿瘘的可能。

②处理：应及时换药，保持伤口敷料干燥，鉴别是否有尿瘘；保持各引流管引流通畅，防止扭曲、受压；遵医嘱应用抗生素；加强营养；延长伤口引流管置管时间。

3）疼痛的护理

①临床表现：患者主诉患侧伤口疼痛，患侧肾区胀痛。

②处理：对有镇痛泵（PCA）患者，妥善固定导管并注意检查管道是否通畅，评价镇痛效果是否满意；重视患者主诉，报告医生检查结果，结合生命体征，排除出血；遵医嘱给予镇痛药物；提供安静舒适的环境。

## 【健康教育】

| （1）饮食指导 | （2）活动指导 |
|---|---|
| 指导患者多食高蛋白、高热量、富含维生素、易消化食物，忌辛辣食物。 | 适当活动，避免剧烈活动，预防外力冲击伤。出院 3 个月内避免提重物。 |
| （3）自我监测 | （4）复查 |
| 观察尿液颜色、质、量，若无原因的尿量锐减应及时就诊。 | 定期复查肾功能，尿常规。复查 B 超、CT 等。 |

# 第五节　肾　结　核

肾结核是由结核杆菌引起的慢性、进行性、破坏性病变。在泌尿生殖系结核中占有重要地位，泌尿生殖系其他器官结核大多继发于肾结核。结核杆菌侵入肾脏，首先在双肾毛细血管丛形成病灶，但不产生临床症状，多数病灶由于机体抵抗力增强而痊愈，此时称为病理性肾结核。如侵入肾脏的结核分枝杆菌数量多、毒性强、机体抵抗力低下，则可侵入肾髓质及肾乳头，产生临床症状，此时称为临床肾结核。肾结核属成人疾病，多发生于 20 ~ 40 岁的青壮年，男性多于女性，比例约为 2:1。

## 【临床表现】

### （1）症状

①尿频、尿急、尿痛：肾结核的典型症状。尿频是最突出的症状，出现最早、持续时间最长。最初是因含有结核分枝杆菌的脓尿刺激膀胱黏膜引起；结核病变侵及膀胱壁，发生结核性膀胱炎及溃疡时，尿频加剧，并有尿急、尿痛。晚期形成挛缩膀胱时，膀胱容量显著减小，尿频更为严重，每日排尿可达数十次，甚至出现急迫性尿失禁。

②血尿：较为常见，有 60% ~ 70% 的患者可出现血尿。血尿可为肉眼或显微镜下血尿，常与尿频症状并发，多为终末血尿，多由膀胱结核

所致。少数病例可由于肾内病变而引起全程肉眼血尿。

③脓尿：是常见症状，由于肾脏和膀胱的结核性炎症，造成组织破坏，尿液中可出现大量脓细胞，同时在尿液内亦可混有干酪样物质，使尿液浑浊不清，严重者呈米汤样脓尿。脓尿的发生率为20%。

④腰痛：一般无明显腰痛，仅少数肾结核病变破坏严重和梗阻，发生结核性脓肾或继发肾周感染，或输尿管被血块、干酪样物质堵塞时，可引起腰部钝痛或绞痛。

⑤全身症状：常不明显。晚期或合并其他器官活动性结核时，可有发热、盗汗、消瘦、贫血、虚弱、食欲减退和血沉快等典型结核症状。严重双肾结核或肾结核对侧肾积水时，可出现贫血、水肿、恶心、呕吐、少尿等慢性肾功能不全的症状，甚至突然发生无尿。

### （2）体征

①肿块：较大肾积脓或对侧巨大肾积水时，腰部可触及肿块。

②硬块、"串珠"样改变：50%～70%肾结核患者合并生殖系统结核，虽然病变主要从前列腺、精囊开始，但临床上表现最明显的是附睾结核，可触及不规则硬块。输精管结核病变时，输精管变粗硬呈"串珠"样改变。

## 【辅助检查】

### （1）尿液检查

尿常规为酸性，有少量蛋白及红细胞、白细胞。无菌性脓尿多为肾结核所致，故尿培养一般细菌阴性，则肾结核的可能性很大。24小时尿结核杆菌检查是诊断肾结核的重要方法。连续3次进行清晨尿液结核杆菌检查，若为阳性对诊断肾结核有决定性意义。

### （2）膀胱镜检查

可见膀胱黏膜炎性充血、水肿、浅黄色结节、结核性溃疡、肉芽肿及瘢痕等病变，以膀胱三角区和患侧输尿管口周围较为明显。膀胱挛缩或急性膀胱炎时，不宜做膀胱镜检查。

### （3）X线检查

X线检查在确定肾结核的诊断，明确病变的部位、范围、程度及对侧肾脏情况等方面有决定性意义。肾结核有钙化时可在尿路X线平片上显示斑点状钙化或全肾钙化阴影。肾结核有尿路造影上的表现为：早期，肾盏边缘呈鼠咬状。病变进展即可出现肾皮质脓肿和空洞形成，表现为不规则的造影剂充填区。晚期肾结核致肾功能亏损或肾自截时表现为肾不显影。输尿管结核表现为边缘不整齐，多处狭窄或输尿管僵直。

### （4）B 型超声检查

早期无异常发现。肾组织明显破坏时，多出现异常波形并伴有肾体积增大。结核性脓肾则在肾区出现液平段。

### （5）CT 和 MRI

IVU 显影不良时有助诊断。在病变后期，CT 能直接显示扩大的肾盏肾盂、皮质空洞及钙化灶，三维成像可显示输尿管全长病变。MRI：对了解上尿路积水情况有特殊意义。

### （6）放射性核素肾图检查

患肾功能减退时表现为排泄延缓，甚至无功能。对侧肾积水时出现梗阻性图形。

## 【治疗原则】

### （1）一般措施

肾结核是全身性疾病，在治疗中必须重视全身治疗。应劳逸适度，多注意休息，不要太劳累。宜进高蛋白、高热量、高维生素饮食，忌食肥腻及辛辣刺激性食物，还应忌偏食、暴食及过热食物；有条件者，可采用少食多餐制进食，并注意饭菜多样化和色、香、味俱佳，以促进食欲，不断补充足够的营养，以增强体质及抗病能力。

### （2）药物治疗

目前肾结核的药物治疗，必须早期、联合、足量、全程规律用药。主张用"短程化疗"，即口服 3 种药物 6 个月疗法。具体方法：利福平 0.6g，异烟肼 0.3g，均口服 1 次/日；吡嗪酰胺 0.25~0.5g，口服 3 次/日。先 3 种药用 4 个月，接着再用利福平、异烟肼 2 个月。

### （3）手术治疗

抗结核化疗 6~9 个月无效、肾结核破坏严重者，应在药物治疗的配合下行手术治疗。肾切除术前抗结核治疗不应少于 2 周，保留肾的手术前则应用药 6 周以上。

1）肾切除术：肾结核破坏严重、对侧肾功能正常时，应切除患肾。对侧肾积水代偿功能不良，应先引流肾积水，待肾功能好转后再切除无功能的患肾。双侧肾结核病变严重呈"无功能"状，抗结核化疗后择期切除严重的一侧患肾。

2）保留肾组织的肾结核手术：①肾部分切除术，适用于病灶局限于肾的一极；②结核病灶清除术，适用局限于肾实质表面闭合性的、与肾集合系统不相通的结核性脓肿。现已少选用此类手术。

3）解除输尿管狭窄手术：输尿管结核病变致使管腔狭窄引起肾积水，如肾结核病变较轻、功能良好，且狭窄较局限、位于中上段，可切除狭窄段，行输尿管对端吻合术；狭窄靠近膀胱者，则行狭窄段切除，输尿管膀胱吻合术，并放置双 J 形输尿管支架引流管。

4）挛缩膀胱的手术治疗：患肾切除及抗结核化疗 3～6 个月，膀胱结核完全愈合后，对侧肾正常、无结核性尿道狭窄的患者，可行肠膀胱扩大术；有后尿道狭窄者可行输尿管皮肤造口、回肠膀胱或肾造口术。

## 【护理评估】

### （1）术前评估

1）健康史

了解患者的年龄、性别、职业，有无吸烟、饮酒；发病前有无工作劳累、情绪波动等；既往有无结核病史，如肺结核，以及患结核病后是否接受全程的抗结核化疗，有无与结核患者密切接触史。

2）身体状况

①局部：评估尿频的程度，每日排尿的次数及尿量；有无血尿，为终末血尿或全程血尿，是否含有血块；有无脓尿、脓血尿；腰部有无触及肿大包块，触痛及疼痛的部位、程度等；附睾有无串珠样结节或溃疡。

②全身：了解患者的营养状况和精神状态；有无结核中毒的全身表现；有无肾外结核；有无抗结核化疗引起的肝、肾功能损害等。

3）心理-社会状况

患者是否因尿频、尿痛而感到焦虑；患者和家属对泌尿系统结核药物治疗及手术治疗的认知和接受情况，是否知晓抗结核化疗药物的副作用及自我护理知识；家庭经济状况及社会支持系统等。

（2）术后评估

了解患者的手术方式，引流管是否通畅、固定良好，引流液的量、颜色及性状；肾功能的情况，24小时出入水量；有无出血、感染、尿瘘等并发症；术后抗结核化疗的依从性等。

【护理诊断】

| （1）焦虑 | （2）知识缺乏 | （3）排尿型态改变 |
|---|---|---|
| 与患者对肾结核的认识及担心预后有关。 | 与患者缺乏肾结核相关疾病知识有关。 | 与结核性膀胱炎、膀胱挛缩有关。 |

| （4）营养失调：基础摄入低于机体需要量 | （5）舒适改变 |
|---|---|
| 与结核病变消耗、结核病灶浸润及纳差有关。 | 与肾积脓、膀胱结核排尿疼痛及术后伤口疼痛、管道牵拉不适等有关。 |

| （6）潜在并发症 | （7）部分生活自理缺陷 |
|---|---|
| 继发感染、出血、肾功能不良。 | 与患者术后卧床及留置治疗性管道有关。 |

【护理措施】

（1）术前护理

①心理护理：向患者讲明全身治疗可增强抵抗力，合理的药物治疗及必要的手术治疗可消除病灶，缩短病程，消除患者的焦虑情绪，保持愉快心情对肾结核病的康复有重要意义。对患者给予同情、理解、关心、帮助，更好地配合治疗和护理。部分血尿患者可出现紧张和焦虑情绪，应给予疏导。

②观察患者的血尿程度：可嘱患者多饮水，以达到稀释尿液，防止血块堵塞的目的。当血尿严重，血块梗阻输尿管出现绞痛时，应报告医生给予解痉镇痛处理。

③饮食护理：指导患者多进食富有营养、易消化、口味清淡的膳食，以加强营养，增进机体抵抗力。鼓励患者进食高蛋白、高热量、高

维生素饮食，纠正贫血和低蛋白血症。多饮水以减轻结核性脓尿对膀胱的刺激，保证休息，改善并纠正全身营养状况。

④用药护理：指导患者按时、足量、足疗程服药。药物多有肝损害等副作用，遵医嘱使用药物保护肝脏，并定期检查肝功能。链霉素对第Ⅷ对脑神经有损害，影响听力，一旦发现立即通知医师停药、换药。勿用和慎用对肾脏有毒性的药物，如氨基糖苷类、磺胺类药物等，尤其是双肾结核、孤立肾结核、肾结核双肾积水的患者。

⑤术前肠道准备：术前1天中午照常进餐，13：00口服50%硫酸镁溶液40ml以清洁肠道，还可防止术后发生腹胀。晚餐应吃易消化的软食，不吃肉类和青菜。术前晚24：00以后禁食、水。以防因麻醉或手术过程中所致的呕吐而引起窒息或吸入性肺炎。

⑥术前指导：包括介绍肾结核的疾病相关知识，使患者对疾病有正确的认识。说明手术治疗的必要性。介绍手术的大致过程及配合方法。指导患者掌握床上翻身、有效咳嗽、咳痰的方法及技巧，以预防术后肺部并发症、压疮和下肢静脉血栓的发生。

### （2）术后护理

①麻醉术后护理常规：了解麻醉和手术方式、术中情况、切口和引流情况；持续低流量吸氧；持续心电监护；床档保护防坠床；严密监测生命体征。

②伤口观察及护理：观察伤口有无渗血渗液，若有，应及时通知医师并及时更换敷料。观察腹部体征，有无腹痛腹胀等。

③体位：肾切除患者血压平稳后可取半卧位。鼓励早期活动，以减轻腹胀、利于引流和机体恢复。开放保留肾组织的手术患者，应卧床7~14天；行腹腔镜手术患者绝对卧床48~72小时，根据引流液颜色和量遵医嘱进行床上活动，以避免继发性出血或肾下垂。

④引流管的护理：术后患者留置切口引流管及尿管，活动、翻身时要避免引流管打折、受压、扭曲、脱出等。引流期间保持引流通畅，定时挤压引流管，避免因引流不畅而造成感染。

⑤引流液的观察：术后引流液的观察是重点，每日记录和观察引流液的颜色、性质和量，如在短时间内引流出大量血性液体，应警惕发生继发性大出血的可能，同时密切观察血压和脉搏的变化，发现异常及时报告医师给予处理。

⑥基础护理：患者术后清醒后，可改为半卧位。患者卧床期间，协助其定时翻身，按摩骨突处，防止皮肤发生压疮。做好晨晚间护理。口腔护理、雾化吸入2次/日，消毒尿道口2次/日。

⑦专科护理：术前从股动脉插管行肾动脉栓塞术者，术后应密切观察穿刺侧足背动脉搏动情况，防止因穿刺部位血栓形成影响下肢血供。同时行栓塞术后，患者可出现腹痛、恶心、腹胀、发热等症状，应密切观察，发现异常及时报告医生处理。

⑧增进患者的舒适：术后会出现疼痛、恶心，呕吐、腹胀等不适，及时通知医生对症处理，减少患者的痛苦。

⑨心理护理：根据患者的社会背景、个性及不同手术类型，对每位患者提供个体化心理支持并给予心理疏导和安慰，增强患者战胜疾病的信心。

### （3）术后并发症的处理及护理

①肾衰竭的观察及护理：术后准确记录24小时尿量，若手术后6小时仍无尿或24小时尿量较少，可能发生肾衰竭，及时报告医师并协助处理。

②尿瘘的观察与护理：保持肾窝引流管、双"J"管及导尿管等引流通畅，指导患者避免憋尿及减少腹部用力。若出现肾窝引流管和导尿管的引流量减少、切口疼痛、渗尿、触及皮下有波动感等情况，提示可能发生尿瘘，应及时报告医师并协助处理。

## 【健康教育】

### （1）康复指导

加强营养，注意休息，适当活动，避免劳累，以增强机体抵抗力，促进康复。

### （2）用药指导

术后继续抗结核化疗6个月以上，以防结核复发。严格遵医嘱服药，不可随意间断或减量服药、停药，避免产生耐药性而影响治疗效果。若出现恶心、呕吐、耳鸣、听力下降等症状，及时就诊。

### （3）定期复查

单纯抗结核化疗及术后患者都必须重视尿液检查和泌尿系统造影结果的变化。每月定时检查尿常规和尿结核分枝杆菌，必要时行静脉尿路造影。连续半年尿中未找见结核分枝杆菌为稳定转阴。5 年不复发即可认为治愈。但如果有明显膀胱结核或伴有其他器官结核，随诊时间需延长至 10~20 年或更长。伴有挛缩膀胱的患者在患肾切除后，继续抗结核化疗 3~6 个月，待膀胱结核完全治愈后返院行膀胱手术治疗。

## 第六节 肾脏损伤

肾深埋于肾窝，受到肋骨、腰肌、脊椎和腹壁、腹腔内脏器、膈肌的保护，故不易受损。只有当暴力直接伤及肾区或肾脏本身有病变时才易发生损伤。肾损伤常是严重多发性损伤的一部分。

在泌尿系损伤中，肾损伤发病率仅次于尿道损伤，位居第二位，多见于青壮年男性。多为闭合性损伤，1/3 常合并其他脏器损伤，当肾脏存在结石、积水、囊肿、肿瘤等病理改变时，损伤可能性更大。

### 【临床表现】

#### （1）症状

①血尿：肾损伤患者大多有血尿，但血尿与损伤程度不一致。肾挫伤或轻微肾裂伤可引起明显肉眼血尿；严重的肾裂伤可能只有轻微血尿或无血尿，如肾蒂血管断裂、肾动脉血栓形成，以及肾盂、输尿管断裂或血块堵塞等。

②疼痛：肾包膜下血肿、肾周围软组织损伤、出血或尿外渗等可引起患侧腰、腹部疼痛。血液、尿液进入腹腔或合并腹腔内器官损伤时，可出现腹膜刺激征、腹痛等。血块通过输尿管时，可引起同侧肾绞痛。

#### （2）体征

出血及尿液外渗可使肾周围组织肿胀，形成腰腹部包块，可有明显触痛和肌紧张。

#### （3）并发症

①休克：严重肾裂伤、肾蒂裂伤或合并其他脏器损伤时，因严重失血常发生休克，可危及生命。

②感染与发热：血肿及尿外渗易继发感染并导致发热，但多为低热。若继发肾周围脓肿或化脓性腹膜炎，可出现高热、寒战，并伴有全身中毒症状；严重者可发生感染性休克。

**【辅助检查】**

**(1) B超检查**

诊断肾损伤具有快捷、无损伤、可重复等优点，能初步显示肾损伤的程度，包膜下和肾周血肿及尿外渗情况。并有助于了解对侧肾脏情况。

**(2) CT检查**

清晰显示肾皮质裂伤、尿外渗和血肿范围。

**(3) 静脉肾盂造影**

明确损伤程度、范围，指导治疗；了解对侧肾脏情况，是否缺陷、发育不全、异常等；了解有无肾脏其他疾病，如结石、积水等。

**(4) 动脉造影**

了解伤肾血运及有无肾动脉损伤或栓塞。

**(5) 腹部X线摄片**

了解体内有无金属利器，断裂刀具以及子弹或碎弹片的残留。

**(6) 血常规及尿常规**

尿常规可见大量红细胞。血常规检查时，血红蛋白与血细胞比容持续降低提示有活动性出血；血白细胞增多则提示有感染。

**【治疗原则】**

**(1) 紧急处理**

大出血、休克的患者需迅速抢救。密切观察生命体征，予以输血、复苏，尽快进行必要的检查，以确定肾损伤的范围、程度及有无合并其他器官损伤，同时做好急诊手术探查的准备。

**(2) 非手术治疗**

适用于肾挫伤、轻型肾裂伤及无其他脏器合并损伤的患者。主要措施包括：①绝对卧床休息至少2周；②早期合理应用广谱抗生素；③补充血容量，给予输液、输血等支持治疗；④给予抗菌药物，预防继发感染；⑤在明确诊断除外胸腹等其他脏器损伤后可合理运用镇痛、镇静和止血药物；⑥严密观察：生命体征、局部肿块、血尿情况、血红蛋白及血细胞比容；⑦尿液比色测定：每次排尿留取部分标本置于透明试管行比色对比，并注意血红蛋白的变化，直至出血停止、病情平稳。

**(3) 手术治疗**

1) 开放性肾损伤：这类损伤的患者几乎都要施行手术探查，特别是枪伤或锐器伤。原则是清创、缝合及引流，并探查有无其他腹部脏器损伤。

2）闭合性肾损伤：若明确为严重肾裂伤、肾破裂、肾盂破裂或肾蒂伤，需尽早手术。若肾损伤患者在保守治疗期间发生以下情况，也需行手术治疗：①经积极抗休克后生命体征仍未改善，提示有内出血；②血尿逐渐加重，血红蛋白和血细胞比容持续降低；③腰、腹部肿块明显增大；④有腹腔脏器损伤可能。手术方法：依具体情况行肾修补术或肾部分切除术。若患肾无法修复，而对侧肾良好时可施行肾切除。肾动脉损伤性血栓者，一旦确诊，尽快行手术取栓或血管置换术。

### （4）并发症的治疗

1）腹膜后尿囊肿或肾周脓肿：常需手术切开引流。

2）恶性高血压：需施行血管修复术或做肾切除术。

3）肾积水：需施行成形术解除梗阻或做肾切除术。

4）持久性血尿：经肾动脉造影证实为局限性肾损伤，可行选择性肾动脉栓塞术。

## 【护理评估】

### （1）术前评估

1）健康史

了解患者的年龄、性别、职业及运动爱好等；了解受伤史，包括受伤的原因、时间、地点、部位，暴力性质、强度和作用部位，受伤至就诊期间的病情变化及就诊前采取的急救措施。

2）身体状况

①局部：有无腰、腹部疼痛、肿块和血尿等，有无腹膜炎的症状与体征。

②全身：患者的血压、脉搏、呼吸、体温、尿量及尿色的变化情况，有无休克征象。

③辅助检查：血、尿常规检查结果的动态情况，影像学检查有无异常发现。

3）心理-社会状况

家属和患者对伤情的认知程度、对突发事故及预后的心理承受能力、对治疗费用的承受能力和对疾病治疗的知晓程度。

（2）术后评估

1）伤口愈合情况，引流管是否通畅。

2）有无出血、感染等并发症。

## 【护理诊断】

| （1）舒适的改变 | （2）组织灌注量不足 |
|---|---|
| 与疼痛、卧床有关。 | 与肾裂伤、肾蒂裂伤或其他脏器损伤引起的大出血有关。 |
| （3）部分生活自理缺陷 | （4）皮肤完整性受损的危险 |
| 与医疗限制，绝对卧床休息有关。 | 与外伤、绝对卧床休息、局部皮肤持续受压有关。 |
| （5）焦虑/恐惧 | （6）潜在并发症 |
| 与患者受外伤打击及担心预后有关。 | 感染、出血或再出血、高血压、尿漏、肾积水、下肢深静脉血栓形成等。 |

## 【护理措施】

### （1）非手术治疗护理/术前护理

1）心理护理

主动关心、安慰患者及其家属，稳定情绪，减轻焦虑与恐惧。加强交流，解释肾损伤的病情发展情况、主要的治疗护理措施，鼓励患者及家属积极配合各项治疗和护理工作。

2）饮食护理

①对严重肾脏断裂伤，肾蒂伤及严重合并伤者，应禁饮禁食，静脉补充水、电解质、热量及其他营养。

②保守治疗者，指导患者进食高蛋白、高热量、高维生素、易消化、富含粗纤维的蔬菜、水果，适当多饮水。保持排便通畅，避免腹压增高导致继发性出血。

3）休息：绝对卧床休息2~4周，待病情稳定、血尿消失后可离床活动。通常损伤后4~6周，肾挫裂伤才趋于愈合，下床活动过早、过多，有可能再度出血。

4）病情观察：①定时测量血压、脉搏、呼吸，并观察其变化；②观察尿液颜色的深浅变化，若血尿颜色逐渐加深，说明出血加重；③观察腰、腹部肿块的大小变化；④动态监测血红蛋白和血细胞比容变化，以判断出血情况；⑤定时观察体温和血白细胞计数，判断有无继发感染；⑥观察疼痛的部位及程度；⑦观察抗生素、镇痛、镇静、止血药物的效果及副作用。

5）维持体液平衡、保证组织有效灌流量：建立静脉通道，遵医嘱及时输液，必要时输血，以维持有效循环血量。合理安排输液种类，以维持水、电解质及酸碱平衡。

6）感染的预防与护理：①保持伤口清洁、干燥，敷料渗湿时及时更换；②遵医嘱应用抗生素，并鼓励患者多饮水；③若患者体温升高、伤口处疼痛并伴有血白细胞计数和中性粒细胞比例升高，尿常规示有白细胞时，多提示有感染，应及时通知医师并协助处理。

7）术前常规准备

①完善相关检查：B超、CT、X线检查、静脉肾盂造影检查、出凝血试验等。

②术前行抗生素皮试，遵医嘱带入术中用药。

③饮食：术前禁食12小时，禁饮4小时。灌肠：术前1天清洁灌肠1次。对于需急诊手术的患者，不需灌肠。

④术前备皮。

⑤更换清洁病员服。

⑥与手术室人员进行患者、药物及相关信息核对后，送入手术室。

## （2）术后护理

1）麻醉术后护理常规：参见第三章第三节"肾上腺性征异常症"。

2）伤口观察及护理：参见第三章第三节"肾上腺性征异常症"。

3）创腔引流管的护理：创腔引流管接无菌引流瓶，妥善固定于床旁；创腔引流管保持引流通畅，避免扭曲、折叠、受压；密切观察引流液的性质、颜色和量，并做好记录；24小时引流量<10ml可拔除引流管。

4）输液管的护理：输液管保持通畅，留置针妥善固定，注意观察穿刺部位皮肤。

5）尿管的护理：①定时挤捏管道，使之保持通畅。②引流管长度适宜，避免折叠、扭曲、压迫尿管。③接管与引流管管腔粗细适宜。④尿管引流不畅时，用0.9%无菌氯化钠溶液进行床旁冲洗，必要时更换尿管。⑤妥善固定尿管。⑥告知患者留置尿管的重要性，避免过度牵拉，切勿自行拔出。⑦引流管位置低于耻骨联合处。及时倾倒尿液。保持会阴部清洁。每日行尿管护理2次。每周更换引流袋1~2次。指导患者多饮水，保持尿量>2000ml/d。⑧肾切除术后1~3天可拔除保留尿管。肾部分切除患者14天拔除保留尿管。拔管后注意观察患者自行排尿情况。

6）饮食护理：①术后禁食；②肛门排气后进流质饮食；③逐渐过渡为半流质饮食、软食与普食；④饮食要注意营养丰富；⑤嘱患者多饮水，保持尿量24小时>2000ml；⑥保持排便通畅。

7）体位与活动：①肾切除患者术后卧床休息1~2天后，可逐步下床活动。②肾部分切除患者，绝对卧床休息至少2周。③卧床休息的患者给予下肢按摩，预防下肢血栓形成。

### （3）并发症的处理及护理

1）感染

①临床表现：伤口局部皮肤红、肿、痛、脓性渗出液；体温持续38.5℃以上；尿痛，尿液浑浊；咳嗽，咳痰。

②处理：严格无菌技术操作；给予抗生素治疗；充分引流；保持伤口敷料干燥；药物或物理降温治疗；雾化吸入。

2）出血

①临床表现：腹胀、腹部叩诊呈移动性浊音；血压进行性下降，心率快，出冷汗；眼睑苍白等贫血貌；血红蛋白进行性下降；引流管持续有新鲜血液流出，1小时内引出鲜红色血液>100ml或24小时血液>500ml。

②处理：静脉快速补液；输血；静脉滴注止血药物；保守治疗无效者应及时手术治疗。

3）高血压

①临床表现：血压进行性升高150/90mmHg以上；头昏、头痛等不适。

②处理：卧床休息；口服或静脉应用降压药；严密监测血压；经保

守治疗无效者可行血管成形术、肾部分切除或肾切除。

4）尿外渗（形成假性尿囊肿、肾周脓肿）

①临床表现：高热、寒战；腹部或腰部膨隆；腰部胀痛；腹膜刺激症状。

②处理：半卧位；给予抗生素治疗；充分引流；手术治疗。

5）肾积水

①临床表现：腰部钝痛或无明显症状。

②处理：根据梗阻程度和对肾功能的影响程度决定治疗方案。

## 【健康教育】

**（1）活动指导**

非手术治疗、病情稳定后的患者，出院后 3 个月内不宜从事重体力劳动或剧烈运动。注意保护腰部，避免挤压、碰撞。

**（2）用药指导**

行肾切除术后的患者须注意保护健肾，防止外伤，不使用对肾功能有损害的药物，如氨基糖苷类抗生素等。

**（3）复查**

术后 1 个月行 B 超复查肾脏形态和功能。观察血压变化情况。如出现腰痛、血尿，应及时就诊。

# 第七节  肾  结  石

泌尿系统结石，又称尿路结石、尿石症、尿路石，是指发生于泌尿系统的一些结晶物体和有机基质在泌尿道异常积聚而发生的结石，是泌尿系统的病理性矿化。根据结石的部位不同可以分为上尿路结石（肾、输尿管）和下尿路结石（膀胱、尿道），是最常见的泌尿外科疾病之一，复发率高。尿石原发于肾和膀胱，输尿管和尿道结石均为肾结石和膀胱结石排出导致。尿路结石男性多于女性，男女比为（4～5）:1，25～40 岁为发病高峰，女性在 50～65 岁会出现第二个发病高峰。与种族、地理环境、饮食习惯、遗传、某些疾病等因素有关。

## 【临床表现】

### (1) 症状

肾结石的临床表现多样。常见症状是腰痛和血尿，部分患者可以排出结石，此外还可以出现发热、无尿、肾积水、肾功能不全等表现。很多患者没有任何症状，只在体检时偶然发现。

①疼痛：40%～50%的肾结石患者有腰痛症状，通常表现为腰部的酸胀、钝痛。如肾结石移动造成肾盂输尿管连接部或输尿管急性梗阻，肾盂内压力突然增高，可造成肾绞痛。

②血尿：血尿是肾结石的另一常见临床表现，常常在腰痛后发生。约80%患者可出现血尿，但大多数患者只表现为镜下血尿，其中只有10%左右的患者表现为全程肉眼血尿。部分患者可以只出现无痛性全程肉眼血尿。

③排石：患者尿中排出结石时，可以确诊尿路结石诊断。排石常在肾绞痛发作后出现，也可以不伴有任何痛苦。

④发热：肾绞痛时可能伴或不伴低热。由于结石、梗阻和感染可互相促进，肾结石造成梗阻可继发或加重感染，出现腰痛伴高热、寒战。部分患者可表现为间断发热。感染严重时可造成败血症。

⑤无尿和急性肾功能不全：双侧肾结石、功能性或解剖性孤立肾结石阻塞造成尿路急性完全性梗阻，可以出现无尿和急性肾后性肾功能不全的表现，如水肿、恶心、呕吐、食欲减退等。

⑥肾积水和慢性肾功能不全：单侧肾结石造成的慢性梗阻常不引起症状，长期慢性梗阻的结果可能造成患侧肾积水、肾实质萎缩。孤立肾或双侧病变严重时可发展为尿毒症，出现贫血、水肿等相应临床表现。

### (2) 体征

典型的体征是患侧肾区叩击痛。脊肋角和腹部压痛可不明显，一般不伴腹部肌紧张。肾结石慢性梗阻引起巨大肾积水时，可出现腹部包块。

## 【辅助检查】

### (1) 实验室检查

尿常规检查可见镜下血尿，有时可见较多白细胞或结晶。若考虑患者的尿路结石与代谢状态有关时，应测定血及尿的钙、磷、尿酸、草酸等。此外应作肾功能检查。

### （2）腹部 X 线平片

腹部 X 线平片是诊断泌尿系结石的基本检查方法。可以了解含钙结石的大小、部位、结石物理形状等信息。

### （3）静脉肾盂造影

明确诊断阴性尿路结石、鉴别钙化斑和盆腔静脉石及了解肾脏解剖和功能异常，在腹部 X 线平片的基础上静脉肾盂造影十分必要。静脉肾盂造影还可以确定肾积水的程度、肾实质的残存情况、肾脏功能损害程度及有无尿路畸形。

### （4）逆行性尿路造影

逆行性尿路造影是静脉肾盂造影的补充，主要用于对静脉肾盂造影剂过敏患者，可清楚显示结石梗阻部位和输尿管、肾盂肾盏解剖异常。逆行性尿路造影给患者造成一定痛苦，并可能引起逆行感染，不宜常规采用。

### （5）超声检查

超声检查具有无创伤性、可重复性、方便、准确性高等优点，已成为常规检查项目，可显示泌尿系结石大小、部位、肾积水情况、肾实质有无变薄及尿路畸形。一般情况下，临床症状、尿液检查、B 超、腹部 X 线平片即可基本明确泌尿系结石的诊断。

### （6）CT 检查

能够发现 X 线平片不显影的结石。

### （7）内镜检查

包括肾镜、输尿管镜和膀胱镜检查。通常用于平片未显示的结石，排泄性尿路造影有充盈缺损而不能确诊时，借助内镜可明确诊断和进行治疗。

## 【治疗原则】

影响肾结石治疗的因素多样，包括患者的具体病情和医疗条件两大类。其中患者的病情包括结石的位置、数目、大小、形态、可能的成分、发作的急缓、肾脏功能、是否合并肾积水、是否合并尿路畸形、是否合并尿路感染、可能的病因、患者的年龄、身体状况以及既往治疗等情况，都影响结石治疗具体方法的选择。此外，医疗因素包括医生所掌握的治疗结石的技术和医院的医疗条件、仪器设备，也影响了结石的治疗方法的选择。肾结石治疗的总体原则是：解除痛苦、解除梗阻、保护肾功能、有效祛除结石、治疗病因、预防复发。

| （1）非手术治疗 | （2）手术治疗 |
|---|---|
| ①对症治疗：解痉、镇痛、补液、抗感染、中药治疗。<br>②排石治疗：结石直径<1cm，肾功能好，无合并感染，病程短，能活动的患者选用。<br>③溶石治疗：服用药物，大量饮水，调节尿液 pH，控制饮食种类等方法。适合于尿酸盐及胱氨酸结石。 | 根据不同病情选用体外碎石术、经皮肾镜碎石术、肾盂切开取石术，肾实质切开取石术，肾部分切除术，肾切除术，肾造口术和体外肾切开取石术等。 |

## 【护理评估】

| （1）健康史 |
|---|
| 了解患者的年龄、性别、职业、居住地、生活环境、饮食特点及饮水习惯；既往有无结石史，有无代谢和遗传性疾病，有无泌尿系统感染、梗阻性疾病，有无甲状旁腺功能亢进、痛风、肾小管酸中毒、长期卧床病史；镇痛药物的使用情况。 |

| （2）身体状况 | （3）心理-社会状况 |
|---|---|
| ①评估疼痛的部位和程度，血尿的特点；肾绞痛的发作情况；患者的排尿情况和尿石的排出情况。<br>②了解结石的位置、大小、数量。<br>③了解患者营养状态，有无继发感染。<br>④了解有无高热、肾积水造成肾脏损害的程度。 | 评估患者是否担心尿石症的预后；是否了解该病的治疗方法；患者及家属是否知晓尿石症的预防方法。 |

## 【护理诊断】

**（1）疼痛**

与疾病、排石过程有关。

**（2）焦虑**

与患者因疼痛而产生恐惧、担心病情的严重性及治疗细节有关。

**（3）排尿型态障碍**

与结石引起阻塞及手术后留置尿管、肾造瘘管有关。

**（4）潜在并发症**

与结石导致阻塞、肾积水、感染有关。

**（5）潜在并发症**

出血、肾实质损伤、狭窄，周围脏器损伤与手术本身有关。

**（6）知识缺乏**

与缺乏预防结石及治疗的相关知识有关。

**（7）部分生活自理缺陷**

与疾病、手术后管道限制等有关。

## 【护理措施】

**（1）术前护理**

1）严密观察患者血尿及疼痛程度，疼痛时患者常伴有肉眼血尿和镜下血尿，以后者居多。此时应告诫患者减少体力活动，发现严重肾绞痛时立即报告医生给予解痉镇痛。

2）饮食护理：患者易进食富有营养、易消化、口味清淡的膳食，加强营养，增进机体的抵抗力。同时嘱患者多饮水，至少每日饮水2000~3000ml，以稀释尿液，使结石易于排出，除白天大量饮水外，睡前也须饮水500ml，睡眠中起床排尿后再饮水200ml。多饮水可冲洗泌尿系统结石，又可稀释尿液，改变尿pH。如长期酸性尿易致尿酸结石，长期碱性尿易致含钙结石；患者应少进牛奶等含钙高的饮食，草酸盐结石患者应少吃菠菜、马铃薯、豆类和浓茶等。磷酸盐结石患者宜用低磷、低钙饮食，并口服氯化铵使尿液酸化，尿酸盐结石患者应少吃含嘌呤的食物，如动物内脏、肉类及豆类，口服碳酸氢钠使尿液碱化，亦利于尿酸盐结石的溶解。

3）观察排石现象，如绞痛部位下移，表明结石下移，疼痛突然消失，结石可能进入膀胱，这时患者应努力排尿，使结石排出。

4）加强体育活动，除多饮水外还要增加体育活动，如跳跃等使结石易排出。

5）为排出结石患者增加日饮水量，如突然出现心悸、胸闷、脉搏细弱等症状，应注意可能由于大量饮水而致使心脏负担过重，应立即送医院治疗。

6）给予患者心理安慰和支持，消除紧张和焦虑，使患者情绪稳定，提供配合治疗的信心，使患者乐观的对待疾病和人生，同时注意观察社会及家庭对患者的支持。

7）肾绞痛的护理：发作期患者应卧床休息，遵医嘱使用解痉、镇痛药物，必要时静脉补液，使用抗生素等。

### （2）术后护理

1）麻醉术后护理常规：了解麻醉和手术方式、术中情况、切口和引流情况；持续低流量吸氧；持续心电监护；床档保护防坠床；严密监测生命体征。

2）疼痛的护理

①动态评估者疼痛的时间、部位、程度、性质等。

②疼痛时鼓励患者卧床休息，安排适当卧位，并指导患者深呼吸以缓解疼痛。

③指导患者缓解疼痛的技巧，如分散注意力、肌肉放松、音乐疗法等。

④告知患者疼痛无法缓解时，需告知医护人员，强调止痛剂其作用是舒缓疼痛，而因此导致成瘾的机会并不高。

⑤如果符合需要即可遵医嘱给予镇痛药，并做观察及记录用药后的效果及副作用，提供舒适安静的环境。

⑥有镇痛泵的患者，评价镇痛效果是否满意。

3）引流液的观察：术后引流液的观察是重点，每日记录和观察引流液的颜色、性质和量，如在短时间内引流出大量血性液体（一般>200ml/h），应警惕发生继发性大出血的可能，同时密切观察血压和脉搏的变化，发现异常及时报告医生给予处理。

4）引流管的护理：术后患者留置肾造瘘管及尿管，保持引流通畅，妥善固定尿管，每日须对尿道口进行护理，观察尿液的颜色、量。其余按尿管的常规进行护理。活动、翻身时要避免引流管打折、受压、扭曲、脱出等。引流期间保持引流通畅，定时挤压引流管，避免因引流不畅而造成感染、积液等并发症。每天更换引流袋。

5）基础护理：患者术后清醒后，可改为半卧位，以利于伤口引流及减轻腹压，减轻疼痛。患者卧床期间，定时翻身，按摩骨隆突处，防止皮肤发生压疮。满足患者生活上的合理需求，给予晨晚间护理，雾化吸入2次/日。

6）行体外冲击波碎石术后护理：遵医嘱给予补液、抗感染、止血治疗；如发生肾绞痛，遵医嘱给予镇痛药物。术后如无恶心、剧烈疼痛等不适症状，鼓励患者多饮水，必要时给予利尿药，利于结石排出。术后次日做心电图及X线平片检查，观察结石排出情况，如无特殊，模拟单双脚跳绳运动、慢跑等运动，根据年龄、性别及碎石排出情况决定运动的强度。碎石后观察尿量、血尿程度及结石排出情况。

7）经皮肾镜或经膀胱输尿管肾盂镜取石或超声碎石术后护理

①出血的观察及护理：观察肾造瘘管及留置尿管引流液的颜色、量及性质，并做好记录，发现异常及时报告。术后如肾造瘘管引流液颜色鲜红，可采用夹闭肾造瘘管5~10分钟，再放开，观察血尿有无停止。同时进行床旁B超检查，观察肾周及肾内情况及双"J"管的位置。术后嘱患者绝对卧床48小时，相对卧床7天无明显出血即可在床上活动，如有出血应延长卧床时间，可做适量的床上运动，多饮水，一般饮水量在2000ml/d以上，以减轻血尿。另外，多食新鲜含粗纤维的蔬菜、水果，适量进食蜂蜜，防止便秘。

②有效固定肾造瘘管，严防脱落：如肾造瘘管滑脱，必须保证尿液引流通畅。指导患者翻身前先将造瘘管留出一定长度，然后再转向对侧，下床或活动时必须先将造瘘管固定好。

③双"J"管的护理：放置的双"J"管通行输尿管的全长，上端位于肾盂，下端位于膀胱，双"J"管本身有许多侧孔，有助于保护和恢复肾功能，有利于尿液的引流，但对机体来说是异物，有利的同时，同样也有弊。患者改变体位或活动时，必须动作慢、轻，以免双"J"管刺激输尿管黏膜发生出血（表现为小便可见血尿）。另外，置双"J"管后，患者由于膀胱输尿管抗反流的机制消失，尿液容易随着膀胱与输尿管、肾盂的压力差反流，导致逆行感染，故术后患者要尽早取半坐卧位。

**（3）并发症的防治**

1）感染：应用敏感的抗生素；嘱患者多饮水；保持肾内低压状态，保持留置尿管及肾造瘘管的通畅，导尿管堵塞时予以膀胱冲洗。防止倒流，指导患者引流管的自我护理方法。

2）胸膜损伤：术后严密观察患者的呼吸情况，有无胸痛、呼吸困难，及时报告医生，必要时予以胸腔闭式引流。

3）肠管穿孔：术后观察腹部体征，有无腹痛、反跳痛、腹肌紧张、肠管穿孔，给予足量的抗生素、禁食等处理。

## 【健康教育】

### （1）尿石症的预防

结石的发病率和复发率很高，因而适宜的预防措施对减少或延迟结石复发十分重要。

①嘱患者大量饮水。

②饮食指导：含钙结石者应合理摄入钙量，适当减少牛奶、奶制品、豆制品、巧克力、坚果等含钙量高的食物；草酸盐结石者，限制浓茶、菠菜、番茄、芦笋、花生等食物；尿酸结石者，不宜食用含嘌呤高的食物，如动物内脏、豆制品、啤酒。避免大量摄入动物蛋白、精制糖和动物脂肪。

③药物预防：草酸盐结石患者可口服维生素 $B_6$ 以减少草酸盐排出；口服氧化镁可增加尿中草酸溶解度。尿酸结石患者可口服别嘌醇和碳酸氢钠，以抑制结石形成。

④特殊性预防：伴甲状旁腺功能亢进者，必须摘除腺瘤或增生组织。鼓励长期卧床者多活动，防止骨脱钙，减少尿钙排出。尽早解除尿路梗阻、感染、异物等因素。

### （2）双"J"管的自我观察与护理

部分患者行碎石术后带双"J"管出院，期间若出现排尿疼痛、尿频、血尿时，多为双"J"管膀胱端刺激所致，一般多饮水和对症处理后可缓解。嘱患者术后4周回院复查并拔除双"J"管。

### （3）复查

定期行 X 线或 B 超检查，观察有无残余结石或结石复发。若出现腰痛、血尿等症状，及时就诊。

# 第八节 肾 积 水

尿液从肾盂排出受阻,蓄积后肾内压力升高、肾盏肾盂扩张、肾实质萎缩,造成尿液积聚在肾内称为肾积水。成人肾积水超过 1000ml 或小儿超过 24 小时的正常尿量,称为巨大肾积水。泌尿系统及其邻近各种病变均可引起尿路梗阻,最终都可造成肾积水。若不及时解除尿路梗阻,肾积水可导致肾实质严重破坏,萎缩变薄,肾功能逐渐减退,直至衰竭。

## 【临床表现】

肾积水因梗阻原因、部位、程度及时间长短不同而出现不同症状。

### (1) 腰部疼痛

轻度肾积水多无症状,中重度肾积水可出现腰部疼痛。一些先天性疾病,如先天性肾盂输尿管连接部狭窄、肾下极异位血管或纤维束压迫输尿管等引起的肾积水,发展常较缓慢,症状不明显或仅有腰部隐痛不适。

### (2) 腹部包块

肾积水至严重程度时,可出现腹部包块。

### (3) 发作期症状

部分患者肾积水呈间歇性发作。发作时患侧腰腹部剧烈绞痛,伴恶心、呕吐、尿量减少,患侧腰部可扪及肿块;经一定时间后,梗阻自行缓解,排出大量尿液,疼痛可缓解,腰部肿块明显缩小或消失。

### (4) 原发病症状

上尿路结石致急性梗阻时,可出现肾绞痛、恶心、呕吐、血尿及肾区压痛等;下尿路梗阻时,主要表现为排尿困难和膀胱不能排空,甚至出现尿潴留。

### (5) 并发症

肾积水如并发感染,则表现为急性肾盂肾炎症状,出现寒战、高热、腰痛及膀胱刺激症状等。如梗阻不解除,感染的肾积水很难治愈,或可发展为脓肾，腹部可扪及包块，患者常有低热及消瘦等。尿路梗阻引起肾积水若长时间不能解除，或双侧肾、孤立肾完全梗阻，可出现肾功能减退，甚至肾衰竭。

## 【辅助检查】

**（1）实验室检查**

①尿液检查，如尿常规、尿细菌培养、尿结核分枝杆菌及脱落细胞检查。

②血液检查，如血常规和生化检查，了解有无感染、氮质血症、酸中毒等。

**（2）影像学检查**

①B超检查：B超是诊断肾积水的首选方法，可明确增大的肾是实质性肿块还是肾积水，并可确定肾积水的程度和肾皮质萎缩情况。

②腹部平片（KUB）：可观察肾脏轮廓，积水侧肾轮廓增大，同时可发现不透X线的尿路结石。

③静脉尿路造影（IVU）：可显示肾盂肾盏的扩张情况及梗阻部位，对严重肾积水还可估计肾功能情况。严重肾积水由于肾功能减退，可采用大剂量造影剂延缓造影（60分钟、90分钟、120分钟等分别摄影）或许可获得较好的显影效果。但需考虑造影剂对肾功能的损害，可在造影后水化。

④逆行尿路造影：能进一步明确梗阻部位与积水原因，但有引起逆行感染的可能，因此要谨慎从事，并严格执行无菌操作。

⑤肾穿刺造影：在B超引导下进行，可显示积水与梗阻病变情况。

⑥泌尿系统CT三维重建及MRI水成像：可清楚显示肾积水的程度及肾实质萎缩情况，还可以明确梗阻部位与病因等。

⑦放射性核素肾显像：可区别肾积水与肾囊肿，并可了解肾实质损害的程度。利尿性肾图对判定上尿路有无梗阻及梗阻的性质有一定帮助。

## 【治疗原则】

肾积水的治疗原则应根据造成积水的梗阻病因、发病缓急及肾脏损害程度等综合考虑。

**（1）病因治疗：是最理想的治疗方法。**

①先天性肾盂输尿管连接部狭窄：通过开放性、腹腔镜成形手术治疗，以解除狭窄。

②输尿管结石引起的梗阻：应用体外冲击波碎石（ESWL）或输尿管镜下或经皮肾镜下碎石技术，将结石粉碎，上述方法如不成功可开放或腹腔镜下手术取石、解除梗阻。

③膀胱出口梗阻性疾病（如前列腺增生症、膀胱颈挛缩等）引起的肾积水可通过留置尿管或膀胱造瘘术引流尿液，待肾功能恢复，病情允许情况下，行增生前列腺切除术等。

**（2）肾造瘘术**

在病情危重、不允许大手术或梗阻暂时不能解除时，可在 B 超引导下作肾造瘘术，将尿液直接引流出来，以利于感染的控制和肾功能的恢复。待条件许可后，再进一步检查与治疗。如果梗阻病变不能除去，肾造口则作为永久性的治疗措施。

**（3）置双"J"管**

对于输尿管难以修复的炎性狭窄、晚期肿瘤压迫或侵及等梗阻引起的肾积水，如能经膀胱镜放置"J"形导管可长期内引流肾盂尿液。

**（4）肾切除术**

严重肾积水至肾功能丧失或继发严重感染、积脓、肾实质严重破坏萎缩，而对侧肾功能良好者，可行患肾切除。

**【护理评估】**

**（1）健康史**

了解患者的一般情况，既往有无梗阻性疾病，有无泌尿系结石及感染病史；患者有无腹部肿块、疼痛及血尿。

**（2）身体状况**

①评估疼痛的性质、时间长短。

②了解患者排尿是否通畅，是否伴有膀胱刺激症状。

③了解患者有无高热、寒战等不适症状。

④了解患者肾功能的情况，是否有肾功能减退。

**（3）心理-社会状况**

评估患者及家属对疾病的认知程度，治疗方法的知晓及配合程度，及预后的心理承受能力。

## 【护理诊断】

**(1) 急性疼痛**

与尿路梗阻相关。

**(2) 排尿障碍**

与尿液潴留于肾盂导致排尿减少或无尿相关。

**(3) 潜在并发症**

肾脓肿、肾衰竭。

## 【护理措施】

**(1) 缓解疼痛**

观察疼痛部位、性质和程度等，遵医嘱予以解痉镇痛。

**(2) 排尿障碍的护理**

清淡少盐饮食，减少水的摄入量。记录每日尿量，量出为入。

**(3) 感染的观察与预防**

①病情观察：观察患者的体温、肾功能、腹部肿块大小变化和膀胱刺激症状，及早发现肾积水并发感染的征象；②预防切口感染：观察切口渗血、渗液情况，保持切口敷料的清洁、干燥；③遵医嘱合理应用抗生素；④做好各引流管护理：肾造瘘术后留置肾造瘘管、肾盂成形术后留置输尿管支架管和肾周引流管，护理时应妥善固定引流管，保持引流通畅，观察并记录引流液的量、颜色、性状。

**(4) 肾衰竭的观察和预防**

①严密观察病情，及早发现肾衰竭的征象；②严格限制入水量，量出为入，记录 24 小时出入量；③及时处理肾衰竭。

## 【健康教育】

嘱患者进食低盐、低蛋白质、高热量食物，忌食豆制品。若出现肾区疼痛、尿量减少、排尿困难等表现，及时就诊。

## 第九节　肾　下　垂

正常的肾盂位置，在第 1 或第 2 腰椎水平，右肾略低于左肾，随呼吸和体位改变可使肾脏上下移动 2~4cm。肾下垂是指肾脏随体位变化和呼吸运动所移动的位置超出正常范围，并由此引起泌尿系统与其他方面症状。少数患者肾脏可在腹膜后广泛移动，又称游走肾。肾下垂多见于瘦长体形者，女性发病多于男性。约 70% 肾下垂发生于右侧，20% 为左侧。

## 【临床表现】

大多数肾下垂患者无症状，多数在腹部检查时无意中被发现。常见的症状有：

### （1）腰痛

是肾下垂的典型症状，为酸痛或牵拉痛，常常发生于长时间站立、行走过久、劳累或运动后，平卧休息后可缓解或消失。

### （2）血尿

是肾下垂另一常见症状，由于肾脏移动幅度大，致静脉回流障碍，肾脏淤血常可发生血尿。多为镜下血尿，偶可见肉眼血尿。部分患者出现尿路感染，常可见尿频、尿急、血尿等膀胱刺激症状。

### （3）消化道症状

由于肾脏活动度大，对腹腔神经丛的牵拉常引起消化不良，腹胀、嗳气、恶心、呕吐、厌食等消化道症状。

### （4）神经症症状

少数患者由于精神紧张可出现失眠、乏力、眩晕、心悸、记忆力减退等神经症症状。

### （5）Dietl 危象

如肾蒂和输尿管发生急性扭转时，可出现剧烈肾绞痛伴有恶心、呕吐、寒战、心动过速、一过性血尿、蛋白尿等表现，临床上称 Dietl 危象。

## 【辅助检查】

### （1）超声检查

在头低足高位半小时后用超声检查定好的肾脏位置与活动后肾脏的位置之间可得出肾脏的活动度。卧位、立位超声检查分别测量肾脏位置变化，有助于诊断。

**（2）X 线检查**

卧位、立位腹部平片及静脉尿路造影（IVU），可见到肾脏位置随体位改变而变化，有时还可发现肾积水。站立位 IVU 将肾下垂分为四度。Ⅰ度：肾盂降至第三腰椎水平；Ⅱ度：肾盂降至第四腰椎水平；Ⅲ度：肾盂降至第五腰椎水平；Ⅳ度：肾盂降至第五腰椎以下。

**（3）放射性核素肾动态扫描显像**

亦可作为诊断手段。

## 【治疗原则】

大多数肾下垂患者没有任何临床症状或者仅有轻微不适，而不需要进行治疗。需要进行手术治疗的患者仅为极少数，并且术后容易复发。

**（1）内科保守治疗**

症状轻、无明显肾脏积水的患者，可嘱咐患者消除精神负担，加强营养、调整饮食结构、增加体重、适当体育锻炼。腹带或肾托的正确使用能缓解部分患者的症状。另外，服用补中益气的中药，如补中益气口服液、六味地黄丸、金匮肾气丸等。

**（2）手术治疗**

其主要目的是恢复肾脏的正常解剖位置，保持尿路通畅，治疗并发症。肾下垂手术适应证有：肾下垂合并结石、感染、血尿；肾盂积水引起严重症状者，影响工作和生活；合并高血压或同侧肾功能受损。

1）肾固定术：在肾周注射胶质溶液等将肾脏固定于肾周筋膜。

2）腹腔镜肾下垂固定术：将肾包膜或肾周筋膜固定在腰肌或肋骨上。

## 【护理评估】

**（1）健康史**

了解患者的年龄、性别、职业、饮食习惯及生活环境，有无腰痛及血尿。

**（2）身体状况**

1）评估患者腰痛的性质及体位变更后有无缓解。

2）了解患者有无膀胱刺激症状及血尿。

3）是否有消化道不良的症状。

### （3）心理-社会状况

评估患者及家属对疾病的认知程度，对治疗方法的知晓配合程度，及预后的心理承受能力。

## 【护理诊断】

| （1）焦虑 | （2）营养失调：低于机体的需要量 |
|---|---|
| 与知识缺乏及担心预后有关。 | 与减肥、食欲减退、消化不良、长时间平卧或头低脚高位等有关。 |

| （3）舒适的改变 | （4）潜在的并发症 |
|---|---|
| 与疼痛、膀胱刺激症状有关。 | 与压疮及坠积性肺炎、下肢静脉血栓的形成有关。 |

### （5）部分生活自理缺陷

与术后伤口疼痛、管道引流限制及卧床有关。

## 【护理措施】

### （1）术前护理

1）心理护理

①解释肾悬吊术的必要性、手术方式、治疗效果及注意事项。②教会患者自我放松的方式。③针对个体情况进行个性化心理护理。④鼓励患者家属及朋友给予患者关心和支持。

2）饮食护理

①根据情况给予高蛋白、高热量、高维生素、低脂、易消化食物。②不能进食者遵医嘱补充热量及其他营养。

3）术前训练

①嘱患者卧床休息，训练床上深呼吸、咳痰。②术前3天训练床上大小便，术后需卧床3周，让患肾、网袋与周围组织充分粘连。

4）术前常规准备

①术前行抗生素皮试，遵医嘱做好术中带药准备。②协助相关检查，如X线、B超、心电图、肝肾功、血尿常规、出凝血试验等各项指标的检查等。③术晨更换清洁病员服。④术晨备皮：自乳头连线至耻骨联合，前后均过中线。⑤术晨遵医嘱建立静脉通道。⑥将患者送入手术室前，需与手术室人员进行核对及交接。⑦术晨或进手术室麻醉后留置导尿管。

## （2）术后护理

1）麻醉术后护理常规、伤口观察及护理和疼痛护理参见第三章第三节"肾上腺性征异常征"。

2）各管道观察及护理

①输液管保持通畅，留置针妥善固定，注意观察穿刺部位皮肤。②创腔引流管的护理：观察引流液的颜色、量、形状，引流管有无折叠、堵塞、扭曲、脱落。③尿管的护理：按尿管护理常规进行，一般术后第1天可拔除尿管，拔管后注意关注患者自行排尿情况。

3）基础护理

做好尿管护理、口腔护理、定时翻身、雾化吸入、患者清洁等工作。

4）饮食护理

①术后当天：禁食禁饮。②术后第1天：饮水。③术后第2天：术后流质或半流质饮食。④术后第3天：逐步过渡至正常饮食，少食多餐，注意营养丰富、忌生冷、产气、刺激性食物。

5）体位与活动

①全麻清醒前：去枕平卧位，头偏向一侧。②全麻清醒后手术当天：平卧位，协助患者床上轻微活动四肢。③术后第1天至术后3周：绝对平卧或头低脚高卧位3周，床上可适当翻身活动，动作要轻缓慢，尽量健侧卧位。

## （3）并发症的处理及护理

1）出血

①临床表现：创腔引流出鲜红血液>100ml/h，伤口敷料血性渗湿。②处理：首先保守治疗，应用止血药，更换敷料，观察出血量及生命体征，如止血失败，应再次手术。

2）呼吸道感染

①临床表现：患者烦躁不安，呼吸急促，心率增快；咳嗽，痰多，出现体温升高，白细胞增加。②处理：清除黏痰、止咳；祛痰止咳药物；定时做雾化吸入，协助排痰适当应用抗生素。

3）下肢静脉血栓的形成

①临床表现：小腿肌肉疼痛，下肢肿胀；如果髂、股静脉内形成血栓，则整个下肢严重水肿，皮肤发白或发绀，局部有压痛，浅静脉常有代偿性扩张。②处理：如证实为深静脉血栓形成，应卧床休息，抬高患肢，全身应用抗生素，局部理疗，并早期应用链激酶和尿激酶，对血栓的溶解有一定作用，同时进行抗凝治疗。

4）压疮

①临床表现：皮肤红、肿、热、麻木、触痛、硬结、紫红、水疱、溃烂、脓性分泌物。②处理：更换体位，防止继续受压；有水泡者，应使用溃疡贴；溃烂者，应清除腐肉，0.9%氯化钠溶液清洗，进一步治疗。

## 【健康教育】

### （1）饮食指导

饮食规律，少食多餐，以营养丰富、易消化的饮食为主。忌刺激性食物和烟酒，保持排便通畅。

### （2）活动指导

术后1个月恢复工作学习，3个月内避免重体力劳动及剧烈活动，可适当参加体育活动，注意劳逸结合。

### （3）复查

术后8周行站立位和仰卧位的肾扫描或IVU，术后随访13~18个月。

# 第五章 输尿管疾病患者的护理

## 第一节 先天性肾盂输尿管连接部梗阻

先天性肾盂输尿管连接部梗阻（UPJO）是泌尿生殖系畸形中较常见的一种先天性疾病，发病率仅低于隐睾和尿道下裂。男性多于女性，左侧多于右侧，双侧较少见，占10%左右，偶可见孤立肾积水。

### 【临床表现】

**（1）腰腹部疼痛**

腰腹部疼痛不明显，为持续性钝痛或坠胀不适，但有急性梗阻发作时可能出现绞痛，伴有消化道症状。大量饮水后出现腹痛是本病的一大特点，是肾盂因利尿突然扩张所致。

**（2）腹部包块**

腹部包块是多数病例中的早期表现，尤其是新生儿及婴幼儿，常因发现腹部包块就诊，有时仅表现为全腹部膨隆。起始于肋缘下，为表面光滑的囊性肿块，边缘齐、有波动感，压痛不明显，大者可越过腹中线。

**（3）血尿**

常为镜下血尿，合并感染、结石、外伤时血尿加重。

**（4）消化道症状**

可有腹痛、腹胀、恶心、呕吐，大量饮水后上述症状加重。

**（5）尿少与尿多交替出现**

慢性梗阻急性发作时，表现为肾绞痛、尿少、呕吐，而急性发作缓解后，则尿量增多，疼痛缓解，肿块消失。

**（6）高血压**

重度肾积水患者可出现高血压，或血压呈轻度或中度升高。

**（7）尿路感染**

尿路感染多见于儿童，一旦出现，病情重且不易控制，常伴全身中毒症状，如高热、寒战和败血症。

**（8）肾破裂**

积水肾在外伤下可导致肾破裂，肾破裂后肾周围血肿及尿外渗。

### （9）少尿或无尿

孤立肾或单侧 UPJO 梗阻伴对侧肾功能不全或双侧 UPJO 梗阻时，可出现少尿或无尿。

### （10）尿毒症

双肾积水或孤立肾积水，如未及时治疗，晚期可出现肾衰表现。

## 【辅助检查】

### （1）B 型超声检查

是首选的检查方法。既可以判断包块的性质（囊性或实性），又可判断包块的位置和大小。B 超还能观察到肾盂、肾盏扩大的程度及肾实质的厚度，如肾盂扩大，而输尿管不扩张，可初步诊断为肾盂输尿管连接部梗阻性肾积水。

### （2）静脉肾盂造影

是常用的诊断方法。不仅可以了解肾盂、肾盏扩张的程度，还可了解肾脏的功能及梗阻的部位。肾脏不显影可能是因肾实质长期受压功能严重受损或肾发育不良、孤立肾等，也可能是因肾脏积水较大，造影剂被稀释。

### （3）排泄性尿路造影

可判断肾积水是否因膀胱输尿管反流所致，及了解肾盂输尿管连接部梗阻是否合并膀胱输尿管反流。

### （4）腹部 X 线平片

腹部 X 线平片检查可了解肾轮廓大小，输尿管、膀胱区是否有结石，可辅助诊断。

### （5）CT

可以确定包块的具体解剖位置、范围、形态大小及性质，还可了解肾实质的厚度初步判断肾功能，有较高的价值。

### （6）MRI

为诊断肾积水最新的无创检查方法之一，尤其适用于婴幼儿等不能配合造影、严重肾功能不全或造影剂过敏患者。

### （7）肾核医学检查

利尿性肾图对明确早期病变、判断轻度肾积水是否需要手术治疗很有帮助，尤其双侧肾积水时一侧轻、一侧重，对肾积水较轻侧是否行手术治疗具有决定作用。

## 【治疗原则】

**(1) 产前治疗**

胎儿期肾积水定量评估有助于预测出生后是否需要进行干预治疗。

**(2) 非手术治疗**

对于没有症状的轻度肾积水可暂不行手术治疗，做严密观察、定期复诊。若肾积水加重或出现临床症状者应考虑积极手术。大部分幼小婴儿轻、中度肾积水不需手术，在随访观察中可自行好转。重度肾积水患儿都需手术，在肾积水减轻程度，肾盂排空改善等方面明显优于保守观察病例。

**(3) 手术治疗**

肾盂输尿管连接部梗阻治疗的主要目的是解除梗阻并尽可能地保留肾脏，以最大限度的保护患者肾功能。梗阻轻者，肾盂肾盏扩张不严重时，行单纯矫形手术。梗阻严重者，应切除狭窄段及扩张肾盂，再做吻合手术。梗阻很严重者，肾实质残留很少，应行肾切除术。

【护理评估】

**(1) 健康史**

了解一般情况，包括家族中有无肾系列发病者，初步判断肾盂输尿管连接部梗阻的发生时间，患者有无腹部肿块、疼痛、血尿、感染、高血压和肾破裂。本次发病是体检时无意发现还是出现血尿、腰痛或自己扪及包块而就医。不适是否影响患者的生活质量。有无先天性发育不全者，继发性结石、炎症、异位血管压迫等。

**(2) 身体状况**

了解肿块位置、大小、数量，肿块有无触痛、活动度情况。重要脏器功能状况，有无转移灶的表现及恶病质。

【护理诊断】

**(1) 焦虑/恐惧**

与患者对疾病相关知识不了解、担心预后有关。

**(2) 排尿异常-排尿困难、漏尿、尿失禁**

与疾病本身有关。

**(3) 排尿异常/尿液异常（血尿）**

与输尿管手术有关。

| （4）舒适的改变 | （5）潜在并发症 |
|---|---|
| 与疼痛有关。 | 出血、感染、漏尿、肾积水等。 |

## 【护理措施】

### （1）术前护理

1）按泌尿外科疾病术前护理常规。

2）全面评估患者：包括健康史及其相关因素、身体状况、生命体征，以及神志、精神状态、行动能力等。

3）心理护理：对患者给予同情、理解、关心、帮助，告诉患者不良的心理状态会降低机体的抵抗力，不利于疾病的康复。解除患者的紧张情绪，更好地配合治疗和护理。部分血尿患者可出现紧张和焦虑情绪，应给予疏导。

4）注意观察患者的血尿程度，可嘱患者多饮水，以起到稀释尿液，防止血块堵塞的目的。当血尿严重，血块梗阻输尿管出现绞痛时，应报告医生给予解痉镇痛处理。

5）饮食护理：指导患者多进食富有营养、易消化、口味清淡的膳食，以加强营养，增进机体抵抗力。

6）协助患者做好术前相关检查工作：如影像学检查、心电图检查、X线胸片、血液检查、尿便检查等。

7）术前准备和术前指导：嘱患者保持情绪稳定，避免过度紧张焦虑，备皮后洗澡、更衣，准备好术后需要的各种物品如一次性尿垫、痰杯等，术前晚22:00以后禁食、水，术晨取下义齿，贵重物品交由家属保管等。

### （2）术后护理

1）按泌尿外科一般护理常规及全麻手术后护理常规护理。

2）生命体征监测：术后去枕平卧，头偏向一侧，血压平稳后改半卧位，严密监测生命体征的变化，术后24小时常规行心电监护、吸氧、监测体温、脉搏、呼吸、血压、血氧饱和度，观察患者的面色、四肢末梢血液循环情况等，有异常及时报告医师。

3）饮食护理：术后患者禁饮食，待肠蠕动恢复、肛门排气后进流质饮食，宜食低盐、高蛋白、高纤维、高热量食物，避免产气及刺激性食物。嘱多饮水，每天饮水约 2000ml。

4）早期活动：鼓励患者早期下床活动，以促进胃肠功能恢复，增加肺活量，减少肺部并发症，一般术后 1 天可在床上适当活动，术后 2 天下床，以减少腹胀的发生及避免下肢深静脉血栓形成。

5）管道护理：术后留置肾周引流管及尿管，注意观察并准确记录引流液的颜色、性质和量，保持引流通畅，如 24 小时肾周引流量 >500ml，及时通知医师处理。肾周引流管一般放置 2~3 天即可拔除，引流管放置时间应根据引流液的多少而定，带管期间根据医嘱用 0.5% 聚维酮碘消毒引流口周围皮肤，更换无菌敷料。留置导尿管期间，每天消毒尿道口 2 次，协助患者清洗会阴，1 次/日，有分泌物时及时清洗，保持会阴部清洁，一般术后 5~7 天拔除尿管。

6）基础护理：患者术后清醒后，可改为半卧位，以利于伤口引流及减轻腹压，减轻疼痛。患者卧床期间，应协助定时翻身，按摩骨突处，防止皮肤发生压疮。晨晚间护理。雾化吸入 2 次/日，会阴冲洗 1 次/日，尿道口清洁 2 次/日。

7）心理护理：根据患者的社会背景、个性及不同手术类型，对每个患者提供个体化心理支持，并给予心理疏导和安慰，以增强战胜疾病的信心。

**（3）并发症的观察及护理**

1）出血：术后应严密监测血压、脉搏、心率，术后 24 小时内测 1 次/小时，同时观察肾周引流管的情况，经常挤压引流管，并妥善固定，注意观察引流液的颜色、性质及量。若引流液鲜红色且量较多，血压下降，应及时采取措施，如加快输液、输血、应用止血药物等；药物治疗无法控制时，应及时告知医师再次手术止血；2~3 天拔除肾周引流管。

2）漏尿：由于输尿管肾盂缝合不严密及尿管引流不畅、尿液反流所致，术后密切观察切口渗血、渗液情况，注意尿管是否通畅，定时观察尿管及挤压引流管，观察有无漏尿发生，如引流液由淡红色变黄清且量>500ml 应通知医师处理。

3）切口感染：伤口出现渗血、渗液，应及时告知医师换药，合理、正确使用有效的抗生素，防止感染发生。

4）术后呕吐：多因麻醉药物引起，发生呕吐时头应偏向一侧，防止误吸，严密观察呕吐物量、性质，及时清除呕吐物，保持床单清洁。

**【健康教育】**

（1）出院前向患者及家属详细介绍出院后有关事项，嘱其1个月后按时返院拔双"J"管，置管期间不要憋尿。

（2）加强营养，多食蔬菜、豆制品、水果等。肾切除患者避免食用野生菌。

（3）术后多饮水，1500~2000ml/d。出院后应注意观察尿量及尿色的变化，发现异常及时就诊。

（4）告诫患者术后注意劳逸结合，避免过度劳累，适当进行户外活动及轻度体育锻炼，以增强体质，防止感冒及其他并发症，戒烟，禁酒。

（5）注意保持心情愉快，乐观开朗，有利于疾病恢复及身体健康。

（6）带有输尿管支架管的患者若发生腰部胀痛、发热、血尿等及时就医；输尿管支架管4~6周在膀胱镜下拔出，特殊患者遵医嘱拔管。

（7）每3~6个月复查1次，复查时须行B超检查，根据个人情况采用核素肾图检查。

# 第二节 输尿管肿瘤

输尿管肿瘤为尿路上皮肿瘤，临床较为少见，分原发性与继发性两种。其发病率占整个上尿路肿瘤的1%~3%，其中95%为单侧发生，左右输尿管发病率无明显差异。发病年龄为20~90岁，男性比女性多见，约4:1。原发性输尿管肿瘤起源于输尿管组织本身，继发性则来自肾脏、膀胱肿瘤的输尿管种植，以恶性肿瘤居多，其中大多数（90%）为移行细胞癌。良性输尿管肿瘤见于息肉、乳头状瘤、炎性假瘤等，恶性输尿管肿瘤多见于移行细胞癌，鳞状细胞癌少见、腺癌更少见。

**【临床表现】**

输尿管肿瘤发病率40~70岁占80%，平均55岁。血尿为最常见初发症状，肉眼血尿、腰痛及腹部包块是输尿管肿瘤常见的3大症状，但均为非特异性表现，极易同肾、膀胱肿瘤，输尿管结石，肾积水等疾患相混淆。

### （1）血尿

为主要症状，多为无痛肉眼血尿或镜下血尿，常间歇性反复出现，有时尿中可见条索状血块，活动和劳累后可加重。

### （2）疼痛

疼痛可以是轻微的，少数患者由于血尿通过输尿管而引起严重的肾绞痛或排出条状血块。如扩散至盆腔部或腹部器官，可引起相应部位疼痛，常是广泛而恒定的刀割样痛，这样的疼痛一旦发生，往往是晚期症状。

### （3）肿块

输尿管肿瘤可扪及肿块者占25%～30%，输尿管肿瘤本身能扪及肿块是罕见的。为癌肿阻塞输尿管所致，可发生肾积水而触及包块。临床上肿瘤本身难以触及。

### （4）其他

10%～15%患者被诊断时无任何症状。少见症状有尿频、尿痛、体重减轻、厌食和乏力等。如有反复发作的无痛性肉眼血尿伴有右侧精索静脉曲张者，要高度怀疑右侧输尿管肿瘤的可能。

## 【辅助检查】

### （1）影像学检查

1）静脉肾盂输尿管造影（IVP）：典型表现为肾盂充盈缺损及扩张积水，充盈缺损外形毛糙、不规则。

2）逆行肾盂输尿管造影：IVP患侧肾、输尿管未显影或显影质量不佳时，可选用逆行造影，当出现充盈缺损远端继发扩张时，对诊断有意义，而结石等良性梗阻的远端输尿管不扩张。

3）CT、MRI检查：对其他影像学检查可疑的部位进行3mm薄扫，常可发现输尿管肿瘤，并了解肿瘤浸润范围进行分期。在输尿管出现梗阻积水时，MRI可显示梗阻的部位。

### （2）内腔镜检查

1）膀胱镜检查：可发现患侧输尿管口向外喷血，并可观察到下段输尿管肿瘤向膀胱内突出及伴发的膀胱肿瘤等。

2）输尿管镜检查：可直接观察到肿瘤的形态、位置及大小，并可取活组织做病理检查。

### （3）尿液细胞学检查

可以敏感地发现肿瘤细胞，但不能确定肿瘤部位。

### （4）B超

一般只能发现肾盂积水和较大的转移灶。有时可见肿瘤为中等回声或稍低回声。

## 【治疗原则】

输尿管肿瘤的治疗应根据肿瘤的分级、分期、部位和数目来进行，同时应考虑肾功能的情况。

### （1）手术治疗

1）根治性手术

绝大多数输尿管肿瘤为恶性，即使良性的乳头状瘤，也有较多恶变的机会，所以对于对侧肾功能良好的病例，一般都主张根治性手术切除，切除范围包括该侧肾、全长输尿管及输尿管开口周围的一小部分膀胱壁，尤其强调输尿管开口部位膀胱壁的切除。

2）保守性手术治疗

①保守性手术的绝对指征：伴有肾衰竭；孤立肾；双侧输尿管肿瘤。②保守性手术的相对指征：肿瘤很小，无周围浸润；肿瘤有狭小的蒂或基底很小；年龄较大的患者；确定为良性输尿管肿瘤的患者。③双侧输尿管肿瘤的处理：如果是双侧下 1/3 段输尿管肿瘤，可采取一次性手术方法，切除双侧病变，分别行输尿管膀胱再植术；双侧上 1/3 段输尿管肿瘤，采取双侧输尿管切除，双侧肾盏肠襻吻合术或双侧自体肾移植；一侧上段输尿管肿瘤，另一侧为下段输尿管肿瘤，视病变情况，根治病情严重的一侧，或做上段一侧的肾、输尿管及部分膀胱切除，另一侧做肠代输尿管或自体肾移植术。

### （2）放射治疗

输尿管癌浸润周围组织时可行放射治疗，使病变缩小，有可能切除者再行手术切除。

### （3）化学治疗

晚期的输尿管肿瘤可考虑化学治疗。手术后辅以化疗也可提高 5 年生存率。

## 【护理评估】

### （1）健康史

了解患者一般情况，包括家族中有无输尿管系列癌发病者，初步判断输尿管肿瘤的发生时间，了解患者有无血尿、血尿程度，有无排尿型态改变和经常性疼痛。有无对生活质量的影响及发病特点。

### （2）身体状况

了解肿块位置、大小、数量，肿块有无触痛、活动度情况。重要脏器功能状况，有无转移灶的表现及恶病质。

## 【护理诊断】

| (1) 疼痛 | (2) 有感染的危险 |
|---|---|
| 与血块、肿瘤引起梗阻或手术切口有关。 | 与尿路梗阻造成引流不畅有关。 |

| (3) 排尿型态改变 |
|---|
| 与留置尿管有关。 |

| (4) 恐惧/焦虑 | (5) 知识缺乏 |
|---|---|
| 与担心预后不良、害怕手术有关。 | 与缺乏输尿管肿瘤疾病相关知识有关。 |

| (6) 自理能力缺陷 | (7) 潜在并发症 |
|---|---|
| 与术后卧床、疼痛、各种管道限制有关。 | 出血、气胸、尿瘘等。 |

## 【护理措施】

**(1) 术前护理**

1) 心理护理：多数患者确诊为肿瘤后可出现焦虑、悲观、绝望等各种负面情绪，或担心预后等出现厌食、睡眠不佳从而影响生活质量。对患者应给予同情、理解、关心、帮助，告诉患者不良的心理状态会降低机体的抵抗力，不利于疾病的康复。解除患者的紧张情绪，更好地配合治疗和护理。部分血尿患者可出现紧张和焦虑情绪，应给予疏导。

2) 注意观察患者的血尿程度，可嘱患者多饮水，以起到稀释尿液，防止血块堵塞的目的。当血尿严重，血块堵塞输尿管出现绞痛时，应报告医生给予解痉镇痛处理。

3) 饮食护理：指导患者多进食富有营养、易消化、口味清淡的膳食，以加强营养，增进机体抵抗力，纠正贫血，改善一般状态，必要时给予输血，补液。

4) 协助患者做好术前相关检查工作：如影像学检查、心电图检查、X线胸片、血液检查、尿便检查等。

5) 术前准备：备皮，给患者口服泻药，术前1天中午嘱患者口服50%硫酸镁40ml，30分钟内饮温开水1000~1500ml。如果在晚19:00前大便尚未排干净，应于睡前进行清洁灌肠。

6）术前指导：嘱患者保持情绪稳定，避免过度紧张焦虑，备皮后洗头、洗澡、更衣，准备好术后需要的各种物品如一次性尿垫、痰杯等，术前晚21:00以后禁食、水，术晨取下义齿，贵重物品交由家属保管等。

## （2）术后护理

1）麻醉术后护理常规：了解麻醉和手术方式、术中情况、切口和引流情况；持续氧气吸入；持续心电监护；床档保护防坠床；严密监测生命体征。

2）仔细观察术后伤口有无渗血及漏尿情况，保持切口敷料干燥，若有浸湿，及时报告医生，及时更换。

3）观察引流液及尿液的颜色、性质、量的变化。保持引流通畅，防止引流管受压、扭曲或堵塞，每天及时倾倒尿液，防止逆行感染。定期更换引流袋，1次/日。

4）鼓励患者多饮水，每天不少于2500ml，均匀饮用，增加利尿，起到冲洗尿路的作用。

5）男性患者留置导尿时应用聚维酮碘棉签消毒尿道口，2次/日。女性患者留置导尿时应给予会阴冲洗，1次/日。

6）鼓励患者进食高蛋白、高维生素、高热量饮食，增强患者抵抗力。

7）监测血、尿常规及尿培养结果，及时送检尿标本。

8）出院后留置双"J"管患者，置管期间注意休息，保持大便通畅，勤排尿，积极治疗内科疾病，减少引起腹压升高的因素，并告知患者双"J"管脱出的应对措施。1~3个月内来院拔管及不按时拔管的后果，对有肾积水及肾功能不良的患者，应定期复查肾功能。

9）基础护理：患者术后清醒后，可改为半卧位，以利于伤口引流及减轻腹压，减轻疼痛。患者卧床期间，定时翻身，按摩骨突处，防止皮肤发生压疮。满足患者生活上的合理需求，给予晨晚间护理，雾化吸入，2次/日。

10）增进患者的舒适：术后会出现疼痛，恶心，呕吐，腹胀等不适，及时通知医生，对症处理，减少患者的不适感。

11）术后活动：一般术后24~48小时即可在床上活动，有利于排气和下肢血液循环，并防止静脉血栓形成。

12）心理护理：根据患者的社会背景、个性及不同手术类型，对每个患者提供个体化心理支持，并给予心理疏导和安慰，以增强战胜疾病的信心。

**（3）并发症的处理及护理**

1）出血

①临床表现：引流液颜色由暗变红，或量由少变多；伤口敷料持续有新鲜血液渗出；患者脉搏增快，血压下降，面色苍白、尿量减少。②处理：密切监测生命体征尤其是脉搏、血压的变化；保持伤口引流管引流通畅，观察引流液的颜色及量。发现异常，及时告知医生，遵医嘱应用止血药并评估效果，必要时遵医嘱给予输血，应用升压药。保守治疗无效时，手术止血，做好术前准备监测血常规的变化。

2）尿瘘

①临床表现：伤口引流量增多、进出量有明显差异；伤口敷料可有淡黄色液渗出，创腔引流在术后早期有大量淡血性液，2~3 天后仍然有淡黄色液体流出。且患者主诉腹胀、腹痛或腰部胀痛。②处理：密切观察引流情况，准确记录出入量，发现尿瘘症状，及时告知医生。

3）气胸

①临床表现：呼吸困难、胸痛、胸闷、血氧饱和度低。②处理：行腹腔镜手术的患者，注意观察有无呼吸困难、胸痛、胸闷等主诉，若有则考虑气胸的可能。应及时告知医生并行 X 线检查。

4）腹腔脏器损伤

①临床表现：腹痛伴压痛、反跳痛。②处理：注意观察患者的腹部体征，观察患者有无腹痛伴反跳痛等主诉。如有则及时告知医生进行处理，严重者行手术修补。

5）双"J"管并发症

①临床表现：血尿，膀胱刺激症状，腰痛，双"J"管移位。②处理：指导患者减少活动，可适当卧床休息，多饮水，出血严重时遵医嘱给予止血药物；出现膀胱刺激症状时告知患者放松精神，适当改变体位并减少活动症状明显者给予解痉治疗；腰痛症状可能与尿液反流有关。指导患者减少引起腹压增高的因素，预防便秘；为防止双"J"管移位，应指导患者不做四肢及腰部同时伸展的运动、不做突然下蹲动作及用力

扭腰动作。若发生移位，告知患者多饮水，同时给予止血剂解痉治疗，必要时调整双"J"管的位置。

6）膀胱灌注不良反应

①临床表现：灌注化疗后出现坠胀、烧灼、排尿困难、血尿。②处理：灌注完毕后嘱患者卧床休息2小时，注意变化体位，2小时后可自行排出尿液，嘱患者多饮水以加速尿液生成，起到内冲洗的作用，降低药物的浓度，减少对尿道黏膜的刺激。出现排尿困难时可指导患者听流水声、热敷下腹部等促进排尿。告知患者如有少量血尿，可卧床休息以减少血尿，并注意观察尿色如血尿明显者应报告医生，以便进行对症处理。

## 【健康教育】

（1）出院前向患者及家属详细介绍出院后有关事项，并将有关资料交给患者或家属，告知患者出院后1个月来院复诊。

（2）嘱患者遵医嘱继续免疫治疗。

（3）嘱患者术后尽量慎用对肾脏有毒性的药物。

（4）告知患者术后注意劳逸结合，避免过度劳累，适当进行户外活动及轻度体育锻炼，以增强体质，防止感冒及其他并发症，戒烟、禁酒。

（5）保持心情舒畅和充足的睡眠，每晚持续睡眠应达到6~8小时。

（6）饮食指导：多吃含有维生素丰富的食品以及新鲜蔬菜与水果，少吃含草酸丰富食物。

（7）告知患者，如有异常情况应及时来院就诊。定期复查胸片、B超、肾功能，必要时复查膀胱镜。

（8）行膀胱灌注化疗的患者，讲解膀胱灌注的重要性和必要性，告知膀胱灌注的流程安排，确保患者能够坚持膀胱灌注化疗。

（9）留置双"J"管的患者1个月后拔除双"J"管，在此期间，应指导患者做好双"J"管的相关护理。

## 第三节　输尿管损伤

输尿管是一对细长而又富有弹性的肌性管道，位于腹膜后间隙。上端起自肾盂末端，下端终于膀胱。成人输尿管长 25~30cm，两侧长度大致相等。输尿管的生理功能主要是传输尿液。输尿管损伤较为少见，多见于医源性损伤，如手术损伤或器械损伤，偶见于枪伤或外来暴力损伤，如车祸等。放射性治疗可造成输尿管放射性损伤。损伤后易被忽略，多延误至出现症状时才被发现。

## 【临床表现】

输尿管损伤的临床表现复杂多样，有可能出现较晚，也有可能不典型或者被其他重要脏器损伤所掩盖，常见的临床表现有如下几种：

### （1）尿外渗

可发生于损伤当时或数天后，尿液由输尿管损伤处渗入后腹膜间隙，引起腰痛、腹泻、腹胀、局部肿胀、包块及触痛。如尿液漏入腹腔，则引起腹膜刺激症状。如尿液与腹壁创口或阴道、肠道创口相通，形成尿瘘，经久不愈。

### （2）血尿

血尿在部分输尿管损伤中会出现，可表现为镜下或肉眼血尿，具体情况要视输尿管损伤类型而定。输尿管完全离断时，可以表现为无血尿。

### （3）无尿

如果双侧输尿管完全断裂或被误扎，伤后或术后就会导致无尿，但需要与严重外伤所致休克、急性肾功能衰竭引起的无尿相鉴别。

### （4）感染症状

输尿管损伤后，局部组织坏死，引起炎症反应，有尿外渗或尿瘘时可很快发生继发感染，表现为体温升高，腰腹部疼痛、压痛等局部和全身症状。

### （5）梗阻症状

放射性或腔内器械操作等所致输尿管损伤，由于长期炎症、水肿、粘连等，晚期会出现受损段输尿管狭窄甚至完全闭合，进而引起患侧上尿路梗阻，表现为输尿管扩张、肾积水、腰痛、肾衰竭等。

### （6）尿瘘

溢尿的瘘口 1 周左右就会形成瘘管。瘘管形成后难以完全愈合，尿液不断流出，常见的尿瘘有输尿管皮肤瘘、输尿管腹膜瘘和输尿管阴道瘘等。

## 【辅助检查】

| (1) 静脉尿路造影（IVU） | (2) 逆行肾盂造影 |
|---|---|
| 输尿管误扎表现为该侧上尿路完全性梗阻，可见造影剂排泄受阻或肾盂输尿管积水、不显影。输尿管断裂、切开，可见造影剂外渗，晚期可见肾功能受损，肾盂输尿管扩张。 | 表现为在受损段输尿管插管比较困难，通过受阻。造影剂无法显示，自破裂处流入周围组织。该检查可以明确损伤部位，了解有无尿外渗及外渗范围，需要时可以直接留置导管引流尿液。 |
| (3) 膀胱镜检查 | (4) CT |
| 膀胱镜不仅可以直视下了解输尿管开口损伤情况，观察有无水肿、黏膜充血，而且可以观察输尿管口有无喷尿或喷血尿，判断中上段输尿管损伤、梗阻的情况。 | 平扫常不能显示输尿管损伤的确切位置，但对尿外渗观察极为准确。增强扫描，可见尿外渗区域造影剂积聚。对输尿管结扎者，可见肾盂输尿管扩张，肾功能受损。 |
| (5) B超 | (6) 肾图 |
| 简易方便，可以初步了解肾、输尿管梗阻及尿外渗的情况。 | 了解肾功能及尿路梗阻情况。 |

## 【治疗原则】

输尿管损伤的处理既要考虑输尿管损伤的部位、程度、时间及肾脏膀胱情况，又要考虑患者的全身情况，了解有无严重合并伤及休克。

### (1) 急诊处理

1) 抗休克：积极抗休克，处理严重的合并伤。

2) 一期修复：新鲜无感染伤口应一期修复。

3) 肾造瘘，抗炎治疗及二期修复：适用于输尿管损伤 24 小时以上，组织发生水肿或伤口有污染一期修复困难者。

### (2) 手术治疗

1) 输尿管支架管置入术：适用于输尿管小穿孔、部分断裂或误扎松解者。输尿管支架管保留 2 周以上，一般能愈合。

2) 肾造瘘术：适用于输尿管损伤导致完全梗阻不能解除，可以行肾造瘘引流尿液，后期再修复输尿管。

3）输尿管成形术：适用于输尿管完全断裂、坏死、缺损或保守治疗失败者。尽早手术修复损伤的输尿管，既可使尿液引流通畅，保护肾功能。同时，又可彻底引流外渗尿液，防止感染或尿液囊肿形成。具体手术有：输尿管-肾盂吻合术、输尿管-输尿管吻合术、输尿管-膀胱吻合术、交叉输尿管-输尿管端侧吻合术、输尿管替代术等。

4）自体肾移植术：适用于输尿管广泛损伤，长度明显缩短者。

5）肾脏切除术：适用于输尿管损伤所致肾脏严重积水、感染、功能受损、萎缩等。

## 【护理评估】

**（1）健康史**

询问患者是否有盆腔、腹腔手术，输尿管内器械操作，腹部闭合或开放外伤史。

**（2）身体状况**

了解患者有无腰痛、腹痛、腹胀等不适，有无血尿或无尿的症状，有无感染及发热等不适。

**（3）心理-社会状况**

评估患者对输尿管损伤的认知程度，治疗方法的知晓及配合程度，及预后的心理承受能力。

## 【护理诊断】

**（1）焦虑/恐惧**

与患者对疾病相关知识不了解、担心预后有关。

**（2）排尿异常**

排尿型态异常或尿液性状异常（尿外渗、尿瘘、血尿）与输尿管穿孔、断裂等损伤有关。

**（3）舒适的改变**

与疼痛、尿瘘有关。

**（4）潜在并发症**

出血、感染、肾积水、肾功能衰竭等。

## 【护理措施】

**（1）术前护理**

1）心理护理

①解释手术的必要性、手术方式、注意事项及治疗效果。②鼓励患者表达自身感受，多与患者沟通，安慰疏导患者。③教会患者自我放松的方法。④根据个体情况进行针对性心理护理。⑤鼓励患者家属和朋友给予患者关心和支持。

2）病情观察及护理

①观察并记录患者腹部体征。②观察排尿情况及尿液颜色、性质、尿量。③观察生命体征，是否合并感染性休克及失血性休克等。

3）术前常规准备

①术前行抗生素试敏，术晨遵医嘱带入术中用药。②协助完善相关术前检查：心电图、B超、出凝血试验、肝肾功、血常规等。③术前1天行肠道准备，禁食12小时，禁饮4小时。④术晨更换清洁病员服。⑤备皮：输尿管置管的范围为会阴部、腹股沟、耻骨联合和大腿上1/3内侧；输尿管开放手术范围为上至乳头平面，下至耻骨联合，前后均过中线。⑥术晨建立静脉通道。⑦术晨与手术室人员进行患者、药物等信息核对后，送入手术室。⑧麻醉后置尿管。

## （2）术后护理

1）麻醉术后护理常规：了解麻醉和手术方式、术中情况、切口和引流情况；持续低流量吸氧；持续心电监护；床档保护防坠床；严密监测生命体征。

2）伤口观察及护理：观察伤口有无渗血渗液，若有，应及时通知医生并更换敷料；观察伤口周围有无肿胀及丰满，有无腹痛腹胀等。

3）各管道观察及护理

①输液管保持通畅，留置针妥善固定，注意观察穿刺部位皮肤。②输尿管支架管（双"J"管）植入术后避免剧烈活动，以免输尿管支架管移位，如有腰部胀痛等不适，应及时查明原因，及时给予相关处理。③创腔引流管妥善固定，保持通畅。观察引流液性状及量。

4）疼痛护理：评估患者疼痛情况；对有镇痛泵（PCA）患者，注意检查管道是否通畅，评价镇痛效果是否满意；遵医嘱给予镇痛药物；提供安静舒适的环境。

5）基础护理：做好口腔护理、尿管护理、定时翻身、雾化吸入、患者清洁等工作。

6）肾造瘘管的护理

①定时挤捏管道，使之保持通畅。②一般不做常规冲洗，以免引起感染，必需冲洗时应严格无菌操作，低压、缓慢冲洗，每次冲洗量不超过10ml。③如患者有腰胀不适，应立即停止冲洗。④勿折叠、扭曲、压迫管道。⑤及时倒掉尿液，保持有效引流。⑥妥善固定肾造瘘管，严防脱落。⑦引流管及引流袋妥善固定于床旁，避免牵拉造瘘管。⑧引流袋位置应低于造口处。⑨告知患者肾造瘘管的重要性，切勿自行拔管。⑩若肾造瘘管不慎脱出，应立即通知主管医生，由医生重置造瘘管。⑪观察引流液颜色、量；观察患者腰部体征，有无腰胀；保持造瘘管周围敷料清洁、干燥、固定；引流袋每日更换，引流袋上注明引流管名称、置管时间及更换时间；观察患者是否有发热、水电解质紊乱。⑫造瘘管留置时间一般为2周，拔管前试行夹管，无漏尿、腰胀、排尿顺利、体温正常；自造瘘管注射亚甲蓝后，可以从尿道排出；经造瘘管造影通畅。符合以上三条之一者，证实肾盂至膀胱引流通畅时，方可拔管。

7）尿管的护理

①保持通畅：定时挤捏管道，使之保持通畅；堵塞时可以用0.9%氯化钠溶液冲洗；勿折叠、扭曲、压迫管道；及时倾倒尿液，保持有效引流。②固定：引流管及引流袋妥善固定于床旁；引流管及引流袋位置不可高于耻骨联合；告知患者尿管的重要性，避免过度牵拉，切勿自行拔出；若尿管不慎脱出，切勿自行安置尿管，应遵医嘱重置尿管。③观察并记录：观察尿液颜色、量；正常情况下手术当天引流液为淡红色；观察患者腹部体征，有无腹胀；保持会阴部、尿道口清洁，每日尿道口护理2次；观察患者有无水、电解质紊乱。④拔管：输尿管膀胱再植者7~10天拔除。

8）饮食护理

①术后当天至肛门排气：禁食、禁饮。②肛门排气后：饮水、流质饮食。少食多餐，循序渐进，以不引起不适为原则，注重营养。③肛门排气第1天：半流质、软食。④肛门排气第2天：普食。

9）体位与活动

①全麻清醒前：去枕平卧位，头偏向一侧。②全麻清醒后手术当天：低卧位，平卧位与侧卧位交替。③术后第1天：半卧位为主，增加床上运动。④术后第2天：半卧位为主，可在搀扶下适当下床旁活动。⑤术后第3天起：可在搀扶下适当房间内活动，并逐渐适当增加活动度。

**（3）并发症的处理及护理**

1）出血

①临床表现：伤口敷料或引流管内引流液由暗红色变鲜红色，量由多变少；患者脉搏增快、血压降低等休克症状。②处理：保守治疗，如用止血药、升压药、加快补液速度、输血或代血浆；保守治疗无效者应及时行再次手术。

2）尿瘘

①临床表现：伤口敷料持续有淡黄色液渗出，创腔引流在术后早期有大量淡血性液，2~3天后仍然有淡黄色液体流出；输尿管支架拔除后出现持续腰部疼痛不适。患者出入量有明显差异。②处理：保持创腔引流及保留尿管引流通畅；抗感染；尽快行输尿管插管。

3）肾积水

①临床表现：轻者无症状；肾积水重者有腰部钝痛。②处理：输尿管插管；肾穿刺造瘘。

## 【健康教育】

**（1）饮食指导**

指导患者进食营养丰富、容易消化食物；肾切除者，避免食用野生菌类及有肾毒性药物。

**（2）饮水指导**

嘱患者多饮水，一般成人应保持每日尿量在 2000ml 以上。

**（3）活动指导**

根据体力，适当活动。带有支架管的患者，支架管拔除之前应避免剧烈活动，避免四肢伸展运动，以防双"J"管移位或脱出。

**（4）病情自查**

带双"J"管出院时若出现明显腰胀、腰痛、发热、血尿等症状，应及时就诊。

## 第四节 输尿管结石

输尿管结石是泌尿系统结石中的常见疾病，发病年龄多为 20~40 岁，男性略高于女性。其发病率约占上尿路结石的 65%。输尿管结石 90%

以上来源于在肾脏，而原发输尿管的结石比较少见，通常合并输尿管梗阻、憩室等其他病变。输尿管结石的病因与肾结石相同。从形态上看，由于输尿管的塑形作用，结石进入输尿管后常形成圆柱形或枣核形，亦可由于较多结石排入，形成结石串，俗称"石街"。根据国内的统计，输尿管结石在治疗时约70%位于输尿管下 1/3 段，15%位于输尿管中 1/3 段，上 1/3 段的结石罕见。

## 【临床表现】

### （1）疼痛

输尿管结石多表现为急性绞痛，少数出现钝性腰痛或腹痛。疼痛部位及放射范围根据结石梗阻部位而有所不同，上段输尿管梗阻时，疼痛位于腰部或上腹部，并沿输尿管行径放射至同侧睾丸或阴唇和大腿内侧。当输尿管中段梗阻时，和上段结石症状相似，但以下腹部疼痛较为明显。下段结石放射至膀胱、阴唇或阴囊。当结石位于输尿管膀胱壁段或输尿管开口处，常伴有膀胱刺激症状及尿道、阴茎头部放射痛。

### （2）血尿

输尿管结石急性绞痛发作时，可见肉眼血尿，尤其在绞痛伴有结石排出者不发生急性绞痛时，以镜下血尿多见。

### （3）感染与发热

结石引起梗阻导致继发感染引起发热，其热型以弛张热、间歇热或不规则热为主。严重时还可引起中毒性休克症状，出现心动过速、低血压、意识障碍等症状。

### （4）恶心、呕吐

输尿管与胃肠道有相同的神经支配，所以输尿管结石引起的绞痛常引起强烈的胃肠反应，表现出恶心、呕吐等症状。

### （5）排石

结石患者可能有从尿中排出砂石的病史，特别是在疼痛和血尿发作时，排出结石时，患者有排出异物感或刺痛感。

### （6）其他

妊娠期结石、肾移植术后结石。

## 【辅助检查】

### （1）B超

B超是使用最广泛的输尿管结石的筛查手段，可以发现2mm以上非X线透光结石即通常所称"阳性"结石及X线透光结石即"阴性"结石。还可以了解结石以上尿路的扩张程度，间接了解肾皮质、实质厚度和集合系统的情况。能同时观察膀胱和前列腺，寻找结石形成的诱因和并发症。

## （2）尿路平片（KUB平片）

可以发现90%非X线透光结石，能够大致地确定结石的位置、形态、大小和数量，并且通过结石影的明暗初步提示结石的化学性质。

## （3）静脉尿路造影（IVU）

应该在尿路平片的基础上进行，其价值在于了解尿路的解剖，发现有无尿路的发育异常，如输尿管狭窄、输尿管瓣膜、输尿管膨出等。确定结石在尿路的位置，发现尿路平片上不能显示的X线透光结石，鉴别KUB平片上可疑的钙化灶。此外，还可以初步了解分侧肾脏的功能，确定肾积水的程度。

## （4）CT扫描

CT扫描不受结石成分，肾功能和呼吸运动的影响，螺旋CT还能够同时对所获取的图像进行二维及三维重建，获得矢状或冠状位成像，能够检出其他常规影像学检查中容易遗漏的微小结石。由于不需要肠道准备，同时分辨率高，对于X线不能显示的小结石和阴性结石都可以采用，尤其适用于急诊肾绞痛发作的患者。同时能够发现肾脏有无积水和实质的病变。增强CT还可以同时了解肾功能情况。

## （5）逆行或经皮肾穿刺造影

属于有创性检查方法，不作为常规检查手段，仅在静脉尿路造影不显影或显影不良以及怀疑是X线透光结石、需要作进一步的鉴别诊断时应用。

## （6）实验室检查

1）血液分析：白细胞$>13×10^9/$L，提示存在尿路感染。

2）尿液分析：可见镜下血尿。伴感染时有脓尿。结晶尿多在肾绞痛时出现。

3）结石分析。

## 【治疗原则】

## （1）非手术治疗

适用于结石<1cm、结石位置有向下移动倾向、肾功能无明显影响、无尿路感染的患者。大量饮水，服用中药，应用解痉药、行跳跃活动等。

| (2) 输尿管套石 | (3) 输尿管镜下取石或碎石 |
|---|---|
| 在膀胱镜下用套石篮将结石拉出。适用于小的活动性的中下段输尿管结石。 | 输尿管扩张后放入输尿管镜，见到结石用液电或超声碎石器碎之，结石也可直接用取石钳取出。 |
| (4) 体外冲击波碎石 | (5) 手术输尿管切开取石 |
| 主要适用于直径≤1cm的上段输尿管结石。 | 适用于以上疗法无效，结石>1cm，且表面粗糙不能自行排出者，或有输尿管狭窄及感染的患者。 |

## 【护理评估】

| (1) 健康史 | (2) 身体状况 |
|---|---|
| 了解患者一般情况，有无与活动有关的血尿、疼痛、尿石等身体状况；有无因结石梗阻造成发热，而导致肾积水；了解有无家族史、地域及饮食习惯。 | 了解结石的位置、大小、数量、血尿及疼痛的程度；有无高热、肾积水造成肾脏损害的程度。 |

## 【护理诊断】

| (1) 疼痛 | (2) 舒适度改变 | (3) 焦虑/恐惧 |
|---|---|---|
| 与疾病、排石过程有关。 | 与手术打击、术后管道牵拉等有关。 | 与患者对手术的恐惧、担心预后有关。 |

| (4) 排尿型态障碍 | (5) 潜在并发症 |
|---|---|
| 与结石阻塞引致尿频、尿急、尿痛或留置尿管有关。 | 感染、出血、尿外渗等，与尿路梗阻、手术创伤有关。 |

| (6) 知识缺乏 | (7) 部分生活自理缺陷 |
|---|---|
| 与患者缺乏疾病预防及治疗知识有关。 | 与疾病、手术有关。 |

## 【护理措施】

### （1）非手术治疗护理

1）肾绞痛护理

①疼痛时，安抚患者，稳定情绪，卧床休息，尽可能减少大幅度的运动，并教会患者深呼吸以缓解疼痛。②教会患者减轻疼痛的技巧，如局部热敷、分散注意力、肌肉放松、音乐疗法等。③持续评估患者疼痛的性质、时间、部位、程度等。加强护患沟通。④遵医嘱及时给予对症治疗，观察并记录疗效。

2）促进排石

①鼓励患者多饮水：若患者合并有发热、呕吐等现象，宜再增加液体摄入，必要时可由静脉滴注补充。如患者出现肾绞痛、肾功能不全或肾积水时，则限制水量摄入，以免病情加剧。②鼓励患者活动：疼痛缓解或排石时适当做一些跳跃或其他有利于排石的运动，促进结石排出。③病情观察：观察尿液内有无结石排出，将滤出的碎渣、小结石送检。对有尿路感染患者给予抗生素控制感染，观察患者体温变化，血尿常规检验结果，尿路刺激症状有无缓解等。

### （2）体外冲击波碎石术的护理

1）术前护理

①需给患者解释将经历的相关治疗程序，同意接受治疗签署手术同意书。②患者于手术日早上应进食流质的食物。③指导患者于术前 2~3 天起停止服用会影响凝血作用的药物，如水杨酸及抗凝血类的药物。注意观察患者是否出现焦虑、紧张或害怕的情况，给予心理支持。行体外冲击波碎石术前通常给予低剂量的镇静剂，并视需要给予止痛剂，以减轻患者之焦虑和疼痛。④行体外冲击波碎石术时，协助患者平躺于治疗台上，由操作人员做结石定位，并视结石位置调整体位。定位完成后，碎石机之碎石装置会接触患者，位置确认后，即开始碎石。在体外冲击波碎石术的进行中，需告知患者目前进行的步骤及预期会有的感觉；患者可听到轻微的冲击波声音及感觉到轻微震动。如感觉疼痛，需告知医护人员作处理。告知患者在治疗过程中需维持姿势并固定不动，保持呼吸稳定。治疗过程中，需随时监测患者的生命体征。如出现异常情况即停止治疗。

2）术后护理

①术后嘱咐患者多饮水，以利结石的排出。②术后告知患者在肾周

围皮下可能有轻微淤血或血肿。此外在 3 天内亦可有轻微血尿及排尿困难的情形。③告知患者打碎的结石多于两周内逐渐排出体外，故排尿后应过滤尿液以收集结石送检，且排石的过程中可能会伴随腰骶酸痛及轻微腹部不适。④鼓励适度运动及多摄取液体，一天摄水量应达 3000ml 以上，必要可经由静脉输液来补充液体，以利碎石排出。⑤出院前患者及家属的宣教：若有剧烈肾绞痛、寒战高热、大量血尿及血块或 8~12 小时内有尿量减少等异常现象，立即就医。出院前安排患者复诊时间。指导长期服用治疗性药物的患者，在手术当天可恢复服用平日的药物。

### （3）输尿管镜取石碎石术及输尿管切开取石术的护理

1）术前护理

①心理护理：解释手术的必要性、手术方式、注意事项。鼓励患者表达自身感受。教会患者自我放松的方法。针对个体情况行针对性心理护理。鼓励患者家属和朋友给予患者关心和支持。②术前常规准备：协助完善相关术前检查：心电图、胸片、血液检查等。术晨禁食 12 小时，禁饮 4 小时。术晨备皮及皮肤清洁，更换清洁病员服。术晨 KUB 摄片定位，并尽可能不活动保持原体位。术晨预防性使用抗生素以控制及预防感染。

2）术后护理：外科术后护理常规。

## 【健康教育】

### （1）饮食指导

嘱咐患者多饮水，每日尿量保证在 2500ml 以上，讲解饮食与结石的重要关系，依结石成分进行相符的饮食宣教，防止结石复发。防止结石复发的饮食治疗原则见表 5-1。

表 5-1　防止结石复发的饮食治疗原则

| 结石类别 | 饮食治疗原则 | 食物种 |
| --- | --- | --- |
| 磷酸钙 | 避免摄入高磷酸食物 | 酵母；谷物类，如麦片、全谷类、小麦胚芽；荤食，如动物内脏、虾、牛奶、蛋黄、豆类；其他，如香菇、坚果类 |

续　表

| 结石类别 | 饮食治疗原则 | 食物种 |
|---|---|---|
| 草酸钙 | 尽可能避免高草酸盐食物 | 饮料，如咖啡、可乐、啤酒、茶；水果，如西瓜、葡萄、番茄、玉米、小红莓、李子等 |
| 磷酸铵镁 | 多摄取酸性食物以酸化尿液 | 鱼、肉、蛋、家禽类；谷类；水果，如葡萄、西瓜、番茄、玉米、李子、小红莓等 |
| 胱氨酸 | 限制蛋白质类饮食的摄取；摄取碱性食物以碱化尿液 | 牛奶；绿色蔬菜；大多数水果；海带、海藻；鱼类，如鲑鱼、鳟鱼 |

**（2）活动指导**

指导患者勤排尿、不憋尿、预防便秘、避免用力咳嗽等腹压增大动作，并且不做剧烈活动、伸张运动，避免双"J"管移位、脱出。

**（3）复查**

若患者留置有输尿管双"J"管，于术后4~6周后在膀胱镜下拔除。强调说明不按时拔除双"J"管的后果和危害。指导患者学会观察自己尿液的性状，发现异常及不适可随时就诊。

# 第五节　输尿管梗阻

正常的输尿管是一对扁而细长的肌性管道，位于脊柱两侧，左右各一，上端起自肾盂末端，下端终于膀胱。成人输尿管长25~30cm，两侧长度大致相等。其管径粗细不一，平均0.5~1cm。输尿管的走行并非垂直下降，全长有三个弯曲：第1个弯曲在输尿管上端，为肾曲，位于肾盂与输尿管的移行处；第2个弯曲在骨盆上口处，为界曲，呈S形，由向下的方向斜转向内，过骨盆上口后再转向下方；第3个弯曲在骨盆内，输尿管壁内段与盆段的移行处，为骨盆曲，由斜向内下转向前下方，为凸向后下方的弯曲。有三个生理狭窄部：上狭窄部位于肾盂输尿管连接部位；中狭窄部位于骨盆上口、输尿管跨过髂血管部位；下狭窄部位于输尿管膀胱连接部位，是输尿管的最窄处。

由于输尿管的解剖特点，因此输尿管发生病变时最容易在弯曲和狭窄部位形成梗阻，即为输尿管梗阻。输尿管梗阻临床上单侧多见，也可为双侧梗阻。输尿管梗阻后若不能及时解除，将导致肾积水、肾功能损害，最终导致肾功能衰竭。

## 【临床表现】

### （1）疼痛

可为输尿管梗阻的突出症状，表现为患侧疼痛，严重者呈肾绞痛，疼痛程度剧烈。排尿时出现腰部、腹部疼痛为膀胱-输尿管反流现象。

### （2）尿量变化

双侧完全性梗阻可出现无尿，部分梗阻时则可引起多尿，间歇性梗阻则可反复出现少尿或无尿，紧接着出现明显多尿。

### （3）肿块

在输尿管梗阻引起严重的肾积水时，可在患者腹部触及囊性肿块，为积水增大的肾。

### （4）肾功能衰竭

双侧梗阻可以肾功能衰竭为主要表现：乏力、食欲不振、恶心、呕吐、水肿、贫血等。

### （5）其他

输尿管梗阻并发感染时，可出现寒战、高热、腰痛、尿路刺激征等。输尿管梗阻并发结石时可出现血尿。

## 【辅助检查】

### （1）实验室检查

1）慢性感染或双侧输尿管梗阻导致肾积水晚期，出现尿毒症的患者可出现贫血。

2）急性感染期白细胞升高。白细胞升高不明显通常提示慢性感染。

3）镜下血尿提示可能为结石、肿瘤、炎症，尿液中可有细菌和脓细胞。

4）严重的双侧肾积水时，尿液流经肾小管变缓，尿素被大量重吸收，但是肌酐没有被吸收。

5）血生化检查提示尿素/肌酐比值大于正常。尿毒症期，血肌酐和尿素氨水平明显增高。

## （2）B超检查

可以发现患侧肾脏积水、输尿管在梗阻段上方的扩张，并了解输尿管梗阻的大致位置，同时B超检查是输尿管梗阻患者治疗后随访的重要手段。

## （3）排泄性尿路造影和逆行尿路造影

X线尿路造影是临床诊断输尿管梗阻常用的检查方法。如果患者肾功能较好，排泄性尿路造影显影满意，不但可以明确显示梗阻的部位，而且可以直接显示梗阻的形态及患肾积水的程度，对输尿管梗阻的定位定性诊断符合率高。

## （4）磁共振尿路成像

如果患者梗阻严重，肾无法显影，输尿管梗阻导致逆行插管失败，可考虑磁共振水成像（MRU）以明确诊断。MRU可满意地显示输尿管全程和梗阻段的特征，狭窄段梗阻端一般呈光滑的锥形。MRU还可同时显示间隔的两段以上的输尿管梗阻。

## （5）放射性核素检查

输尿管梗阻治疗前利用肾图对分侧肾功能的评估是十分重要的。利尿肾图有助于鉴别机械性上尿路梗阻与单纯肾盂扩张。

## （6）输尿管镜检查

任何病因不明的输尿管梗阻的患者建议行输尿管镜检查，必要时活检以明确诊断。

## 【治疗原则】

（1）对于输尿管梗阻的患者，应在寻找病因的基础上解除梗阻，最大限度地保护肾功能，控制感染，防止并发症的发生。

（2）急性完全性输尿管梗阻引起的无尿需要急诊治疗，解除梗阻。如无法接受手术治疗的患者可经皮肾穿刺留置造瘘管或逆行插管暂时解除梗阻，待病情稳定后再针对病因治疗。对于一时无法解除梗阻的重症患者，可考虑行血液透析治疗。

（3）慢性不完全性输尿管梗阻，如果患者肾功能在正常范围内，应尽快明确梗阻的原因和部位，解除梗阻和病因治疗同时进行。

（4）如果肾功能有进展性损害，肾脏形态学上变化明显，出现并发症的患者，应积极手术治疗。输尿管梗阻的手术治疗方式主要根据患肾受损的程度而定。如果患者患侧肾脏积水不重，肾功能尚可，常用腔内方法或外科修复治疗输尿管梗阻。

1）腔内治疗：输尿管支架植入术；逆行球囊扩张术；顺行球囊扩张术；逆行腔内输尿管切开术；顺行腔内输尿管切开术；联合应用逆行和顺行腔内输尿管切开术。

2）外科修复：开放输尿管-输尿管吻合术；腹腔镜下输尿管-输尿管吻合术；开放输尿管膀胱吻合术；腹腔镜下输尿管膀胱吻合术；开放膀胱腰肌悬吊术；腹腔镜下膀胱腰肌悬吊术；开放膀胱瓣修复术；腹腔镜下膀胱瓣修复术；肾脏移位术；输尿管切开插管术；断离的输尿管两端与对侧输尿管作端侧吻合术；开放回肠代输尿管术；腹腔镜下回肠代输尿管术；自体肾移植。

## 【护理评估】

### （1）健康史

询问患者是否有盆腔、腹腔手术，腹部外伤史，是否有上尿路结石及肿瘤病史。

### （2）身体状况

1）了解患者是否有腹部疼痛及肿块。

2）了解患者是否有多尿、少尿及无尿等排尿异常情况。

3）了解患者是否有血尿及尿路感染发生。

### （3）心理-社会状况

评估患者及家属对梗阻病因的了解程度，对疾病治疗的知晓及配合程度，对预后的认知。

## 【护理诊断】

### （1）疼痛

与结石梗阻、手术切口有关。

### （2）体温过高

与继发感染有关。

| （3） 排尿型态改变 | （4） 恐惧/焦虑 |
|---|---|
| 与梗阻或手术有关。 | 与担心预后不良、害怕手术有关。 |

| （5） 知识缺乏 | （6） 潜在并发症 |
|---|---|
| 与缺乏疾病相关知识有关。 | 肾功能衰竭与梗阻或手术创伤有关。 |

| （7） 潜在并发症 | （8） 潜在并发症 |
|---|---|
| 出血与结石、肿瘤梗阻或手术有关。 | 吻合口瘘与引流管不畅有关。 |

## 【护理措施】

### （1） 对症治疗的护理

1） 肾绞痛的护理

肾绞痛多见于肾结石和输尿管结石，可为腰部疼痛或胀痛，常突然发生，疼痛可仅历时数分钟或持续长达数小时。①病情观察：密切观察疼痛发作的次数和持续时间，注意疼痛的部位、性质，评估疼痛的程度。必要时，观察生命体征的变化，注意患者的面色、意识和表情，警惕因剧烈疼痛所致休克。②药物治疗的护理：肾绞痛发作时遵医嘱给予解痉镇痛药物，应观察给药后有无不良反应及评估其疗效，观察症状有否缓解。③治疗配合：在肾绞痛缓解后，应配合医生进一步明确诊断，做好各项检查前的准备，向患者说明检查的必要性和注意事项，以取得配合。④心理护理：肾绞痛起病急，疼痛剧烈，患者可能出现紧张、恐惧等不良情绪，应根据患者的文化程度、接受能力等针对性地讲解疼痛的原因、治疗方法，消除其思想顾虑。为患者提供安静的病房环境，缓解其紧张情绪。

2） 肾积水的护理

各种原因所致的输尿管梗阻最终都会引起肾积水。可去除病因而改善积水情况。若病因暂时不能去除或无法去除时，可行肾造瘘缓解肾积水情况。

①心理护理：针对性地向患者解释肾积水形成的原因、所采用的治疗措施及其注意事项和配合要点，消除患者因不了解疾病相关知识而产生的不安和焦虑等情绪。②继发感染的护理：密切观察体温变化，若出

现高热，按医嘱给予物理降温或药物降温并观察疗效；遵医嘱给予抗生素抗感染治疗，注意观察药物的不良反应；保持病房的整洁、通风，及时为患者更换清洁的衣物，做好口腔护理；加强营养，注意补充水分。

3）肾造瘘术的护理

①术前护理：术前完善各项常规检查。若有尿路感染者，应先控制感染后再行造瘘术；向患者解释造瘘术的必要性和重要性，讲解术前、术后的注意要点，取得患者的配合。②术后护理：密切观察生命体征并进行记录。必要时给予心电监护；活动指导：根据造瘘口的位置，指导患者取合适体位。指导患者翻身活动时应将造瘘管保护好，避免用力牵拉造瘘管，防止造瘘管扭曲、滑脱；保持造瘘处周围皮肤的清洁干燥，观察敷料有无渗血渗液，若有应及时进行更换；肾造瘘管的护理：妥善固定肾造瘘管，防止脱落、折叠、扭曲，保持引流通畅。观察引流尿液的性质、量并进行记录。若为鲜红色并较多时可夹闭肾造瘘管，形成压迫性止血，一般夹闭2~4小时后再开放。若引流不畅时，可使用0.9%氯化钠溶液进行低压冲洗，冲洗时速度要缓慢，以免增加吻合口张力而致吻合口漏尿。肾造瘘管一般留置2周左右，待尿液转清、体温正常后实施夹管试验，若无肾区胀痛、漏尿、发热等症状时方可拔管。拔管后嘱患者健侧卧位，可防止造瘘口渗液，保持造瘘口敷料干燥清洁，渗湿及时更换。如为永久性肾造瘘患者，应每2~3周更换造瘘管一次。

4）急性肾功能衰竭的护理

双侧输尿管梗阻引起急性肾功能衰竭为泌尿外科急重症之一。

①密切观察生命体征，有无水钠潴留的症状体征。②监测肾功能各项指标的变化，记录24小时出入量。③积极治疗原发病或诱发因素，纠正血容量不足、抗休克及有效的抗感染等。④少尿期应密切注意水、电解质的平衡，特别是血钾平衡。⑤必要时行血液透析治疗。

## （2）术前护理

1）心理护理

与患者多沟通，了解患者的心理需求，耐心讲解输尿管梗阻的相关知识及手术方式，针对性地解除其思想顾虑，稳定患者的情绪。可增加患者与恢复期患者之间的交流，听取恢复期患者介绍手术前后配合治疗、促进恢复的经验。

2）饮食指导

饮食规律，少食多餐，以营养丰富、易消化饮食为主，忌刺激性食物和烟酒。鼓励多饮水，保持尿量 2500~3000ml/d 以上。

3）术前常规准备

①评估患者有无合并感染、血尿等情况，及时给予针对性的护理措施。②完善术前常规检查及心、肺、肝、肾功能检查，正确留取标本。③术前给予相应的抗生素皮试并记录结果。④术前根据手术方式给予相应区域的备皮。⑤肠道准备：术前晚清洁肠道，根据手术方式选择相应的肠道准备方式。术前禁食 12 小时，禁饮 4 小时。⑥术晨贴身穿上清洁的病员服，取下金属物品，取下活动性义齿。⑦输尿管结石患者，术前 1 小时加拍腹部平片，拍片后尽量保持体位不变，以防结石移位。⑧术晨根据手术室安排，进行患者、药物核对后，将患者送入手术室。

## （3）术后护理

1）麻醉术后护理常规：了解麻醉和手术方式、术中情况、切口和引流情况；持续低流量吸氧；持续心电监护；床档保护防坠床；严密监测生命体征。

2）伤口观察及护理：观察伤口有无渗血渗液，若有，应及时通知医生并更换敷料；观察腹部体征，有无肠麻痹等。

3）引流管的护理

①做好各导管的标记，妥善固定，避免折叠受压，保持引流管通畅。②及时观察并记录引流液的色、量、性质。③更换引流袋每周 1~2 次，引流袋不高于耻骨联合。④留置导尿管期间每日进行会阴护理，保持尿道口及会阴部清洁干燥。⑤做好肾造瘘管的护理。

4）双"J"管的护理

①减少引起腹压增高的任何因素，如预防便秘、咳嗽等。②鼓励患者多饮水，养成良好习惯，增加液体摄入。③不做突然下蹲及扭腰动作，避免剧烈运动。④鼓励排尿，不憋尿，防止尿液逆流。⑤若出现血尿，告知患者可能因双"J"管刺激使输尿管、膀胱黏膜充血引起，基本上可自行消失。指导患者多饮水，以达到冲洗尿管的目的。⑥若出现膀胱刺激症状，告知患者可能是双"J"管位置不当或刺激膀胱三角区引起，可在调整体位后使症状缓解或消失。告知患者放松精神，适当改变体位并减少活动。

5）饮食的护理

根据手术方式的不同选择相应的饮食指导，全麻术后患者待肠蠕动恢复后由禁食逐步恢复至流质饮食、半流质和普食。若为结石患者，限制饮食中草酸、钠盐、蛋白质的过量摄入。鼓励患者多饮水以促进残留碎石排出。

6）体位与活动

①全麻清醒前：去枕平卧位，头偏向一侧。

②全麻清醒后手术当天：平卧位或低半卧位。

③术后第 1 天：半卧位或低半卧位，适当床上活动。

### （4）并发症的处理及护理

1）出血

①临床表现：创腔引流管持续有新鲜血液流出，1 小时内引出鲜红色血液>100ml 或 24 小时>500ml；伤口敷料持续有新鲜血液渗出；患者脉搏增快，血压下降，面色苍白，尿量减少等。

②处理：及时更换伤口敷料并加压包扎，遵医嘱用止血药，加快静脉滴注速度，输血，遵医嘱用升压药。无效时应及时行再次手术。

2）感染

①临床表现：伤口出现红、肿、热、痛自觉症状；伤口缝合处有脓性液体渗出；创腔引流管有脓性液体引出；体温升高，血象增高。

②处理：密切观察体温变化，低热及中度发热用物理降温，高热及以上遵医嘱用退热药或抗生素；伤口敷料渗湿及时更换，并注意观察伤口愈合情况；保持会阴部清洁、干燥；注意观察创腔引流液或伤口渗湿液的性状。

3）尿瘘

①临床表现：尿液进入腹腔的症状，创腔引流有小便样引流物。

②处理：术后应妥善固定肾造瘘管，保持其引流通畅，观察记录造瘘管引流量，严密观察敷料有无渗液，肾周有无肿胀，询问患者有无腰部胀痛情况。如造瘘管堵塞应及时通知医生。

4）肺栓塞

①临床表现：活动时突然出现呼吸困难、胸痛、胸闷、大汗、意识不清。

②处理：应严密观察患者的生命体征、肢体的皮肤颜色、温度等情况。发生类似情况后，要立即卧床休息，给予氧气吸入，同时建立静脉

通道，给予心电监护，通知医生，遵医嘱给予止痛药、升血压、解痉平喘等药物对症治疗。观察患者胸闷、呼吸困难、发绀症状有无改善，准确记录 24 小时尿量，做好护理记录。

## 【健康教育】

### (1) 饮食指导

多饮水，不憋尿，定时排尿，以防尿液反流，引起尿路感染。若为结石引起的输尿管梗阻，应指导患者维持饮食营养的综合平衡，强调避免其中一种营养成分的过度摄入。根据结石成分分析给予相应饮食如：低草酸、低钠、低蛋白、低嘌呤饮食等治疗饮食。鼓励多饮水，保持尿量 2500~3000ml/d 以上。

### (2) 活动指导

根据体力，适当活动；带双"J"管患者，勿做用力弯腰或扭腰的动作，避免用力咳嗽、用力排便等突然增加腹压的活动，以防止双"J"管脱落或移位，一般 1 个月后在膀胱镜下拔除双"J"管。

### (3) 复查

术后定期门诊随访观察尿色、尿量有无异常，有无腰痛、发热等症状。定期复查：X 线、B 超或者 CT 检查等。术后 3 个月至半年复查排泄性尿路造影，以及肾功能的恢复情况。

## 第六节　输尿管结核

输尿管结核是指由结核杆菌引起的继发性输尿管的炎症病变，患病率为 900/10 万，50%的泌尿系统结核伴有输尿管结核。输尿管结核多继发于肾结核，并且与肾结核合并存在，一般较容易明确诊断。单纯输尿管结核罕见，且起病隐匿，早期诊断困难。

输尿管感染结核菌后，输尿管黏膜、黏膜固有层及肌层首先被侵犯，结核结节在黏膜上形成表浅、潜行的溃疡。溃疡基底部位肉芽组织，纤维化反应最明显。病变修复愈合后，管壁纤维化增粗变硬，管腔呈节段性狭窄，致使尿流下行受阻，引起肾积水，加速肾结核病变发展，甚至成为结核性脓肾，肾功能完全丧失。输尿管狭窄多见于输尿管膀胱连接部，其次为肾盂输尿管连接处，中段者较少见。

## 【临床表现】

### （1）典型的临床表现

以尿频、尿急、尿痛的膀胱刺激征呈进行性发展，伴血尿、脓尿，及腰部疼痛，积水性肿物。输尿管完全梗阻时，致肾积水，肾脏增大触痛。

### （2）全身症状

输尿管结核患者的全身症状常不明显。晚期或合并其他器官活动结核时，可以有发热、盗汗、消瘦、贫血、乏力，食欲缺乏和红细胞沉降率快等典型结核症状。严重双肾结核或肾结核对侧肾积水时，可出现贫血、水肿、恶心、呕吐、少尿等慢性肾功能不全的症状，甚至突然发生无尿。

## 【辅助检查】

### （1）尿液检查

尿呈酸性，尿蛋白阳性，有较多红细胞和白细胞。尿沉淀涂片抗酸染色 50%~70% 的病例可找到抗酸杆菌，不应作为诊断输尿管结核的唯一依据，因包皮垢杆菌、枯草杆菌也是抗酸菌，易和结核杆菌混淆。

### （2）B 超检查

简单易行，对于中晚期病例可初步确定病变部位，常显示患侧输尿管结构紊乱，有钙化则显示强回声，B 超也容易发现对侧肾积水及膀胱有无挛缩。

### （3）X 线检查

泌尿系统 X 线平片（KUB）可能见病肾局灶后斑点状钙化影或全肾广泛钙化，局限的钙化灶应与肾结石鉴别。静脉尿路造影（IVU）可以了解分侧肾功能、病变程度与范围。逆行尿路造影可以显示病肾空洞性破坏，输尿管僵硬，管腔节段性狭窄且边缘不整。

### （4）CT 检查

只有大范围的连续扫描，才能显示输尿管中段和远端的狭窄，否则只能显示肾盂及输尿管的扩张。对近端输尿管狭窄，CT 在显示肾结核的同时，常能显示输尿管管壁增厚和管腔缩小。CT 还可以显示输尿管管壁的钙化，并与输尿管结石鉴别。

**（5）MRI 检查**

可以很好地显示扩张的输尿管及输尿管狭窄处，在一定程度上能代替传统的 IVU。

## 【治疗原则】

输尿管结核是全身结核病的一部分，治疗时应注意全身治疗，包括营养、休息、环境、避免劳累等。输尿管结核的治疗应根据患者全身和病肾情况，选择药物治疗或手术治疗。

**（1）药物治疗**

适用于早期输尿管结核，如尿中有结核杆菌而影像学上肾盂、肾盏无明显改变，或仅见一、两个肾盏呈不规则虫蚀状，在正确应用抗结核药物治疗后多能治愈。

**（2）手术治疗**

凡药物治疗 6~9 个月无效，结核破坏严重者，应在药物治疗的配合下行手术治疗。

1）肾盂输尿管连接部狭窄：肾盂输尿管离断成形术，吻合处留置支架管，并做肾盂造瘘引流。

2）输尿管下段狭窄：多行输尿管膀胱移植术。

3）全长输尿管狭窄或肾脏病变已严重广泛钙化形成所谓的肾自截，应做肾切除术。

## 【护理评估】

**（1）健康史**

了解患者一般情况，包括发病时间，既往有无肺结核、骨关节结核病史。是否有膀胱刺激征及血尿等表现。

**（2）身体状况**

了解肿块位置、大小、数量。肿块有无触痛、活动度情况；有无结核症状及慢性肾功能不全的表现。

## 【护理诊断】

**（1）焦虑/恐惧**

与患者对疾病知识不了解，担心预后有关。

**（2）排尿型态改变**

与结核导致尿频、尿急、尿痛及血尿有关。

**（3）身体耐受力的改变**

与结核长期消耗，营养缺失有关。

**（4）舒适的改变**

与手术治疗、长期抗结核治疗有关。

**（5）潜在并发症**

发热、感染、积液、肾功能衰竭等。

## 【护理措施】

**（1）术前护理**

1）按泌尿外科疾病术前护理常规。

2）全面评估患者：包括健康史及其相关因素、身体状况、生命体征，以及神志、精神状态、行为能力等。

3）心理护理：对患者给予同情、关心、理解、帮助，告诉患者不良的心理状态会降低机体的抵抗力，不利于疾病的康复。向患者讲明全身治疗可增强抵抗力，合理的药物治疗及必要的膳食治疗可消除病灶、缩短病程。解除患者的紧张情绪，更好地配合治疗和护理。

4）注意观察患者的血尿程度，可嘱患者多饮水，以达到稀释尿液，防止血块堵塞的目的。

5）饮食护理：指导患者多进食富有营养、易消化、口味清淡的

**（2）术后护理**

1）按泌尿外科一般护理常规及全麻手术后护理常规护理。

2）密切观察并记录患者生命体征的变化，包括体温、脉搏、血压、呼吸。

3）引流管的护理：术后患者留置切口引流管及尿管，活动、翻身时要避免引流管打折、受压、扭曲、脱出等。引流期间保持引流通畅，定时挤压引流管，避免因引流不畅而造成感染、积液等并发症。维持引流装置无菌状态，防止污染，引流管皮肤出口处必须按无菌技术换药，每天更换引流袋。准确记录引流液的量、质、色。

4）基础护理：保持床单位整洁，定时翻身、叩背，促进排痰；做好晨晚间护理；满足患者生活上的合理需求。

膳食，以加强营养，增进机体抵抗力，纠正贫血，改善一般状况，必要时给予输血、补液。

6）协助患者做好术前相关的检查工作：如心电图、X线胸片、影像学检查、尿便检查、血液检查等。

7）术前准备：遵医嘱给予患者备皮，给患者口服泻药等；嘱患者保持情绪稳定，避免过度紧张焦虑，备好术后需要的各种物品，术前晚24：00后禁食、水。

5）术后活动：鼓励早期活动，以减轻腹胀、利于引流和机体恢复。

6）饮食护理：待肛门排气后开始进易消化、营养丰富的食物。

7）发热的护理：对于手术后发热患者应嘱其多饮水，勤更换衣物、被单；遵医嘱给予降温药物，必要时查血培养，查找发热原因。

8）心理护理：根据患者的社会背景、受教育程度、个性及手术类型，对患者提供个体化心理支持，给予心理疏导和安慰，以增强战胜疾病的信心。

## 【健康教育】

### （1）康复指导

加强营养、注意休息、适当活动、避免劳累，以增强机体抵抗力，促进恢复。有切口者注意自身护理，防止继发感染。

### （2）用药指导

1）继续抗结核治疗6个月，以防复发。

2）用药要坚持联合、规律、全程，不可随意间断或减量、减药，不规则用药可产生耐药性而影响治疗效果。

3）用药期间注意药物不良反应，定期复查肝肾功能、听力、视力等，如有恶心、呕吐、体力下降、耳鸣等症状，及时就诊。

4）勿用和慎用对肾有害的药物，如氨基糖苷类、磺胺类抗菌药物等，尤其是双侧肾结核、孤立肾结核、肾结核对侧肾积水的患者更应注意。

### （3）饮食护理

进食高热量、高蛋白，富含维生素易消化饮食，加强营养。同时多饮水，防止泌尿系感染。

### （4）定期复查

单纯药物治疗者必须重视尿液检查和泌尿系造影的变化。术后也应每月检查尿常规和尿结核杆菌，连续 6 个月尿中无结核杆菌称为稳定转阴。5 年不复发可认为治愈。对留置双"J"管的患者，出院后应避免增加腹压的动作，如下蹲、用力排便等，并按时拔除。

# 第六章　膀胱疾病患者的护理

## 第一节　膀胱憩室

膀胱憩室是由于先天性膀胱壁肌层局限性薄弱而膨出或继发于下尿路梗阻后膀胱壁自分离的逼尿肌之间突出而形成的。多见于男性，常为单发性。先天性膀胱憩室为先天性膀胱壁肌层薄弱而无膀胱出口梗阻的，继发性膀胱憩室是继发于尿道瓣膜、神经源性膀胱、感染或医源性原因等引起膀胱出口梗阻所致。小儿先天性膀胱憩室多见于男性，发病率不高，主要表现为反复发作的排尿困难及尿路感染，但往往引起上尿路损害，病情多较重。

## 【临床表现】

一般无特殊症状，如合并有梗阻、感染，可出现排尿困难、尿频、尿急、尿痛，部分出现血尿。巨大憩室可出现两段排尿症状，为本病的特征性表现。少数位于膀胱颈后方的巨大憩室可压迫膀胱出口导致尿潴留，压迫直肠壁引起便秘，压迫子宫而致难产。憩室较大时在下腹部可扪及包块，并发感染时有压痛。

## 【辅助检查】

### （1）实验室检查

并发感染、结石时，尿液中可有红细胞和脓细胞。

### （2）膀胱镜检查

可直观地了解膀胱憩室的大小、位置以及憩室开口及输尿管开口的关系，可观察到憩室内有无结石和肿瘤。

### （3）X线检查

静脉尿路造影可显示憩室或输尿管受压移位，斜位或侧位行排尿性膀胱尿道造影，并于膀胱排空后再次摄片可明确诊断。排尿时憩室不缩小，反而扩大。

（4）B 超检查

显示与膀胱侧面或后壁相连的囊袋样或圆球状液性暗区，后壁回声增强。

（5）CT 检查

增强扫描显示突出膀胱外的充盈造影剂的囊球影。如憩室内合并结石或肿瘤可见充盈缺损。

## 【治疗原则】

继发性憩室治疗主要是解除下尿路梗阻，控制感染。

（1）如憩室较小，仅解除梗阻，不必行憩室切除。

（2）憩室巨大，输尿管口邻近憩室或位于憩室内，有膀胱输尿管反流，则需做憩室切除、输尿管膀胱再植术。

（3）经常感染，并发结石、肿瘤的憩室，需行憩室切除术。

（4）先天性憩室较大，多位于膀胱基底部，常造成膀胱出口梗阻、膀胱输尿管反流和继发感染，需手术切除憩室。

## 【护理评估】

（1）健康史

评估患者是否为先天性膀胱憩室，是否患有可引起膀胱出口梗阻的疾病而造成膀胱憩室。

（2）身体状况

了解患者有无结石、肿瘤及感染的发生，是否有尿频、尿急、尿痛及血尿的发生。

（3）心理-社会状况

评估患者及家属对疾病认知程度，治疗方法的知晓及配合程度，及对预后的认知。

## 【护理诊断】

（1）焦虑/恐惧

与患者对手术恐惧、对预后的担心有关。

（2）舒适的改变

与排尿不适有关，术后与伤口疼痛有关。

**（3）自理能力低下**

与管道有关。

**（4）潜在并发症**

感染、漏尿等。

## 【护理措施】

**（1）术前护理**

1）心理护理

①解释膀胱憩室手术的必要性、手术方式、注意事项。②鼓励患者表达自身感受，教会患者自我放松的方法。③主动介绍自己，介绍手术室的环境，说明手术的过程和麻醉方式，使患者对手术和麻醉有初步的理性认识。④主动与患者交谈，通过仔细的观察和耐心的交谈，发现手术患者暴露出来的主要心理问题，并针对手术患者不同的心理状态做好术前宣教，通过讲解，将有关手术信息提供给患者，有助于降低因信息缺乏而引起的焦虑、恐惧、紧张，增强对手术的信心。

2）饮食护理

膀胱憩室患者饮食宜清淡，进食高蛋白，含维生素丰富的食物。

3）胃肠道准备

术前1天应吃清淡、易消化的饮食，术前晚应清洁灌肠，术前6小时禁食禁饮。

4）尿路感染的观察及护理

膀胱憩室可并发感染而有尿液混浊，所伴发的膀胱输尿管反流和尿路扩张积水是尿路感染的主要原因，同时大的膀胱憩室，当排尿终止时，憩室内存留的尿液又回入膀胱，呈假性残余尿，容易并发感染。但1岁以内的婴儿发生尿路感染时，一般无特异性临床表现，多数患儿只有病容、发热、烦躁、喂养不佳、呕吐及腹泻等症状；儿童发生尿路感染时，表现在尿路的体征也不多，少数患儿表现为间歇性排尿不适，排尿困难。所以在术前护理中，一定要勤观察患儿的各项体征，反复耐心地询问年长患儿有何不适表现，一旦有尿痛、耻骨上区疼痛或尿失禁等体征时，都应高度怀疑，报告主管医生及时处理，以免延误手术。

5）尿潴留的观察及护理

大的膀胱憩室在尿液充盈时体积可达膀胱的数倍，压迫膀胱出口引起梗阻致排尿困难，压迫输尿管可致输尿管梗阻和移位，甚至会造成急性尿潴留。所以，术前护理中我们需要仔细询问患者的排尿情况，如每天排尿的次数，每次排尿的量以及排尿时是否费力等，并准确记录，必要时行下腹部叩诊检查，以便及时判断是否有尿潴留发生。同时，鼓励患者多饮水，保证其每天的入量。如果发现患者排尿量或次数减少等情况，及时报告医生，使其不适症状得到尽早解除避免发生尿潴留。

6）膀胱造口的护理

小婴儿且病情严重者应先做膀胱造口术，待年龄长大、病情好转后再进一步治疗。患者住院期间向家长交待膀胱造口的目的是引流尿液防止上尿路进一步损害，因此要护理好膀胱造口，避免膀胱造口感染，保证造口引流通畅。膀胱造口处用干净的软布或一次性尿裤包裹，定期更换，便于引流尿液；注意保护造口周围皮肤。如膀胱造口周围皮肤出现潮红、湿疹时外涂氧化锌软膏，每日2次，要在每次消毒后涂抹。

7）膀胱造瘘管的护理

对巨大膀胱憩室切除术后一般需留置膀胱造瘘管10~14天，使膀胱憩室切除膀胱修补后的创面完全愈合。①造瘘管引流液的观察：在院期间，提前告知患者及家属留置膀胱造瘘管期间有可能出现的问题及预防办法，指导其学会正确观察尿液的颜色、性质。正常的尿液应是淡黄色、清亮，手术后早期引流出的尿液为淡红色或红色稍深，不用紧张，2~3天后颜色会逐渐正常；留置造瘘管1周左右尿液内可能会出现絮状沉淀，要嘱咐患者多饮水，多排尿，减少感染，并能起到膀胱冲洗、防止造瘘管阻塞的作用。同时，要随时注意观察造瘘管是否通畅，避免扭曲、打折而出现的引流不畅。②引流袋的固定及注意事项：患者术后需卧床并将引流袋固定于床旁，固定时引流袋的高度应始终低于造瘘口，用安全别针将尿袋固定在床旁，引流袋底部的位置应在造瘘口以下10cm处。更换尿袋时一定要先排空引流袋内的尿液，防止尿液反流引起逆行感染。

8）术前常规准备

①积极完善血生化检查、心电图、膀胱镜、彩超，尿道造影等检查，以明确诊断，为手术提供准确依据。②术前行抗生素皮试，术晨遵医嘱带入术中用药。③协助完善相关术前检查：心电图、B超、尿路造影、CT、出凝血试验等。④术晨更换清洁病员服。⑤术晨备皮。⑥术晨与手术室人员进行患者、药物核对后，送入手术室。⑦麻醉后置尿管。

**（2）术后护理**

1）麻醉术后护理常规：了解麻醉和手术方式、术中情况、切口和引流情况；持续低流量吸氧；持续心电监护；床档保护防坠床；严密监测生命体征。

2）伤口观察及护理：观察伤口有无渗血渗液，若有，应及时通知医生并更换敷料；观察腹部体征，有无腹痛腹胀等。

3）尿管护理

①通畅的护理：定时挤捏管道，使之保持通畅；勿折叠、扭曲、压迫管道；患者进食后应鼓励多饮水，保持每日尿量在 2500ml 以上。②固定的护理：妥善固定尿管，不能高于耻骨联合处；告知患者尿管的重要性，切勿自行拔出；若不慎脱落，应立即通知医生，按无菌导尿术重新安置。③观察并记录：观察尿液性状、颜色、量；正常情况下手术后2~3天引流液为淡红色，以后逐渐为淡黄清亮。

4）疼痛的护理：评估患者疼痛情况；对有镇痛泵（PCA）患者，注意检查管道是否通畅，评价镇痛效果是否满意；遵医嘱给予镇痛药物；提供安静舒适的环境。

5）基础护理：做好口腔护理、尿管护理、定时翻身、雾化吸入、患者清洁等工作。

6）饮食护理

膀胱憩室患者术后饮食护理应根据麻醉种类和手术大小而定。对于小憩室行腔镜切除者，术后 6 小时即可进食；行开放膀胱憩室切除术者，肛门排气后饮水 50~100ml，如无腹胀不适，再从流质、半流质逐渐过渡到普食。

7）体位与活动

①全麻清醒前：去枕平卧位，头偏向一侧。②全麻清醒后手术当天：低半卧位。③术后第 1 天：半卧位为主，增加床上运动，可在搀扶下适当下床旁活动。④术后第 2 天：半卧位为主，可在搀扶下适当室内活动。⑤术后第 3 天起：适当增加活动度。

**（3）并发症的处理及护理**

1）出血

①临床表现：创腔引流管持续有新鲜血液流出，2 小时内引出鲜红色血液>100ml 或 24 小时>500ml；伤口敷料持续有新鲜血液渗出。②处

理：保守治疗：遵医嘱使用止血药物。保守治疗无效者应及时再次手术止血。

2）漏尿

①临床表现：患者尿量减少；急性腹膜炎的症状；血象增高；伤口敷料有尿渗出。②处理：及时更换浸湿的敷料；安置负压充分引流漏液；抗感染治疗；保护局部皮肤。

3）尿路感染

①临床表现：脓尿、发热；排尿时有膀胱刺激症状。②处理：使用抗生素，抗感染治疗；高热患者维持水、电解质平衡。

## 【健康教育】

### （1）饮食指导

饮食要规律、要营养丰富，容易消化。忌刺激性食物、忌烟酒，同时指导患者多饮水，每日排尿量 2500ml 左右。

### （2）病情观察

患者应观察排尿情况，男性患者应观察有无尿线变细。

### （3）复查

指导患者出院 2 周后应门诊随访，检查尿常规、膀胱 B 超。术后每 3 个月复查 1 次，如无异常半年后每年复查 1 次。

## 第二节　膀　胱　肿　瘤

膀胱肿瘤是泌尿系统中最常见的肿瘤。我国膀胱肿瘤的发病率在男性泌尿生殖器肿瘤中居第一位。男性发病率为女性的 3~4 倍，高发病年龄为 50~70 岁，以表浅的乳头状肿瘤最为常见。膀胱肿瘤以上皮性肿瘤为主，占 95% 以上，其中超过 90% 为移行上皮细胞癌，本病恶性度低，复发率高，一旦复发，恶性度增高。

膀胱肿瘤病因尚不完全清楚，研究发现在染料、橡胶塑料、油漆等工业或生活中长期接触苯胺类化学物质，容易诱发膀胱肿瘤。色氨酸和烟酸代谢异常可引起膀胱肿瘤。吸烟也是膀胱肿瘤的致癌因素。其他如膀胱白斑、腺性膀胱炎、尿石等也可能是膀胱肿瘤的诱因。

## 【临床表现】

### (1) 症状

①血尿：为膀胱肿瘤最常见和最早出现的症状，多数为全程无痛肉眼血尿，偶见终末或镜下血尿，血尿间歇出现，量多少不一。出血量与肿瘤大小、数目、恶性程度并不一致。②尿频、尿痛：膀胱刺激症状常因肿瘤瘤体较大或侵入肌层较深所致，肿瘤坏死、溃疡和合并感染时更明显，属晚期症状。③排尿困难和尿潴留：发生于肿瘤较大或堵塞膀胱出口时。④其他：肿瘤浸润输尿管口可引起肾积水。晚期有贫血、水肿、腹部肿块等表现。

### (2) 体征

多数患者无明显体征。当肿瘤增大到一定程度，可触到下腹部肿块。发生肝或淋巴结转移时，可扪及肿大的肝或锁骨上淋巴结。

## 【辅助检查】

### (1) B型超声检查

可发现直径 0.5cm 以上的膀胱肿瘤，经尿道超声扫描可了解肿瘤浸润范围及深度。

### (2) 尿脱落细胞学检查

在患者新鲜尿液中，易发现脱落的肿瘤细胞，简便易行，故该检查可作为血尿的初步筛选，也可用于肿瘤治疗效果的评价。

### (3) 膀胱镜检查

最重要的检查手段，能直接观察肿瘤位置、大小、数目、形态、浸润范围等，并可取活组织检查，进行病理分级和分期，有助于确定诊断和治疗方案。

### (4) 静脉肾盂造影检查

可了解肾盂，输尿管有无肿瘤，膀胱是否充盈缺损，肾积水或显影差提示肿瘤浸润输尿管口。

### (5) CT、MRI

可了解肿瘤浸润深度及局部转移病灶。

## 【治疗原则】

### (1) 以手术治疗为主

根据肿瘤的病理检查并结合患者全身状况，选择合适的手术方法。体积较小或浅表的非浸润性肿瘤多采用经尿道膀胱肿瘤电切或激光切除术；体积较大、浸润较深但较局限的肿瘤可行膀胱部分切除术；肿瘤较大、多发、反复发作及分化不良、浸润较深的肿瘤应行膀胱全切术。

### （2）膀胱内灌注

常用卡介苗、丝裂霉素、多柔比星、吡柔比星、表柔比星膀胱内灌注治疗，可以预防或推迟肿瘤复发。

### （3）化学治疗

有全身化疗及膀胱灌注化疗等方式。全身化疗多用于有转移的晚期患者，药物可选用甲氨蝶呤、长春新碱、阿霉素、顺铂及氟尿嘧啶等。为预防复发，对保留膀胱的患者，术后可采用膀胱内灌注化疗药物，常用药物有卡介苗（BCG）、丝裂霉素、吡柔比星、表柔比星、阿霉素及羟基喜树碱等。每周灌注 1 次，8 次后改为每月 1 次，共 1~2 年。

### （4）放射治疗

晚期浸润性癌采用姑息性放射治疗或化疗可减轻症状，延长生存时间。膀胱肿瘤复发率较高，可达 80%。

## 【护理评估】

### （1）术前评估

1）健康史

了解患者的年龄、性别、吸烟史以及是否有食用咖啡、腌制品等习惯，是否为橡胶、印刷、塑料、皮具、燃料等行业的工作人员；既往是否有过血尿、膀胱炎、血吸虫病、宫颈癌等疾病；有无泌尿系统肿瘤的家族史。

2）身体状况

①局部：发现肉眼血尿的时间，为间歇性还是持续性血尿，有无血块，血块形状；有无排尿困难、尿路刺激症状、耻骨后疼痛、腰痛等表现。②全身：患者有无消瘦、贫血等营养不良的表现，重要脏器功能状况，有无转移的表现及恶病质。③辅助检查：B超、膀胱镜所见肿瘤位置、大小、数量，组织病理学检查结果。

3）心理-社会状况

患者对疾病是否知情，以及是否能接受患病的事实，家属对患者的支持情况；患者与家属对采取的手术方式、尿流改道、手术并发症的认知程度与接受情况，以及家庭经济的承受能力。

**（2）术后评估**

评估手术方式、过程、尿流改道的情况，术中是否进行膀胱灌洗化疗，术后的治疗方案等；了解患者的生命体征，手术切口的位置、切口敷料是否干净，造口的情况；引流管的位置、种类、数量、标记是否清楚、通畅、固定良好，引流物的颜色和性状；有无发生出血、感染、尿瘘、灌注化疗副反应等并发症。

## 【护理诊断】

| **（1）焦虑** | **（2）营养失调：低于机体需要量** |
|---|---|
| 与患者对手术治疗及预后缺乏信心有关。 | 与长期血尿、癌肿消耗及手术创伤有关。 |
| **（3）自我形象紊乱** | **（4）自理缺陷** |
| 与术后尿流改道有关。 | 与术后管道限制不能独立护理腹壁造口有关。 |
| **（5）清理呼吸道无效** | **（6）皮肤完整性受损的危险** |
| 与全麻术后痰液黏稠不易咳出有关。 | 与长期佩戴尿路造口袋有关。 |

| **（7）疼痛** | **（8）知识缺乏** | **（9）潜在并发症** |
|---|---|---|
| 与手术切口有关。 | 与缺乏术后预防复发和康复知识有关。 | 肠梗阻、肠瘘、尿瘘、感染。 |

## 【护理措施】

**（1）术前护理**

1）心理护理：对患者给予充分的理解、关心、帮助，血尿程度严重的患者，避免过度紧张焦虑。解除患者的紧张情绪，积极地配合治疗和护理。告知患者不良的心理状态会降低身体的抵抗力，不利于疾病的康复。根据患者的社会背景、个性及不同手术方式，对患者提供个体化心理支持，以增强战胜疾病的信心。

2）膀胱镜检查指导：说明膀胱镜检查的意义、操作程序、注意事项及配合要点。鼓励患者配合检查。检查后告知卧床休息，多饮水，遵医嘱给予抗生素，防止感染。

3）饮食护理：告知患者进高热量、高蛋白、高维生素及易于消化的饮食，多饮水，保持尿路通畅。纠正贫血，改善一般状态，必要时通过静脉补充，纠正营养失调的状态。

4）肠道准备：遵医嘱术前 1 天中午 13：00 给予口服 50％硫酸镁粉 25g，做好肠道清洁准备。行肠道代膀胱术者，须作肠道准备。术前 3 天进少渣半流质饮食，术前 1~2 天起进无渣流质饮食，口服肠道不吸收抗生素。术前 1 天进清流饮食，遵医嘱给予静脉补充营养。术前晚 19：00 加服硫酸镁粉 25g。

5）手术适应行为训练：指导患者练习床上排便、咳嗽、咳痰，教会膀胱全切患者有规律地收缩肛提肌及腹肌，以便术后有规律排尿。

6）其他：术前 2 周戒烟，积极处理呼吸道感染。对拟行造口的患者，协助医师/造口治疗师选定好造口位置，并做好标记。

**（2）术后护理**

1）病情观察：观察患者血压、脉搏、呼吸、体温及意识的变化，给予持续心电监护，每 30 分钟测量 1 次，平稳后每小时测量 1 次并记录。保证各输液管路的通畅，并按时巡视，观察有无不良反应。

2）体位：患者麻醉清醒后可给予半卧位或侧卧位，利于引流。定时协助翻身，叩背，按摩下肢，防止肺部并发症、压疮及下肢静脉血栓形成。术后患者如会出现疼痛、恶心、呕吐、腹胀等不适，及时通知医师，对症处理，减少患者的不适感。

3）饮食的护理：行经尿道膀胱肿瘤电切术（TURBT）患者，术后 6 小时即可进食流质饮食。行膀胱全切者，应严格禁食、水，保证胃管通畅，防止腹胀，肠蠕动恢复前给予静脉补充营养和水分，排气后可逐渐由清流、流质、半流质至普食过渡，嘱患者多饮水，每日 3000ml，起到尿道内冲洗的作用。

4）引流管护理：膀胱全切除、尿流改道术后留置的引流管较多，包括：①输尿管支架管：术后双侧输尿管放置支架管的目的是支撑输尿管、引流尿液。护理时应妥善固定，定时挤捏代膀胱的引流管以保持引流通畅，引流袋位置低于膀胱以防止尿液反流。观察引流尿液颜色、量、性状，发现异常立即通知医师处理。输尿管支架管一般于术后 10~14 天后拔除。②代膀胱造瘘管：原位新膀胱术后留置代膀胱造瘘管的目的为引流尿液及代新膀胱冲洗。术后 2~3 周，经造影新膀胱无尿瘘及吻合口无狭窄后可拔除。③导尿管：原位新膀胱术后常规留置导尿管，目的包括引流尿液、代膀胱冲洗及训练新膀胱的容量；护理时应经常挤压，避免血块及黏液堵塞。待新膀胱容量达 150ml 以上可拔除。④盆腔引流管：目的是引流盆腔的积血积液，也是观察有无发生活动性出血与尿瘘的重要途径，一般术后 3~5 天拔除。

5）代膀胱冲洗：为预防代膀胱的肠黏液过多引起管道堵塞，一般术后第 3 天开始行代膀胱冲洗，每日 1~2 次，肠黏液多者可适当增加次数。方法：患者取平卧位，用生理盐水或 5% 碳酸氢钠溶液作冲洗液，温度控制在 36℃ 左右，每次用注射器抽取 30~50ml 溶液，连接代膀胱造瘘管注入冲洗液，低压缓慢冲洗，并开放导尿管引出冲洗液。如此反复多次，至冲洗液澄清为止。

6）造口护理：及时清理造口及周围皮肤黏液，使尿液顺利流出。术后造口周围皮肤表面常可见有白色粉末状结晶物，系由细菌分解尿酸而成。先用白醋清洗，后用清水清洗。

7）观察胃肠功能恢复情况，保持胃肠减压通畅，防止腹胀，并观察胃液的性质及量，每日给予生理盐水冲洗胃管，确保胃管的通畅。

8）膀胱灌注化疗的护理：膀胱灌注化疗主要用于保留膀胱的患者，术后早期，每周 1 次。嘱患者灌注前 4 小时禁饮水，排空膀胱。常规消毒外阴及尿道口，置入导尿管，将化疗药物或 BCG 溶于生理盐水 30~50ml 经导尿管注入膀胱，再用 10ml 空气冲注管内残留的药液，然后钳夹尿管或拔出。药物需保留在膀胱内 1~2 小时，协助患者每 15~30 分钟变换 1 次体位，分别取俯、仰、左、右侧卧位。灌注后嘱患者多饮水，每日饮水 2500~3000ml，起到生理性膀胱冲洗的作用，减少化疗药物对尿道黏膜的刺激。

9）基础护理：每日做好晨晚间护理。有胃管不能进食者，应给予口腔护理 2 次/日，保持口腔清洁，预防口腔感染。留置导尿患者每日会阴护理 2 次，确保会阴部清洁，预防泌尿系感染。给予雾化吸入 2 次/日，鼓励咳痰，预防肺部并发症。

10）心理护理：给予患者心理疏导和安慰，讲解术后注意事项及疾病相关知识，以增强战胜疾病的信心。

## （3）并发症的观察与护理

1）出血：膀胱全切术创伤大，术后易发生出血。密切观察病情，若患者出现血压下降、脉搏加快，引流管内引出鲜血，每小时超过100ml以上且易凝固，提示有活动性出血，应及时报告医师处理。

2）感染：监测体温变化，保持伤口的清洁、干燥，敷料渗湿时及时更换，保持引流管固定良好，引流通畅，更换引流袋严格执行无菌技术。遵医嘱应用抗生素。若患者体温升高、伤口处疼痛、引流液有脓性分泌物或有恶臭，并伴有血白细胞计数升高、中性粒细胞比例升高、尿常规示有白细胞时，多提示有感染，应及时通知医师并协助处理。

3）尿瘘：术后代膀胱若分泌黏液过多易堵塞导尿管，导致贮尿囊压力增大，易发生尿瘘。此外尿瘘的发生还与手术操作及腹压增高等因素有关。尿瘘常发生的3个部位是输尿管与新膀胱吻合处、贮尿囊、新膀胱与后尿道吻合处。①表现：尿瘘一旦发生，主要表现为盆腔引流管引流出尿液、切口部位渗出尿液、导尿管引流量减少，患者出现体温升高、腹痛、白细胞计数升高等感染征象；②护理措施：嘱患者取半坐卧位，保持各引流管通畅，盆腔引流管可作低负压吸引，同时遵医嘱使用抗生素。采取上述措施后尿瘘通常可愈合。仍不能控制者，协助医师手术处理。

## 【健康教育】

### （1）活动与休息指导

回肠代膀胱的患者告知注意休息，保证充足睡眠。3个月之内避免重体力劳动或剧烈的活动，防止发生继发出血，3个月后可从事正常的工作和生活。

### （2）饮食指导

鼓励患者多饮水，饮水量每日3000ml以上。应给予高蛋白、高热量、高维生素、粗纤维、易消化饮食，保持大便通畅，防止因用力排便增加盆腔压力而致出血，同时劝服患者术后坚持戒烟。

### (3) 用药指导

膀胱肿瘤手术后易复发，因此要向患者告知按时接受膀胱灌注化疗药物的重要性。膀胱灌注化疗方法是每周 1 次，8 次为 1 个疗程，以后改为每月 1 次，灌注化疗的药物应在膀胱内停留 1~2 小时，每 15~30 分钟更换体位，即平卧、俯卧、左侧卧、右侧卧，保证药物与组织有最充分接触面。化疗期间定期检查白细胞和血小板，并配合免疫治疗等综合治疗，延缓肿瘤复发时间。

### (4) 自我护理指导

①非可控术后患者更换尿袋的动作要快，避免尿液外流，并准备足够纸巾吸收尿液；睡觉时可调整尿袋方向与身体纵轴垂直，并接引流袋将尿液引流至床旁的容器中（如尿盆），避免尿液压迫腹部影响睡眠；②可控膀胱术后患者自我导尿应注意清洁双手及导尿管，间隔 3~4 小时导尿 1 次；外出或夜间睡觉可佩带尿袋避免尿失禁。

### (5) 原位新膀胱训练

新膀胱造瘘口愈合后指导患者进行新膀胱训练，包括：①贮尿功能：夹闭导尿管，定时放尿，初起每 30 分钟放尿 1 次逐渐延长至 1~2 小时。放尿前收缩会阴，轻压下腹，逐渐形成新膀胱充盈感。②控尿功能：收缩会阴及肛门括约肌 10~20 次/天，每次维持 10 秒；③排尿功能：选择特定的时间排尿，如餐前 30 分钟，晨起或睡前；定时排尿，一般白天每 2~3 小时排尿 1 次，夜间 2 次，减少尿失禁。

### (6) 复诊指导

保留膀胱手术后，每 3 个月进行 1 次膀胱镜检查，2 年无复发者，改为每半年 1 次；根治性膀胱手术后，终生随访，进行血生化、腹部 B 超、盆腔 CT、上尿路造影等检查。

## 第三节　感染性膀胱炎

感染性膀胱炎常与尿道炎统称为下尿路感染。许多泌尿系统疾病均可引起感染性膀胱炎，亦可能由于泌尿系统外的疾病（如生殖器官炎症、胃肠道疾病和神经系统损害等）导致膀胱受到感染。大多数感染性膀胱炎为逆行感染所致。女性发病率高于男性。致病菌以大肠埃希菌属最为常见。

## 【临床表现】

### （1）急性膀胱炎

1）可突然发生或缓慢发生，尿频尿急，常伴有排尿时尿道灼痛，严重时表现为尿失禁。

2）尿液混浊，尿液中有脓细胞，有时出现肉眼血尿，常在排尿末明显。

3）耻骨上膀胱区有轻度压痛。

4）单纯急性膀胱炎，无全身症状，无发热。

5）女性患者在新婚后发生急性膀胱炎，称之为"蜜月膀胱炎"。一般病程较短，症状多在7天左右消失。

6）少数女孩患急性膀胱炎伴膀胱输尿管反流，感染可上升而引起急性肾盂肾炎，在成年人中比较少见。

### （2）慢性膀胱炎

慢性膀胱炎有轻度的膀胱刺激症状，且经常反复发作。通常无明显体征，或出现非特异性体征。

## 【辅助检查】

### （1）急性膀胱炎

1）中段尿液常规检查：尿液中有脓细胞和红细胞。

2）尿涂片行革兰染色检查，同时行细菌培养、菌落计数和抗生素敏感试验，为以后治疗提供更准确的依据。

3）血液常规检查：白细胞数升高明显。

### （2）慢性膀胱炎

1）尿常规多次检查见少量或中等量白细胞、红细胞，中段尿培养反复阳性。

2）女性多见、常有泌尿系统其他病史，部分患者有急性膀胱炎病史。

3）体检可有耻骨上区压痛，尤以膀胱充盈时明显。

4）膀胱镜检查见膀胱黏膜轻度充血水肿，血管纹理不清，黏膜粗糙增厚，有时可见假膜样渗出物。

## 【治疗原则】

### （1）急性膀胱炎的治疗

1）卧床休息，多饮水，保持每日尿量 2000ml 以上，避免刺激性强的食物，热水坐浴改善阴部血液循环。

2）用碳酸氢钠或枸橼酸钾等碱性药物，可碱化尿液，缓解膀胱痉挛。用黄酮哌酯盐（泌尿灵）亦可解除痉挛，减轻排尿刺激症状。

3）根据尿培养结果，选用抗菌药物。初始经验治疗的抗菌药物常用有：氟喹诺酮、氨基青霉素类、头孢菌素（第 2 代或 3a 代）、氨基糖苷类等。初始治疗失败后或严重病例经验治疗的抗菌药物常用的有：喹诺酮类（如果未被用于初始治疗）、脲基青霉素（哌拉西林）加 β 内酰胺抑制剂（BLI）、头孢菌素类（3b 代）、碳青霉烯类抗菌药物。亦可采用联合治疗：氨基糖苷类+BLI 或氨基糖苷类+氟喹诺酮。目前，喹诺酮类抗菌药物是治疗单纯性膀胱炎的首选药物。

**（2）慢性膀胱炎的治疗**

1）选择有效、敏感的抗生素进行抗感染治疗。保持排尿通畅，增加营养，提高机体免疫力。

2）对久治不愈或反复发作的慢性膀胱炎，在感染得以控制后，需做详细全面的泌尿系统检查。治疗目标为解除梗阻，控制原发病灶，使尿路通畅，必要时可留置保留尿管，行膀胱冲洗等。

3）对神经系统疾病所引起的尿潴留和膀胱炎，应根据其功能障碍类型进行治疗。

4）针对妇科疾病如阴道炎、宫颈炎和尿道口处女膜伞或处女膜融合等进行有效治疗。

## 【护理评估】

**（1）健康史**

了解患者一般情况，是否患有泌尿系统疾病。

| **（2）身体状况** | **（3）心理-社会状况** |
|---|---|
| 了解患者是否有尿频、尿急、尿痛等不适，症状是否反复发作。 | 突然发病导致的心理焦虑，对不适症状及反复发作的心理承受能力，对治疗的配合程度及疾病的认知程度。 |

## 【护理诊断】

**（1）舒适的改变**

与下腹及尿道口疼痛有关。

**（2）焦虑**

与尿频、尿急、尿痛、血尿、疾病久治不愈或反复发作有关。

**（3）潜在并发症**

继发急性肾盂肾炎、尿脓毒症等。

## 【护理措施】

**（1）舒适的护理**

1）帮助患者，分散注意力以缓解疼痛。

2）指导患者放松的技巧。

3）湿热敷膀胱区、热水坐浴等物理镇痛可有效减轻局部疼痛。

4）必要时可按医嘱给予 654-2、曲马多、布桂嗪等药物缓解疼痛。

5）减少人群的走动和嘈杂，尽量将护理和治疗操作集中进行，提供安静舒适的环境。

**（2）心理护理**

1）解释疾病相关知识、治疗方法和注意事项。

2）鼓励患者表达自身感受。

3）针对个体情况进行针对性心理护理。

**（3）留置尿管及膀胱冲洗的护理**

1）通畅：定时挤捏管道，使之保持通畅，勿折叠、扭曲、压迫管道。

2）固定：妥善固定引流袋低于耻骨联合，防止尿液逆流。

3）预防感染：导尿及膀胱冲洗时严格遵守无菌操作原则；保持尿道口及会阴部清洁；定时更换引流袋、冲洗管、连接管。

4）观察并记录：观察尿液及冲出液的性质、颜色、量。

5）饮水：鼓励患者多饮水，增加尿量达到尿液自然冲洗。

**（4）饮食的护理**

1）指导患者大量饮水，保持每日尿量大于 2000ml。

2）避免刺激性强的食物，进食营养丰富易消化的食物。

## 【健康教育】

（1）清洁卫生：预防膀胱炎的关键是保持会阴部的清洁卫生；勤换内裤，常清洗。注意会阴部清洁，注意性生活卫生，注意经期卫生。

（2）饮食指导：多饮水是治疗膀胱炎的重要措施。

（3）排尿指导：勿长时间憋尿，当感到有尿液时，应及时将尿液排出。每次排尿宜排尽，不让膀胱有残余尿。每次性生活前后均宜排尿1次。

（4）用药指导：慢性膀胱炎患者要用足量的抗菌药物，应坚持治疗。

## 第四节　腺性膀胱炎

腺性膀胱炎（CG）是一种特殊类型的膀胱黏膜增生性和（或）膀胱移行上皮化生性病变。此病可同时合并黏膜白斑病、滤泡性膀胱炎和大泡性水肿，也常伴有非特异性感染。

## 【临床表现】

腺性膀胱炎好发于女性、成人和儿童。临床表现无特征性，主要表现为尿频、尿急、尿痛、排尿困难及间歇性肉眼血尿。有的尿中有黏液。一般有长期尿路感染、结石、膀胱颈梗阻的病史。少数病例因双侧输尿管梗阻而引起肾积水、肾功能损害等。部分患者在抗感染治疗后肉眼血尿和尿白细胞可消失，但镜下血尿及尿频仍持续存在，常反复发作。体征可有耻骨上膀胱区压痛。

## 【辅助检查】

### （1）尿液检查

尿液可见絮状物，镜检有白细胞或红细胞、脓细胞和蛋白。中段尿培养有大肠埃希菌或其他细菌生长。

### （2）膀胱镜检查

可见膀胱内充满黏液絮，多在膀胱三角区及尿道内口周围有乳头状水肿，缺少自身血管的实性绒毛性增生及半透明状或灰黄色的单个或成群囊肿，组织活检可获确诊。

（3）影像学检查

B超和CT检查可显示膀胱内占位性病变或膀胱壁增厚等非特异性征象，与膀胱肿瘤很难区别。但B超作为非侵入性检查可提高腺性膀胱炎的早期诊断率和进行随访。静脉肾盂造影（IVP）可了解膀胱内占位对肾功能的影响。

（4）流式细胞学检查

流式细胞学检查组织中的DNA含量，免疫组织化学检测分子指标（如P53）的表达，可为腺性膀胱炎的病理诊断及临床分型提供参考。

【治疗原则】

（1）去除诱发因素

腺性膀胱炎是膀胱长期慢性刺激引起的，因此首先找到这些刺激因素，如膀胱结石、前列腺增生、膀胱颈梗阻以及作用于膀胱的化学物质，并加以去除。

（2）抗感染治疗

感染既是腺性膀胱炎的诱发因素，也是伴发病。根据细菌培养及特检结果选择应用敏感药物，足量足疗程用药，控制膀胱慢性感染。感染细菌多为大肠埃希菌。

（3）手术治疗

若保守治疗不能控制病变和症状，应考虑经尿道电切除术。

（4）膀胱内灌注药物治疗

所有用于表浅性膀胱癌术后膀胱灌注的药物均可用于腺性膀胱炎的灌注，主要有三类：①增加机体免疫力的药物：卡介苗、白细胞介素-2、干扰素等；②抗肿瘤药物：丝裂霉素、噻替哌、羟基喜树碱、5-FU等；③其他：1:5000高锰酸钾溶液、2%硼酸溶液、类固醇等。手术方式配合药物膀胱灌注的综合治疗效果要明显优于单一治疗。

【护理评估】

（1）健康史

了解患者的一般情况，既往是否患有泌尿系统疾病。

（2）身体情况

1）了解患者是否有尿频、尿急、尿痛及血尿等排尿不适症状。

2）了解患者是否有尿路结石及感染病史等。

### （3）心理-社会状况

由于久治不愈，患者生活质量下降，多伴有焦虑、抑郁、失眠等。

## 【护理诊断】

| （1）焦虑 | （2）舒适的改变 |
|---|---|
| 与治疗及手术有关。 | 与膀胱刺激症状有关。 |
| （3）排尿型态障碍 | （4）知识缺乏 |
| 与疾病导致排尿困难有关。 | 缺乏疾病相关的知识及康复知识。 |

## 【护理措施】

### （1）心理护理

1）鼓励患者说出内心的感受，仔细聆听患者的主诉并给予支持。

2）邀请患者家人或朋友共同参与治疗。

3）向患者解释治疗的目的、介绍治疗过程。

4）必要时邀请恢复较好的患者现身说法，解除对治疗的顾虑。

### （2）改善排尿型态

1）评估患者的排尿情况。

2）注意监测患者的出入量是否平衡，指导患者进行出入量记录。

3）关注患者的主诉。

4）评估腹部情况，是否出现尿潴留症状。

5）必要时遵医嘱给予留置导尿管。

### （3）膀胱灌注治疗护理

1）治疗前：向患者介绍灌注的目的与方法、药物的作用及副作用、操作过程中需配合和注意的事项。若患者不是首次治疗，询问患者上次膀胱灌注时间及灌注后的反应，饮食情况。嘱患者灌注前4小时禁饮水，灌注前排空膀胱内尿液，避免膀胱内尿液稀释药物浓度，降低药物治疗效果。测量生命体征，有异常情况需先告知医生，再决定是否如期进行治疗。

2）治疗中：灌注前检查灌注药物，进行三查八对，检查药物是否充分溶解。患者取仰卧位，按照无菌导尿术操作，充分润滑尿管，轻柔地给患者插入尿管，避免损伤尿道黏膜，排尽膀胱内残余尿液，经导尿管缓慢注入药物后再注入 10ml 空气，注入空气不仅能避免药物残留在尿管中，还有利于膀胱壁扩张，使药物与膀胱黏膜充分接触，最后将尿管轻柔拔出。若留置尿管者，则应关紧尿管。嘱患者卧床，指导和协助患者每 15～30 分钟变换体位，分别请患者俯卧→仰卧→右侧卧→左侧卧，以使药物能充分浸润整个膀胱。治疗约 2 小时，治疗期间嘱患者禁食禁水，2 小时内勿排尿。观察患者一般情况，经常询问患者有何不适。

　　3）治疗后：药物排出后应鼓励患者多饮水，目的是加速尿液生成以起到内冲洗的作用，保护膀胱黏膜，以免造成化学性膀胱炎、尿道炎。膀胱灌注后常见的副作用主要是膀胱刺激症状和轻微血尿。症状是由于药物刺激膀胱黏膜下层神经所致，表现为尿痛、尿频或血尿，如出现这些症状应鼓励患者多饮水、多排尿，需要时给予对症药物处理，以逐渐减轻症状。

## 【健康教育】

### (1) 饮食指导

加强营养，多吃高蛋白、高维生素饮食，忌食油炸、辛辣刺激性食物。

### (2) 活动

加强锻炼，增强体质。注意个人卫生，养成良好的生活习惯。

### (3) 复查

向患者耐心解释定期灌注复查的重要性，按时灌注治疗及膀胱镜检查。治疗期间，观察每次治疗后的反应，如膀胱刺激症状及血尿情况，记录并于下次治疗时告知护士。若有异常不适，应及时返院，及时治疗。

# 第五节　膀胱损伤

膀胱损伤是指膀胱壁在受到外力的作用时发生膀胱浆膜层、肌层、黏膜层的破裂，引起膀胱腔完整性破坏、血尿外渗。膀胱为囊状器官，能够储存和排泄尿液，其大小、位置和形状随储尿量而变化。膀胱空虚时位于骨盆深处，受到周围筋膜、肌肉、骨盆及其他软组织的保护，除贯通伤或骨盆骨折外，很少受外界暴力损伤。膀胱充盈时，膀胱壁紧张且薄，高出耻骨联合伸展至下腹部，易遭受损伤。

## 【临床表现】

膀胱损伤大体上分为挫伤及破裂两类。前者伤及膀胱黏膜或肌层，后者根据破裂部位分为腹膜外型、腹膜内型及两者兼有的混合型，从而有不同的临床表现。轻微损伤仅出现血尿、耻骨上或下腹部疼痛等；损伤重者可出现血尿、无尿、排尿困难、腹膜炎等。

### (1) 腹痛

腹膜外型损伤，表现为下腹部疼痛，可有压痛及腹肌紧张，直肠指诊有触痛及饱满感。腹膜内型损伤，表现为急性腹膜炎症状，并有移动性浊音。

### (2) 血尿

膀胱壁轻度挫伤者可仅有少量血尿。有时伴有血凝块，大量血尿者少见。

### (3) 无尿或排尿困难

膀胱壁全层破裂时由于尿外渗到膀胱周围或腹腔内，患者可有尿意，但不能排尿或仅排出少量血尿。

### (4) 并发症

1）休克：多为骨盆骨折等引起大出血所致；膀胱破裂引起尿外渗及腹膜炎时，常发生感染性休克。

2）尿瘘：开放性损伤时，因体表伤口与膀胱相通而有漏尿；若与直肠、阴道相通，则经肛门、阴道漏尿。闭合性损伤，尿外渗继发感染后可破溃而形成尿瘘。

## 【辅助检查】

### (1) 导尿试验

经导尿管注入无菌生理盐水 200ml 至膀胱，片刻后吸出。液体外漏时，吸出量少于注入量；腹腔液体回流时，吸出量多于注入量。若引流出的液体量明显少于或多于注入量，提示膀胱破裂。

（2）膀胱造影

是诊断膀胱破裂最具有价值的方法，尤其对于骨盆骨折合并肉眼血尿的患者。可根据造影剂有无外溢来确切判断有无膀胱破裂、破裂的类型和程度。

（3）CT 及 MRI

临床应用价值低于膀胱造影，不推荐使用。但患者合并其他伤需行 CT 或 MRI 检查，有时可发现膀胱破口或难以解释的腹部积液，应想到膀胱破裂的可能。

## 【治疗原则】

除积极处理原发病及危及生命的并发症外，对于膀胱损伤，应根据不同的病理损伤类型，采用不同的治疗方法。

（1）紧急处理

对严重损伤、出血合并休克者，首先积极抗休克治疗，如输液、输血、镇静及镇痛等。同时，积极处理出血及其他危及生命的合并伤。

（2）非手术治疗

膀胱轻度损伤，如挫伤或膀胱造影仅见少量尿液外渗、症状较轻者，可从尿道插入导尿管，持续引流尿液 7～10 天；合理使用抗生素预防感染。

（3）手术治疗

严重膀胱破裂伴出血、尿外渗，且病情严重者，尽早施行手术。若为腹膜内膀胱破裂，行剖腹探查，同时处理腹腔内其他脏器损伤，修补腹膜与膀胱壁，并作腹膜外耻骨上膀胱造瘘，于耻骨后留置引流管。若为腹膜外破裂，手术时清除外渗尿液，修补膀胱，并作耻骨上膀胱造瘘。若发生膀胱颈撕裂，须用可吸收缝线准确修复，以免日后发生尿失禁。

（4）并发症的处理

尽量避免切开盆腔血肿，以免引发再次大出血。出血不止者，用纱布填塞止血，24 小时后取出。出血难以控制时，可行选择性盆腔血管栓塞术。

## 【护理评估】

（1）术前评估

评估患者膀胱损伤的表现及程度，有无合并感染、尿外渗等情况。

### （2）术后评估

1）患者的意识情况、生命体征。

2）伤口引流管及留置导尿管引流情况。

3）切口情况。

4）患者及家属的健康知识的掌握情况。

5）评估有无出血、尿瘘、腹膜炎等并发症的发生。

## 【护理诊断】

### （1）疼痛

与创伤、尿外渗或手术切口有关。

### （2）有感染的危险

与血肿、尿外渗及免疫力低有关。

### （3）排尿型态改变

与创伤、尿路感染或手术有关。

### （4）恐惧/焦虑

与外伤打击、担心预后不良、害怕手术有关。

### （5）组织灌流量改变

与膀胱破裂、骨盆骨折损伤血管引起出血、尿外渗或腹膜炎有关。

### （6）潜在并发症——出血

与损伤后出血或手术创伤有关。

### （7）潜在并发症——尿瘘

与损伤或手术有关。

### （8）潜在并发症——腹膜炎

与尿外渗有关。

## 【护理措施】

### （1）紧急处理的护理

1）密切监测生命体征：密切观察血压、脉搏、呼吸及心率的变化并进行记录。注意患者有无面色苍白、出冷汗、四肢发冷等休克症状，以判断病情发展的趋势和观察休克早期症状。

2）紧急处理：①开放静脉通路，保证静脉输液、输血通畅，补充血容量。②记录出入量，观察有无腹痛，针对性地给予镇静、镇痛治疗。③配血，做好急诊手术前的各项检查和护理。④安慰患者，稳定患者及家属情绪，告知手术的可能性。⑤通知手术室，做好手术准备。

**（2）保守治疗的护理**

1）监测生命体征

观察血压、脉搏、呼吸及心率的变化，观察有无发生出血、休克。

2）全身症状的观察

①监测体温及血白细胞计数的变化，注意有无感染的发生。②观察有无腹膜刺激症状。③监测血红蛋白和血细胞比容，了解出血的情况。

3）对症处理

①若出现高热者遵医嘱使用物理降温或药物降温并观察疗效。②若出现疼痛者，评估疼痛程度，遵医嘱给予镇静、镇痛药并评估疗效。③若有出血，密切观察出血情况变化并遵医嘱给予止血药物并评估疗效。

4）留置导尿管的护理

①定时挤捏导尿管，妥善固定，避免折叠、受压，保持有效的引流。②观察尿液的颜色、量及性质并进行记录。若出现血尿，观察血尿的颜色及量，遵医嘱给予止血药。③每日两次会阴护理，保持尿道口清洁干燥。④更换引流袋 1 次/日，引流袋不能高于耻骨联合。⑤指导患者多饮水，每日尿量达 2000～3000ml。

**（3）术前护理**

1）心理护理：主动关心、安慰患者及家属，稳定情绪，减轻焦虑与恐惧。加强交流，解释膀胱损伤的病情发展和预后、主要的治疗护理措施，鼓励患者及家属积极配合各项治疗和护理工作。

2）维持体液平衡、保证组织有效灌流量：①密切观察病情：定时测量患者的呼吸、脉搏、血压，准确记录尿量；②输液护理：遵医嘱及时输液，必要时输血，以维持有效循环血量和水、电解质及酸碱平衡；注意保持输液管路通畅；观察有无输液反应。

3）感染的预防与护理：①伤口护理：保持伤口的清洁、干燥，敷料浸湿时及时更换；②尿管护理：保持尿管引流通畅，观察尿液的量、颜色和性状，保持尿道口周围清洁、干燥；尿管留置 7～10 天后拔除；③遵医嘱应用抗生素，并鼓励患者多饮水；④及早发现感染征象：若患者体温升高、伤口疼痛并伴有血白细胞计数和中性粒细胞比例升高，尿常规示有白细胞时，多提示感染，及时通知医师并协助处理。

4）术前准备：有手术指征者，在抗休克治疗的同时，紧急做好各项术前准备。完善术前检查：除常规检查外，应注意患者的凝血功能是否正常。备皮、配血，条件允许时，术前行肠道清洁。

### （4）术后护理

1）麻醉术后护理常规：了解麻醉和手术方式、术中情况、切口和引流情况；持续低流量吸氧；持续心电监护；床档保护防坠床；严密监测生命体征。

2）体位：根据麻醉方式选择合适的体位，一般取去枕半卧位6小时，头偏向一侧，保持呼吸道通畅，6小时后取半卧位。由于膀胱破裂后，尿液进入腹腔，可能引起腹膜炎。半卧位可以使尿液和腹腔渗液积聚在盆腔，可利于引流，同时减轻腹壁张力，利于伤口愈合。术后患者若留置导尿管或膀胱造瘘管，躯体移动受限，可协助翻身，并保证引流管有足够的长度，以防翻身时脱出。在允许的情况下，尽量鼓励患者早期下床活动，以防止肠粘连的发生。

3）饮食的护理：根据手术方式的不同选择相应的饮食指导，膀胱造瘘术患者术后6小时可进食流质饮食，膀胱破裂修补术患者应在肠蠕动恢复后方能进食。给予高能量饮食，由流质饮食逐步恢复至半流质和普食，适当增加纤维素的摄入，保持排粪通畅。

4）疼痛的护理

①使用疼痛评分量表评估患者疼痛程度；②做好心理疏导，使患者精神放松，转移和分散患者的注意力；③根据医嘱合理使用止痛药物并评估效果；④使用自控镇痛泵（PCA）时做好相应护理：自控镇痛泵可有效抑制膀胱痉挛、减少渗血、促进伤口愈合。用药期间应注意观察患者有无恶心、呕吐情况发生，并及时进行相应处理；⑤膀胱痉挛痛护理：由于膀胱内手术创面以及留置导尿管气囊牵引压迫的刺激，可引起膀胱痉挛。患者精神紧张、烦躁恐惧也是诱发膀胱痉挛的因素。应密切观察膀胱痉挛的出现，若患者自诉下腹坠胀，有便意，给予心理疏导。合理调整留置导尿管的气囊，保持导尿管引流通畅。遵医嘱应用一般解痉镇痛药，如山莨菪碱、吲哚美辛等，并注意观察用药后反应及其疗效。

5）留置导尿管的护理

①定时挤捏导尿管，妥善固定，避免折叠、受压，保持有效引流；②更换引流袋1次/日，引流袋不能高于耻骨联合；③观察尿液的颜色、量及性质并进行记录；④每日2次会阴护理，保持尿道口及会阴部清洁

干燥；⑤恢复饮食后指导患者多饮水，每日尿量达 2000~3000ml；⑥若行膀胱持续冲洗时，应注意调节膀胱冲洗液的速度。膀胱冲洗的速度不可过快，以防止冲洗液快速进入膀胱，会引起膀胱过度充盈，冲洗液从膀胱破裂缝合处渗出，影响伤口愈合。一般采用持续低压冲洗，避免压力过大。应注意观察腹部有无腹胀、腹痛等不适。观察进出量是否平衡。

**（5）膀胱造瘘管护理**

1）保持引流管通畅，定时挤捏导尿管，妥善固定，避免折叠、受压。

2）引流袋不能高于尿液引流部位，防止逆行感染。

3）注意观察引流液的量、色、性状及气味。

4）保持造瘘口周围清洁、干燥。

5）膀胱造瘘管一般留置 10 天左右拔除，拔管前需先夹闭此管，待患者的排尿情况良好后再行拔管，拔管后用纱布堵塞并覆盖造瘘口。

6）长期留置者，应定期更换，一般首次换管时间为术后 3~4 周，之后可根据患者情况每 4~6 周更换 1 次。

## 【健康教育】

**（1）饮食指导**

清淡易消化、高蛋白、高维生素饮食，指导拔管后多饮水，达到冲洗尿路防止感染的目的。

**（2）活动指导**

术后身体恢复后可适当运动。

**（3）并发症的观察**

观察并记录血压情况，告知患者有哪些异常表现时应及时就诊。

**（4）复查**

术后 1 个月门诊随访；以后 3 个月复查一次，半年后再复查一次。

## 第六节　膀　胱　结　石

膀胱结石是较常见的泌尿系结石，分为原发性膀胱结石和继发性膀胱结石。原发性膀胱结石多与营养不良、低蛋白质饮食有关。继发性膀胱结石主要继发于下尿路梗阻、膀胱异物等，与泌尿系统梗阻和反复尿路感染有关。膀胱结石好发于男性，男女比例约为10:1。原发性膀胱结石的发生多见于10岁以下的男孩，有明显的地区分布差异，主要分布于经济落后区，主要由营养不良所致。随着社会经济的发展，膀胱结石的总发病率已明显下降，多见于50岁以上的老年人。

## 【临床表现】

### （1）排尿困难

排尿困难是膀胱结石最具特异性的临床表现。由于结石在膀胱内活动，排尿困难的症状时轻时重，有时排尿至中途结石堵塞尿道内口而突然排尿中断，必须改变体位，如卧位或蹲位后，才能继续排尿，多数患者还有原发病，如前列腺增生症、尿道狭窄引起的排尿不畅史。

### （2）排尿疼痛

结石刺激膀胱黏膜或者并发感染所致，疼痛放射至阴茎头部、远端尿道、阴囊部或会阴部，有时还会放射至后背、臀部和膝部。

### （3）膀胱刺激征

结石刺激导致膀胱黏膜的炎症和损伤，出现血尿与尿频、尿急、尿痛。

### （4）腹部体征不明显

并发膀胱炎可以有下腹部膀胱区的压痛，结石巨大可以在腹部扪及。

## 【辅助检查】

### （1）B超

能发现膀胱区的强光团及声影。当患者转动身体时，可见到结石在膀胱内移动。

### （2）X线检查

显示出结石的大小、数目、形状和位置，还可了解双肾、输尿管有无结石。

### （3）膀胱镜检查

能查清结石的大小、数目及其具体特征，并可发现膀胱病变，是诊断膀胱结石最可靠的方法。膀胱镜检查后，还可同时进行膀胱结石的碎石治疗。

### (4) 实验室检查

尿中白细胞、脓细胞、红细胞增多，伴有肾功能损害时可见血肌酐、尿素氮升高。

## 【治疗原则】

膀胱结石的治疗应遵循两个原则，一是取出结石，二是去除结石形成的病因。膀胱结石如果来源于下尿路梗阻或异物等病因时，在清除结石的同时必须去除这些病因；如果来源于肾、输尿管结石，则同时处理。有的病因则需另行处理或取石后继续处理，如感染、代谢紊乱和营养失调等。绝大多数的膀胱结石需要外科治疗，方法包括体外冲击波碎石术、内腔镜手术和开放性手术。

### (1) 体外冲击波碎石术

小儿膀胱结石多为原发性结石，可首选体外冲击波碎石术；成人膀胱结石≤3cm者亦可以采用体外冲击波碎石术。

### (2) 腔内治疗

几乎所有类型的膀胱结石都可以采用经尿道手术治疗。在内镜直视下经尿道碎石是目前治疗膀胱结石的主要方法，可以同时处理下尿路梗阻病变，如前列腺增生、尿道狭窄、先天性后尿道瓣膜等，还可以同时取出膀胱异物。目前常用的经尿道碎石方式包括机械碎石、液电碎石、气压弹道碎石、超声碎石、激光碎石等。

### (3) 开放手术治疗

膀胱切开取石术适用于结石大，质地紧硬，有下尿路梗阻，合并严重泌尿道感染及非手术治疗失败者。

## 【护理评估】

### (1) 健康史

了解患者一般情况，有无与活动有关的血尿、疼痛、尿石等身体状况；有无因结石梗阻造成发热，而导致肾积水；了解有无家族史、地域及饮食习惯。

### (2) 身体状况

了解结石的位置、大小、数量、血尿及疼痛的程度；有无高热、肾积水造成肾脏损害的程度。

## 【护理诊断】

| (1) 舒适的改变 | (2) 焦虑/恐惧 |
|---|---|
| 与疼痛有关。 | 与患者担心手术有关。 |
| (3) 排尿障碍 | (4) 潜在并发症 |
| 与结石阻塞膀胱出口有关。 | 尿潴留、出血、感染、膀胱穿孔等。 |

## 【护理措施】

### (1) 术前护理

1）心理护理

①解释膀胱结石的治疗方式，配合及注意事项；②针对个体情况进行针对性心理护理；③鼓励患者家属和朋友给予患者关心和支持。

2）饮食护理

常规普通饮食，多饮水，保持尿量>2500ml/d，达到膀胱内冲洗，减轻膀胱刺激症状。

3）病情观察及护理

①观察并记录患者下腹部体征；②观察患者排尿情况。

4）术前常规准备

①术前行抗生素皮试，术晨遵医嘱带入术中用药；②协助完善相关术前检查：心电图、B超、出凝血时间等；③术晨更换清洁病员服；④备皮；⑤术晨与手术室人员进行患者、药物核对后，送入手术室。

### (2) 术后护理

1）按泌尿外科一般护理及全麻术后护理常规护理。

2）病情观察：严密观察并记录生命体征变化，包括体温、血压、脉搏、呼吸。遵医嘱给予持续心电监护。

3）引流液的观察：术后引流液的观察是重点，每日记录和观察引流液的颜色、性质和量，如在短时间内引流出大量血性液体（一般>100ml/h），应警惕发生继发性大出血的可能，同时密切观察血压和脉搏的变化，发现异常及时报告医生给予处理。

4）引流管的护理：术后患者留置肾造瘘管及尿管，保持引流通畅，妥善固定尿管，每日须对尿道口进行护理，观察尿液的颜色、量。其余按尿管的常规进行护理。活动、翻身时要避免引流管打折、受压、扭曲、脱出等。引流期间保持引流通畅，定时挤压引流管，避免因引流不畅而造成感染、积液等并发症。每天更换引流袋。

5）基础护理：患者术后清醒后，可改为半卧位，以利于伤口引流及减轻腹压，减轻疼痛。患者卧床期间，定时翻身，按摩骨隆突处，防止皮肤发生压疮。满足患者生活上的合理需求，给予晨晚间护理，雾化吸入2次/日。

6）行体外冲击波碎石术后护理：遵医嘱给予补液、抗感染、止血治疗；如发生肾绞痛，遵医嘱给予镇痛药物。术后如无恶心、剧烈疼痛等不适症状，鼓励患者多饮水，必要时给予利尿药，利于结石排出。术后次日做心电图及X线平片检查，观察结石排出情况，如无特殊，模拟单双脚跳绳运动、慢跑等运动，根据年龄、性别及碎石排出情况决定运动的强度。碎石后观察尿量、血尿程度及结石排出情况。

7）经皮肾镜或经膀胱输尿管肾盂镜取石或超声碎石术后护理

①出血的观察及护理：观察肾造瘘管及留置尿管引流液的颜色、量及性质，并做好记录，发现异常及时报告。术后如肾造瘘管引流液颜色鲜红，可采用夹闭肾造瘘管5～10分钟，再放开，观察血尿有无停止。同时进行床旁B超检查，观察肾周及肾内情况及双"J"管的位置。术后嘱患者绝对卧床48小时，相对卧床7天无明显出血即可在床上活动，如有出血应延长卧床时间，可做适量的床上运动，多饮水，一般饮水量在2000ml/d以上，以减轻血尿。另外，多食新鲜含粗纤维的蔬菜、水果，适量进食蜂蜜，防止便秘。②有效固定肾造瘘管，严防脱落：如肾造瘘管滑脱，必须保证尿液引流通畅。指导患者翻身前先将造瘘管留出一定长度，然后再转向对侧，下床或活动时必须先将造瘘管固定好。③双"J"管的护理：放置的双"J"管通行输尿管的全长，上端位于肾盂，下端位于膀胱，双"J"管本身有许多侧孔，有助于保护和恢复肾功能，有利于尿液的引流，但对机体来说是异物，有利的同时，同样也有弊。患者改变体位或活动时，必须动作慢、轻，以免双"J"管刺激输尿管黏膜发生出血（表现为排尿可见血尿）。另外，置双"J"管后，患者由于膀胱输尿管抗反流的机制消失，尿液容易随着膀胱与输尿管、肾盂的压力差反流，导致逆行感染，故术后患者要尽早取半坐卧位。

（3）并发症的防治及处理

1）感染：应用敏感的抗生素；嘱患者多饮水；保持肾内低压状态，保持留置尿管及肾造瘘管的通畅，导尿管堵塞时予以膀胱冲洗。防止倒流，指导患者引流管的自我护理方法。

2）邻近器官的损伤

①胸膜损伤：术后严密观察患者的呼吸情况，有无胸痛、呼吸困难，及时报告医生，必要时予以胸腔闭式引流。②肠管穿孔：术后观察腹部体征，有无腹痛、反跳痛、腹肌紧张、肠管穿孔，给予足量的抗生素、禁食等处理。

## 【健康教育】

（1）饮食指导

1）草酸盐结石患者，宜少吃土豆、菠菜等，口服维生素 $B_6$，口服氧化镁。

2）磷酸盐结石患者宜低磷低钙饮食，口服氯化铵。

3）尿酸盐结石的患者，宜禁吃肝、肾及豆类，口服枸橼酸合剂或碳酸氢钠。

4）多饮水，保持尿量 2500ml/d 以上。

| （2）活动指导 | （3）复查 |
| --- | --- |
| 根据体力，适当运动。 | 定期复查。 |

# 第七节　膀　胱　结　核

膀胱结核是泌尿系结核的一部分，多由肾结核、尿污染以及从黏膜上沿输尿管蔓延继发所致，故膀胱结核与泌尿生殖系结核同时存在，病变轻重关系到泌尿系结核的预后。

## 【临床表现】

（1）膀胱结核常由肾结核演变而来。结核性膀胱炎多数患者的最初症状为尿频，以后尿频逐渐加重并伴有尿急、尿痛、血尿。排尿从 3～5 次／日逐渐增加到 10～20 次／日，如果膀胱症状加重，黏膜有广泛溃疡或膀胱挛缩，容量缩小，则排尿每日达数十次，甚至尿失禁，患者十分痛苦。

（2）除尿频外，多伴有尿痛、脓尿、血尿等，经抗结核治疗后可以好转。而膀胱挛缩的症状除尿频及尿失禁外，常无尿痛、脓尿、血尿等，经抗结核治疗后症状不能好转，有时由于膀胱病变进一步纤维化，症状反而加重。

## 【辅助检查】

### （1）尿液检查

尿常规可见较多脓细胞、红细胞，炎症性痉挛时，脓尿及血尿的程度与尿频基本一致，而膀胱挛缩时尿频虽显著，但尿内炎性细胞并不多，尿液检查找抗酸杆菌常阳性，聚合酶链反应（PCR）技术可提高检查阳性率且快速。

### （2）膀胱镜检查

见膀胱黏膜充血，水肿；结核结节或溃疡形成；并可见膀胱容量变小，活检可证实为结核。

### （3）膀胱造影

炎症性痉挛在注入造影剂时感疼痛，膀胱形状可正常，或呈折叠状且有膀胱颈部痉挛；而膀胱挛缩患者注入造影剂时不痛，仅有胀感，膀胱甚小呈圆形，边缘不光滑，不呈折叠状，重者膀胱颈部张开，后尿道扩张，必要时可用鞍麻做鉴别，炎症性痉挛在鞍麻后膀胱容量可扩大，而膀胱挛缩则仍不能扩大。

结核性膀胱自发破裂时有突发腹痛，腹穿可见黄色尿液，膀胱造影有助于诊断。

晚期有贫血，水肿，肾功能不全等表现，IVU 检查可见肾输尿管结核表现及膀胱容量变小。

### （4）CT 检查

近年来，CT 检查已被广泛应用于泌尿生殖系结核的诊断，其优点是对钙化、肾脏的功能性异常和肾周扩张较为敏感，还能显示实质瘢痕和表现为低密度的干酪样坏死灶，晚期肾脏病变均可显示肾积水，肾萎缩和肾钙化。

## 【治疗原则】

### （1）膀胱结核的手术治疗原则

1）如无尿道狭窄，则行乙状结肠膀胱扩大术。

2）如有尿道狭窄，可行尿流改道术如回肠膀胱、输尿管皮肤造瘘术等。

### （2）膀胱结核的用药原则

1）确诊为结核者，一般可联合使用基本药物中的 3 种"杀菌"抗结核药物治疗 3~6 个月，然后使用 2 种药物用至 1~2 年。

2）如果出现明显不良反应，可依次选用其余各药。

3）因结核病是消耗性疾病，故要加强营养，除非氮质血症，否则可以高蛋白饮食。

4）必要时可做手术治疗，手术前进行药物治疗 1~3 个月，术后继续药物治疗至疗程结束，手术目的主要是解除梗阻、止血、病源清除或病肾切除。

5）如出现肾衰竭，可按慢性肾衰竭常规治疗，主要是透析疗法或肾移植。

## 【护理评估】

### （1）健康史

了解有无肺结核、骨关节结核或肠结核等病史。包括家族史中有无结核发病者，有无营养不良、免疫力减退、居住环境恶劣等与结核病发病有关的因素。

### （2）身体状况

了解有无尿频、尿急、尿痛、血尿、脓尿、腰痛等症状，其严重程度怎样；有无低热、贫血、乏力、消瘦等全身中毒症状。

## 【护理诊断】

### （1）焦虑/恐惧

对疾病知识不掌握及担心预后有关。

### （2）排尿型态紊乱

与结核病变导致尿频、尿急、尿痛、血尿及脓尿有关。

| （3）舒适的改变 | （4）身体耐受力的改变 |
| --- | --- |
| 与长期抗结核治疗及手术治疗有关。 | 与结核长期消耗，营养缺失有关。 |

## 【护理措施】

### （1）术前护理

1）按泌尿外科疾病术前护理常规。

2）全面评估患者：包括健康史及相关因素、身体状况、生命体征，以及神志、精神状态、行动能力等。

3）心理护理：向患者讲明全身治疗可增强抵抗力，合理的药物治疗及必要的手术治疗可消除病灶，缩短病程，消除患者的焦虑情绪，保持愉快心情对肾结核病的康复有重要意义。对患者给予同情、理解、关心、帮助，更好地配合治疗和护理。部分血尿患者可出现紧张和焦虑情绪，应给予疏导。

4）观察患者的血尿程度：可嘱患者多饮水，以达到稀释尿液，防止血块堵塞的目的。当血尿严重，血块梗阻输尿管出现绞痛时，应报告医生给予解痉镇痛处理。

5）饮食护理：指导患者多进食富有营养、易消化、口味清淡的膳食，以加强营养，增进机体抵抗力。鼓励患者食高蛋白、高热量、高维生素饮食，纠正贫血和低蛋白血症。多饮水以减轻结核性脓尿对膀胱的刺激，保

### （2）术后护理

1）按泌尿外科一般护理常规及全麻术后护理常规护理。

2）病情观察：严密观察患者生命体征的变化，尤其是血压、脉搏的变化。必要时给予持续心电监护。

3）引流管的护理：术后患者留置切口引流管及尿管，活动、翻身时要避免引流管打折、受压、扭曲、脱出等。引流期间保持引流通畅，定时挤压引流管，避免因引流不畅而造成感染。

4）引流液的观察：术后引流液的观察是重点，每日记录和观察引流液的颜色、性质和量，如在短时间内引流出大量血性液体，应警惕发生继发性大出血的可能，同时密切观察血压。

5）基础护理：患者术后清醒后，可改为半卧位。患者卧床期间，协助其定时翻身，按摩骨突处，防止皮肤发生压疮。做好晨晚间护理。口腔护理、雾

证休息，改善并纠正全身营养状况。

6）做好术前护理和术前指导：包括介绍肾结核的疾病相关知识，使患者对疾病有正确的认识。说明手术治疗的必要性。介绍手术的大致过程及配合方法。指导患者掌握床上翻身、有效咳嗽、咳痰的方法及技巧，以预防术后肺部并发症、压疮和下肢静脉血栓的发生。

化吸入，2 次/日，消毒尿道口，2次/日。

6）增进患者的舒适：术后会出现疼痛、恶心，呕吐、腹胀等不适，及时通知医生对症处理，减少患者的痛苦。

7）心理护理：根据患者的社会背景，个性及不同手术类型，对每位患者提供个体化心理支持并给予心理疏导和安慰，增强战胜疾病的信心。

**【健康教育】**

（1）出院前应向患者及家属详细介绍出院后有关事项，并将有关资料交给患者或家属，告知复诊时间及日常生活、锻炼中的注意事项。

（2）用药指导：术后继续抗结核药物治疗3~6 个月，以防结核复发。用药要坚持联合、规律、全程，不可随意间断或减量、减药；用药期间必须注意药物不良反应，定期复查肝肾功能、测听力、视力等。若出现恶心、呕吐、耳鸣、听力下降等症状，及时就诊；尽量慎用对肾脏有毒性的药物，以保护对侧肾脏。

（3）告诫患者术后注意劳逸结合，避免过度劳累，适当进行户外活动及轻度体育锻炼，以增强体质，防止感冒及其他并发症，戒烟，禁酒。

（4）保持心情舒畅和充足的睡眠，每晚持续睡眠应达到6~8 小时。

（5）定期复查：单纯药物治疗者必须重视尿液检查和泌尿系造影的变化。术后也应每月检查尿常规和尿结核杆菌。5 年不复发可认为治愈。

## 第八节　神经源性膀胱

神经源性膀胱是一类由神经性病变导致膀胱、尿道功能失常，由此而产生一系列下尿路症状及并发症的疾病的总称。可分为不能收缩的低张性（无收缩性）和不能完全排空的高张性（痉挛性），通过未受控制的反射而排空。所有能累及与排尿生理活动有关的神经调节过程的病变，包括中枢性、外周性以及外伤和炎症等，都有可能影响正常的膀胱尿道功能，导致神经源性膀胱。

## 【临床表现】

神经源性膀胱不是一种单一的疾病，不同类型、不同程度的神经病变可以导致膀胱、尿道功能的不同改变，如膀胱壁的顺应性可以从高顺应性到低顺应性，膀胱逼尿肌收缩力的改变可以从无收缩力到反射亢进，膀胱逼尿肌和尿道内、外括约肌间的协调性也可从协调到不同程度的不协调。因此，神经源性膀胱的症状也没有特异性。按照排尿周期的变化，可以将症状分为储尿期症状和排尿期症状。

| （1）储尿期主要表现 | （2）排尿期的主要表现 |
|---|---|
| 尿频、尿急、尿失禁，伴或不伴有膀胱感觉异常（感觉低下或感觉过敏）或膀胱疼痛。 | 排尿前等待、尿线细、排尿费力、间断性排尿、腹压排尿、终末尿滴沥等，伴或不伴有排尿感觉异常或排尿疼痛，可出现急、慢性尿潴留。 |

## 【辅助检查】

| （1）实验室检查 | （2）影像学检查 |
|---|---|
| 尿常规检查累及有无泌尿系统的感染及血尿、蛋白尿的存在；血清肌酐和尿素氮检查可以监测肾功能的状态。 | 静脉尿路造影（排泄性尿路造影）、B超、膀胱造影和尿道造影检查有助于评价神经源性膀胱继发的损害和疾病进展，并可显示尿路结石。 |

**（3）膀胱尿道镜检查**

可确定膀胱流出道梗阻的程度。

**（4）膀胱内压测定**

在低张性膀胱恢复期进行系列的膀胱内压描记检查，可提供逼尿肌功能能力指数，进而表明康复前景。

**（5）尿流动力学检查**

括约肌的肌电图以对尿道压力图检查，均有助于诊断。

## 【治疗原则】

（1）在对神经源性膀胱处理过程中，治疗的重点是保护上尿路功能，治疗的最主要目标是建立及维持对上尿路无损害威胁的"平衡膀胱"。

（2）尿动力学检查结果作为选择治疗方案依据。

（3）积极治疗原发病，对每一个神经源性膀胱患者进行严格的追踪随访。

（4）保护逼尿肌功能，积极预防和治疗尿路感染、肾积水、膀胱输尿管反流和泌尿系结石等并发症。

（5）保守治疗

1）行为治疗：盆底锻炼；生物反馈方法。

2）排尿功能的管理

①手法辅助排尿。

②反射性触发排尿。

③辅助导尿器具治疗：留置导尿及膀胱训练；阴茎套集尿。

④间歇性导尿术。

3）药物治疗。

4）电、磁刺激治疗。

（6）神经源性膀胱的手术治疗

1）膀胱扩大术。

2）人工尿道括约肌（AUS）置入术。

3）膀胱造瘘术。

## 【护理评估】

**（1）健康史**

评估患者的神经系统状况，如有无先天性疾病、外伤、帕金森病和脑血管意外等病史，并进行神经学的相关检查。此外还需了解患者有无与神经性疾病相关的性功能及排便功能异常，如阴茎勃起功能障碍、便秘等。

（2）身体状况

了解患者排尿前是否有膀胱异常感觉或疼痛，有无尿失禁，排尿时是否有疼痛及排尿异常。

（3）心理-社会状况

评估患者及家属对疾病知识的掌握程度，对治疗方法的知晓程度，对预后的心理承受能力。

## 【护理诊断】

（1）焦虑/恐惧

与患者对疾病的恐惧、担心预后有关。

（2）舒适的改变

与疼痛、手术创伤等有关。

（3）潜在并发症

感染、结石等。

（4）知识缺乏

缺乏疾病及康复期护理知识。

## 【护理措施】

（1）术前护理

1）心理护理

评估患者的身心状况，对患者及家属做好入院宣教工作，介绍疾病的治疗进展、手术方式、注意事项及以往成功的病例，减轻患者的恐惧心理，鼓励患者积极参与并配合治疗和护理工作。

2）术前准备

①协助医生正确留取各项标本，做好患者的全面检查：如血、尿、便常规，出凝血试验，血型及肝、肾、心、肺功能等检查。

②皮肤准备：术日晨常规手术区域备皮，清洁皮肤、剪指（趾）甲，预防切口感染。

③肠道准备：术前3天进食流质饮食，口服肠道抗生素。术前晚及术日晨清洁灌肠。

④给患者提供安静的病室环境，保证睡眠，以保障手术的顺利进行。

⑤术晨准备：按医嘱为患者放置胃管，取下义齿、眼镜、手表等饰

物。更换清洁病员服。

⑥与手术室人员核对患者、药物等相关信息后送入手术室。

## （2）术后护理

1）麻醉术后护理常规：了解麻醉和手术方式、术中情况、切口和引流情况；持续低流量吸氧；持续心电监护；床档保护防坠床；严密监测生命体征。

2）伤口观察及护理：观察伤口有无渗血渗液，若有，应及时通知医生并更换敷料；观察腹部体征，有无腹痛腹胀等。

3）输液管的护理：输液管保持通畅，留置针妥善固定，注意观察穿刺部位皮肤。

4）胃管的护理

①通畅：定时挤捏管道，使之保持通畅；勿折叠、扭曲、压迫管道；及时倾倒胃液，保持有效负压。

②固定：每班检查胃管安置的长度；每日更换固定胃管的胶布；胶布注意正确粘贴，确保牢固；告知患者胃管重要性，切勿自行拔出；若胃管不慎脱出，应立即通知主管医生，根据患者情况遵医嘱重置胃管。

③观察并记录：观察胃液性状、颜色、量；观察安置胃管处鼻黏膜情况，调整胃管角度，避免鼻黏膜受压；观察患者腹部体征，有无腹胀；观察患者酸碱、电解质，是否有低氯、代谢性碱中毒等。

④拔管：胃肠功能恢复后（即肛门排气后）即可拔管。

5）留置尿管的护理

①妥善固定引流管，防止折叠、扭曲、受压，保持引流通畅。

②尿袋的位置应低于耻骨联合水平，防止尿液反流。

③观察尿液的颜色，性状及量并记录。

④每天用含碘消毒液清洁尿道口2次，保持会阴部清洁卫生。

⑤鼓励患者多饮水，保持尿量大于2000ml/d，多吃蔬菜、水果，保持排便通畅。

⑥留置导尿引流袋应每日更换一次（抗反流尿袋每天更换一次），尿管4周更换1次，可根据实际情况调整留置导尿的引流袋更换时间。

⑦拔除尿管应在膀胱充盈时拔管，可减少尿路感染的发生。拔管时当气囊内0.9%氯化钠溶液被吸出后，尿管应再留置5分钟，使球部基本恢复到原来形状，再轻轻旋转导尿管轻柔拔出，以减少损伤。

6）膀胱冲洗的护理

①保持持续膀胱冲洗及引流通畅，防止扭曲、受压和脱落，防止尿液潴留或尿液外漏。伤口敷料渗湿或污染，及时给予更换。

②观察持续膀胱冲洗液的颜色，根据冲出液颜色调节液体滴入速度在100滴/分左右，尽量减少血液停留在膀胱内时间，避免形成血凝块。

③发现引流管内血凝块，应尽量吸出管外，避免挤入膀胱，以免血块阻塞尿道内口，引起急性尿潴留，导致感染，诱发大出血。

④输尿管支架管或代膀胱引流管每1~2小时挤捏引流管1次，如有血块、黏液阻塞，立即用0.9%氯化钠溶液或4%碳酸氢钠10~15ml低压冲洗，操作中严格遵守无菌原则。

⑤代膀胱引流管拔除后，造瘘口或会阴皮肤经常受尿液刺激，皮肤发红，应尽可能保持局部皮肤清洁、干燥，用柔软的毛巾或纱布清洗局部，必要时，涂氧化锌软膏保护皮肤。

7）疼痛的护理：评估患者疼痛情况；对有镇痛泵（PCA）患者，注意检查管道是否通畅，评价镇痛效果是否满意；遵医嘱给予镇痛药物；提供安静舒适的环境。

8）基础护理：做好口腔护理、定时翻身、雾化吸入等工作。

9）饮食护理：未涉及胃肠道的手术如膀胱造瘘可在术后6小时进水，无不适后进清淡易消化饮食。涉及胃肠道或安置胃肠减压的患者按如下护理常规进行：

①术后当天至肛门排气：禁食。

②拔除胃管后：先饮水，无不适后可进食清淡易消化、营养丰富的饮食。少食多餐，循序渐进原则，以不引起腹胀、腹泻为原则。

10）心理护理：在膀胱功能整个康复过程中，医务人员和患者亲属、朋友应对患者表示关怀、同情，给予安慰、帮助，配合训练有助于恢复，使其在心理上感到温暖、得到支持。一旦症状稍有好转，应予以鼓励，增强康复治疗信心。

**（3）膀胱康复的护理**

1）膀胱功能训练

①对于拔除导尿管者，可以指导患者使用假性导尿，通过规律性、渐进性的腹肌、耻骨尾骨肌和提肛肌训练等方法进行膀胱排尿功能训练，教患者收缩腹肌，憋气用力靠腹压排尿（用双手保护腹股沟区，避

免斜疝发生）；或采用激发排尿，圆锥及以下损伤通过寻找扳机点，刺激腰骶皮肤神经节段，如牵拉阴毛、挤压阴蒂或阴茎或用手刺激肛门诱发膀胱反射性收缩，产生排尿（扳机排尿）。亦可使用 Crede 手法排尿，圆锥及以下损伤患者，当膀胱充盈，膀胱底达脐上 2 指时，即进行手法按摩排尿。

②鼓励患者做提肛运动，增强外括约肌功能的锻炼，有规律地收缩提肛肌，每天练习 4~6 次，每 30 分钟内收缩提肛肌 100 下，在深吸气的同时收缩，每次收缩保持 10 秒，呼气时放松。其目的是加强提肛肌的收缩力，从而治疗尿失禁。

③规律的训练腹肌，每天练习 4~6 次，呼气时收缩腹肌，保留 3 秒，吸气时放松，每次坚持收缩 10 下。其目的是当代膀胱充盈时利用横膈和腹肌的收缩，使代膀胱内压力增高而引起排尿，以便尽早恢复新膀胱的可控力。

④患者术后夜间可控性差的原因可能是入睡后尿道括约肌张力下降，此时如代膀胱无抑制收缩，可致尿液溢出。为避免导致新膀胱容量失代偿，避免反流，降低酸中毒等并发症发生，必须定时排尿（每 2~3 小时 1 次）。排尿的姿势可采用蹲位排尿，争取将尿液排尽，最大限度减少并发症的发生。

2）间歇性导尿

①反复间歇导尿对尿道来说，也是一种人为损伤，应该选择损伤小、质地较好、较细软的、操作方便的一次性导尿管，避免由于尿道黏膜水肿而继发的尿路合并症。

②在进行间歇导尿时，一般要求制订严格的饮水计划：患者每天饮水量应在 2000ml 以上。具体方案：一般早、中、晚各 500ml，10：00、15：00、20：00 各 200ml，从 21：00 至次日 6：00 不饮水，输液患者应酌情减少。

③根据患者膀胱残余尿量和液体入量，制定每天导尿时间和次数。一般开始 4 小时导尿 1 次，如 2 次导尿间歇能通过叩击、挤压等方法自行排尿 150ml 以上，且残余尿仅 300ml 或更少，可改为 6 小时导尿 1 次。如 2 次导尿间歇自动排出 200ml 以上的尿，且残余尿少于 200ml，可改为 8 小时导尿 1 次，如残余尿量在 100ml 以下，膀胱容量在 250ml 以上，且始终无感染可终止间歇导尿。

3）预防泌尿系统感染

①重视会阴部的清洁护理，减少逆行感染的可能性。

②严格无菌操作，降低因导尿而引起的下尿路感染。

③适当控制导尿次数，一般每隔 4~6 小时 1 次，每天不超过 6 次。

④必要时，可根据尿常规和尿培养结果使用抗菌药物。

## 【健康教育】

### （1）饮食指导

指导患者饮食要规律、营养丰富、容易消化，要保持排便通畅。忌刺激性食物、坚硬食物、胀气食物，忌烟酒。

### （2）活动指导

根据体力，可适当活动。

### （3）尿管宣教

①教会患者及家属每 4 小时开放尿管 1 次，训练膀胱舒缩功能，随时保持尿管通畅；引流袋的位置不可高于耻骨联合处，以免逆行感染；普通尿袋应每天更换 1 次，更换时注意不要污染接头处；注意保持会阴部的清洁卫生，每天 2 次用温水或淡盐水清洗；鼓励患者定时定量饮水，每日饮水量不少于 2000ml，增加排尿量，预防尿路结石。

②妥善固定导尿管，防止由于疏忽造成导尿管从尿道内脱出而引起尿道出血；间断导尿患者要使用无气囊导尿管，在护士培训指导下掌握正确的操作方法；无论是留置导尿患者还是间断导尿患者，出院之后仍需要定期监测体温、做尿常规检查、细菌培养，发现感染必须及时对症治疗。

### （4）膀胱造瘘宣教

要特别注意保持造瘘口周围皮肤的清洁干燥，每个月更换造瘘管；要妥善固定造瘘管，严防造瘘管脱出，一旦发生造瘘管脱出，应立即来院重新放置。

### （5）复查

嘱患者术后定期门诊随访，做好排尿管理。

## 第九节 膀胱过度活动症

膀胱过度活动症（OAB）是一种以尿急症状为特征的症候群，通常伴有尿频和尿急症状，可以伴有或不伴有急迫性尿失禁。在尿动力学检查时可表现为逼尿肌过度活动，也可为其他形式的尿道-膀胱功能障碍。一般来讲，本症不包括急性尿路感染或其他形式的膀胱尿道器质性病变所导致的膀胱刺激症状。

## 【临床表现】

### （1）典型症状

先有强烈尿意后有尿频、尿急、急迫性尿失禁；或出现强烈尿意时发生上述症状。常常可在咳嗽、喷嚏、腹压增高时诱发，伴有紧迫感。

### （2）相关症状

①遗尿；②血尿，脓尿等膀胱原发病的表现；③膀胱以下尿路梗阻引起者有排尿困难，尿线无力。

### （3）对生活质量的影响

①频繁上厕所；②经常找厕所；③减少饮水；④不参加社交活动；⑤终日穿一次性尿裤；⑥担心漏尿而回避性生活。

## 【辅助检查】

### （1）实验室检查

尿常规、尿培养，血清 PSA（男性 40 岁以上）。

### （2）泌尿外科特殊检查

①尿流率：尿流率低可能是膀胱出口梗阻或是逼尿肌收缩力减弱所致；当逼尿肌产生足够高的压力以致高过尿道所增加的压力时，尿流率可能保持不变。为区分这两种病因，要同时测定逼尿肌压力及尿流率。
②泌尿系统超声检查（包括残余尿测定）。

### （3）病原学检查

疑有泌尿生殖系统炎症者，应进行尿液、前列腺液、尿道及阴道分泌物的病原学检查。

### （4）细胞学检查

疑有尿路上皮肿瘤者应进行尿液细胞学检查。

### （5）KUB、IVU，泌尿系内腔镜、CT 或 MRI 检查

怀疑泌尿系其他疾病者。

### （6）侵入性尿动力学检查

可进一步证实 OAB 的存在，确定有无下尿路梗阻，评估逼尿肌功能。进行全套尿流动力学检查的指征包括：①尿流率减低或剩余尿增多；②首选治疗失败或出现尿潴留；③在任何侵袭性治疗前；④对筛选检查中发现的下尿路功能障碍需进一步评估。

## 【治疗原则】

### （1）首选治疗

1）膀胱训练：①白天多饮水，循序渐进地延长排尿间隔。②治疗期间应记录排尿日记，增强治愈信心。③膀胱训练还包括生物反馈治疗、盆底肌训练及其他行为治疗，如催眠疗法等。

2）药物治疗

①一线药物：托特罗定、索利那新。

②其他可选药物：其他 M 受体拮抗剂（奥昔布宁、丙哌唯林、溴丙胺太林等）；镇静、抗焦虑药（丙咪嗪、多塞平、地西泮等）；钙通道阻滞剂（维拉帕米、硝苯地平）；前列腺素合成抑制剂（吲哚美辛）。

3）改变首选治疗的指征：①无效；②患者不能坚持治疗或要求更换治疗方法；③出现或可能出现不可耐受的副作用；④治疗过程中尿流率明显下降或剩余尿量明显增多。

### （2）可选治疗

主要适用于膀胱训练或药物治疗无效或有效但不能耐受者及禁忌者。

1）膀胱灌注辣椒辣素、树胶脂毒素、透明质酸酶。

2）A 型肉毒素膀胱逼尿肌多点注射。

3）神经调节：骶神经电调节治疗，对部分顽固的尿频，尿急及急迫性尿失禁患者有效。

4）外科手术

①手术指征：应严格掌握，仅适用于严重低顺应性膀胱，膀胱容量过小且危害上尿路功能，经其他治疗无效者。

②手术方法：逼尿肌横断术、膀胱自体扩大术、肠道膀胱扩大术、

尿流改道术。

5）针灸治疗：研究显示足三里、三阴交、气海、关元穴针刺有助于缓解症状。

## （3）其他治疗

1）膀胱出口梗阻：逼尿肌收缩力正常或增强这可适当辅助使用抗OAB的治疗；逼尿肌收缩功能受损者慎用抗OAB治疗；梗阻解除后OAB仍未缓解者应行进一部检查，治疗可按OAB处理。

2）神经源性排尿功能障碍患者的OAB诊治原则：积极治疗原发病；无下尿路梗阻者参照以上OAB治疗原则；有梗阻者按BOO诊治原则；对不能自主排尿者按OAB治疗，以缓解症状。

3）压力性尿失禁：以OAB为主要症状者首选抗OAB治疗；OAB缓解后，压力性尿失禁仍严重者，采用针对压力性尿失禁的相关治疗。

4）逼尿肌收缩力受损患者的OAB诊治原则：排尿训练，定时排尿；在检测剩余尿基础上适当使用抗OAB药物；辅助压腹排尿；必要时采用间歇导尿或其他治疗；可加用受体阻滞剂，降低膀胱出口阻力。

## 【护理评估】

### （1）典型症状

尿频、尿急及急迫性尿失禁等。尽可能详细准确地询问每一种症状的状况。如：白天和夜里排尿的次数、两次排尿间的时间间隔、为什么会有如此频繁的排尿。是因为强烈的尿意还是仅仅因为要避免尿失禁。

### （2）相关症状

排尿困难、尿失禁、性功能、排便情况等。

### （3）排尿日记

记录每日摄入液体的种类、时间、数量，排尿次数及排尿量，漏尿量多少，是否有急迫的尿意，在什么情况下出现漏尿。

### （4）尿垫试验

在给定的时间段内对漏尿进行的半客观的测量。

### （5）相关病史

泌尿及男性生殖系统疾病及治疗史；月经、生育、妇科疾病及治疗史；神经系统疾病及治疗史。

## 【护理诊断】

**（1）焦虑/恐惧**

与生活质量下降，担心预后不良有关。

**（2）排尿异常**

与发生尿频、尿急、尿失禁有关。

**（3）舒适的改变**

与手术创伤有关。

**（4）潜在并发症**

出血、感染、漏尿等。

**（5）社交生活孤独**

与患者躲避正常的社交生活有关。

## 【护理措施】

**（1）术前护理**

1）心理护理

主动关心患者，以诚恳亲切的态度与患者进行交流。耐心讲解与疾病有关的知识和治疗方法，取得信任。尊重和理解患者，尽量满足其合理的要求。同时要和家属进行沟通，减轻患者的担忧、焦虑和恐惧等不良情绪的影响，树立战胜疾病的信心，积极配合治疗和护理。

2）膀胱功能训练

①延迟排尿：逐渐使每次排尿量大于 300ml。可以重新学习和掌握控制排尿的技能；打断精神因素的恶性循环；降低膀胱的敏感性。适用于尿急、尿频等 OAB 症状。低顺应性膀胱，储尿期末膀胱压大于 $40cmH_2O$ 禁用。

②定时排尿：可以减少尿失禁次数，提高生活质量。适用于尿失禁严重，且难以控制者。伴有严重尿频者禁用。

3）术前常规准备

①术前行抗生素皮试，术晨遵医嘱带入术中用药。

②协助完善相关术前检查：心电图、B超、出凝血试验等。

③术晨更换清洁病员服。

④术晨建立静脉通道。

⑤术晨与手术室人员进行患者、药物核对后，送入手术室。

**（2）术后护理**

1）麻醉术后护理常规：了解麻醉和手术方式、术中情况、切口和

续氧气吸入；持续心电监护；床档保护防坠床；严密监测

引流

输液管的护理：输液管保持通畅，留置针妥善固定，注意观察

部位皮肤有无红肿。

3）尿管的护理

①通畅：定时挤捏管道，使之保持通畅；勿折叠、扭曲、压迫管道；及时排空引流袋，保持引流袋位置低于耻骨联合，防止尿液反流。

②观察并记录：观察尿液性状、颜色、量，并记录。

③消毒：每日用含碘消毒液清洗外阴及尿道口周围 2 次，并保持外阴部的清洁和干燥。

④拔管：膀胱灌注者 1~2 天，开放手术者 7~10 天。

4）饮食护理

①术后 6 小时内：禁食。

②术后 6 小时后：膀胱灌注者普食，开放手术者肠鸣恢复后普食。宜少量多餐。

5）体位与活动

①全麻清醒前：去枕平卧位，头偏向一侧。

②全麻清醒后手术当天：平卧位、侧卧位。

③术后第 1~7 天：卧床休息，鼓励自主翻身。

④术后第 7 天起：床旁适当活动。

### （3）并发症的处理及护理

1）伤口感染

①临床表现：伤口红肿、疼痛。

②处理：术后遵医嘱应用抗生素，保持外阴清洁。

2）下肢静脉血栓

①临床表现：患侧肢体肿胀，局部疼痛。

②处理：指导患者床上翻身、适当活动四肢。

3）坠积性肺炎

①临床表现：肺部感染症状。

②处理：指导患者有效深呼吸，由下而上轻叩背部，协助患者痰，补充水分，如痰液黏稠不易咳出，可行雾化吸入。

## 【健康教育】

### （1）排尿日记

排尿日记对 OAB 的诊断和治疗都十分重要。指导患者坚持记录排尿日记（表6-1）。

**表6-1　排尿日记**

姓名：　　　　　　　　　　　　　　　　　　　日期：

| 排尿时间 | 排尿尿量 | 尿急 | 漏尿 | 备注 | 饮水时间、类型和量 |
|---|---|---|---|---|---|
| 6：00 | | | | | |
| 12：00 | | | | | |
| 18：00 | | | | | |
| 24：00 | | | | | |

### （2）饮食指导

鼓励患者多进食高蛋白、高维生素、高纤维素易消化的食物，多吃新鲜蔬菜和水果，多饮水，保持排便通畅。

### （3）活动指导

避免过早参加体力劳动。

### （4）复查

术后定期复查，如自觉不适，应及时门诊复查。

# 第十节　女性压力性尿失禁

国际尿控协会（ICS）将尿失禁定义为"尿液不由自主地从尿道流出"。压力性尿失禁（SUI），是指当腹压增高时（如用力、打喷嚏、咳嗽大笑或提取重物时）出现不由自主的尿液自尿道外口渗漏。此病多发于女性，高发于经产妇及高龄女性，青少年少见。偶发尿失禁不应视为病态，只有频繁发作的尿失禁才是病理现象。

## 【临床表现】

（1）症状主要表现为打喷嚏、大笑、咳嗽等腹压突然增加时不自主溢尿。

（2）体征是腹压增加时，能观察到尿液不自主地从尿道流出。

（3）临床上根据症状程度可分为4度：Ⅰ度，咳嗽、打喷嚏、搬重物等腹压增高时，偶尔出现尿失禁；Ⅱ度，任何屏气或使劲时都有尿失禁；Ⅲ度：直立时即有尿失禁；Ⅳ度，直立或斜卧位时都有尿失禁。

## 【辅助检查】

（1）血、尿常规，尿培养及肝肾功能。

（2）X线检查：在斜位下行排尿性膀胱尿道造影。压力性尿失禁表现为尿道膀胱后角消失，膀胱颈下降，腹压增加时膀胱颈呈开放状态。

（3）超声检查：可以测定膀胱颈的位置和膨出情况。

（4）尿流动力学检查：①膀胱测压；②膀胱括约肌测压。

（5）漏尿点压（LPP）测定：将测压管放入膀胱并充盈膀胱，记录发生尿漏时的膀胱内压力，此压力即为漏尿点压。一般轻度>11.8kPa，重度<5.88kPa。

（6）膀胱镜检查：怀疑膀胱内有肿瘤，憩室、膀胱阴道瘘等疾病时，需作此检查。

## 【治疗原则】

### （1）非手术疗法

对患有轻度压力性尿失禁的患者，应首先试行非手术治疗。非手术疗法应采用综合性的措施。

①加强全身体育锻炼和会阴部肌肉训练：有盆底肌肉协调差的患者可进行盆底肌肉训练，教会患者在胸膝位姿势下做直肠和尿道括约肌锻炼，Kegel操3次/日，每次15~30下，至少6个月以后有一定效果。

②针灸疗法：可取穴关元、三阴交、足三里，或耳针取耳部膀胱、肾皮质下等区域敏感点，每次选1~2处针刺。

③适当应用颠茄类解痉药。

④耻骨-阴道弹簧夹：使用时将该夹一端置于阴道内，另一端按在耻骨联合上，利用弹簧力量，在阴道前壁压迫尿道，阻止尿液流出。

⑤阴道前穹隆膀胱括约肌注射疗法：Gersuri用40℃溶解的液状石蜡注入膀胱括约肌周围。

**（2）手术治疗**

治疗压力性尿失禁的手术方法很多，各种文献报道有数十种之多。其目的不外乎使尿道伸长、矫正尿道与膀胱颈部的角度、缩小尿道内径、增强尿道括约肌作用等。

①女性压力性尿失禁：中段尿道无张力的合成吊带比如无张力阴道吊带（TVT），已经在世界范围内成为治疗女性压力性尿失禁最常用的术式。

②男性压力性尿失禁：长期以来，AUS 一直是男性压力性尿失禁治疗的"金标准"，但临床上男性压力性尿失禁较为少见。

**【护理评估】**

了解患者一般情况；了解与压力性尿失禁有关的各种原因，如分娩、产伤、营养不良等；了解压力性尿失禁对患者生活的影响。同时，还应了解有无排尿困难症状以及有无逼尿肌过度活动等。

**【护理诊断】**

**（1）焦虑/恐惧**

与害怕手术，担心预后不良有关。

**（2）排尿异常**

与腹压突然增高、漏尿有关。

**（3）疼痛**

与手术伤口有关。

**（4）自我形象紊乱**

与长期尿液不自主外渗有关。

**（5）潜在并发症**

膀胱穿孔、出血、排尿困难、感染。

**【护理措施】**

**（1）术前护理**

1）按泌尿外科疾病术前护理常规。

2）全面评估患者：包括健康史、生育史及其相关因素、身体状况、生命体征，以及神志、精神状态、行动能力等。

3）心理护理：对患者给予同情、理解、关心、帮助，告诉患者不良的心理状态会降低机体的抵抗力，不利于疾病的康复。解除患者的紧张情绪，更好地配合治疗和护理。部分尿失禁患者可出现窘困、自卑情绪，应给予疏导。

4）饮食护理：指导患者多进食富有营养、易消化、口味清淡的膳食，以加强营养，增进机体抵抗力。少喝水，减少液体摄入。

5）皮肤护理

预防胜于治疗是皮肤护理的要诀，臀部及会阴应定时清洁及保持皮肤干爽和滋润，需要时使用保护皮肤软膏，协助患者选择合适的失禁用品。

①男性失禁护套：自动粘贴在内裤上，令使用者更觉方便自然，不易为人察觉。失禁护套备有两型号：80ml 的一般型及 100ml 的加强型。

②女性失禁护垫：失禁护垫备有三个型号：90ml 的中码型，140ml 的大码型及 170ml 的加大码型。

6）协助患者做好术前相关检查工作：如影像学检查、心电图检查、X 线胸片、血液检查、尿流动力学检查等。

7）做好术前准备和术前指导：嘱患者保持情绪稳定，避免过度紧张焦虑，备皮后洗头、洗澡、更衣，准备好术后需要的各种物品如一次性尿垫等，术前晚 22：00 以后禁食水，术晨取下义齿，贵重物品交由家属保管等。

8）术前放松训练：指导患者术前应做会阴部肌肉收缩和放松训练，即提肛运动。方法：吸气时用力收缩肛门，呼气时放松肛门，频率为 10 次/分左右，每次连续进行 15 分左右，4~5 次/天。

## （2）术后护理

1）按泌尿外科一般护理常规及全麻手术后护理常规护理。

2）严密观察并记录患者生命体征的变化，包括体温、血压、脉搏、呼吸。

3）尿管的护理：术后患者留置尿管，活动、翻身时要避免引流管打折、受压、扭曲、滑脱等。更换尿袋每周 2 次。

4）基础护理：患者术后清醒后，可改为半卧位，使患者感舒适。患者卧床期间，应协助其卧位舒适，定时翻身，按摩骨突处，防止皮肤发生压疮。做好晨晚间护理。雾化吸入 2 次/日，会阴护理 2 次/日。

5）专科护理：可增强尿道外括约肌和骨盆肌肉的锻炼；静坐时做缩肛门的动作，可使相当部分的患者病情好转。避免腹压增加；肥胖者应适当减肥，消瘦体弱者应增加营养和体育锻炼，强壮身体素质。

6）加强对尿失禁患者的护理，经常清洗会阴部，勤换尿布。晚间少饮汤水和稀饭，以免增加尿量，影响睡眠。

7）心理护理：根据患者的社会背景、个性，对每个患者提供个体化心理支持，并给予心理疏导和安慰，以增强战胜疾病的信心。

## 【健康教育】

### （1）饮食指导

鼓励患者多食高蛋白、高维生素、高纤维素、易消化的食物，多吃新鲜蔬菜和水果，保持排便通畅。指导患者多饮水，每日 2000ml 以上，达到内冲洗的目的，防尿路感染及促使排尿功能早日恢复。保持适当的体重，避免肥胖引起的腹内压增加。

### （2）活动指导

①出院 2 周后恢复正常活动，4 周内禁止体力劳动，术后 1 个月内避免性生活，以防感染。

②避免长时间站立，下蹲动作，避免增加腹压的行为方式。

③进行间断排尿法和提肛法训练，以训练盆底肌的收缩功能，防止尿失禁。间断排尿法，在排尿过程中患者控制暂停排尿 3~5 秒，在每次排尿时训练。提肛法，患者取立、坐或侧卧位，与呼吸运动相配合。深吸气时，慢慢收缩尿道口、阴道口和肛提肌，接着屏气 5 秒，并保持收缩状态 5 秒，然后呼气时慢慢放松。连续 5~10 次，每日累计 10~20 分钟。6 个月为 1 个疗程。两种训练方法可以交替进行。

### （3）复查

定期到医院复查。

## 第十一节　膀　胱　膨　出

膀胱膨出是女性生殖系统损伤的一种，是部分膀胱后壁和膀胱三角降入阴道，通常由产伤所致，为盆腔器官脱垂最常见的形式之一。分娩时应用助产，如产钳术、胎头吸引术、臀位牵引术等，使膀胱宫颈筋膜及阴道壁，尤其是阴道前壁及其周围的耻骨尾骨肌过度伸展、变薄、松弛，甚至破裂，在产褥期不能恢复，使膀胱底部失去支持，如因咳嗽增加腹压、产后过早参加体力劳动，将使膀胱逐渐下垂，形成膀胱膨出。

## 【临床表现】

（1）轻度膀胱膨出无明显症状。重度膀胱膨出者有阴道坠胀感或突出的包块使患者有"坐球感"，并多伴有下坠感和腰部酸胀感。使用腹压如剧烈活动、长久站立、咳嗽、喷嚏等时症状加重，休息、侧卧位或俯卧位时症状缓解。

（2）严重膀胱膨出时，尿道可以成锐角，故可发生排尿困难、尿潴留，患者用手将脱出的阴道前壁还纳则排尿通畅。由于膀胱内经常有残余尿，易引起反复的下尿路感染，而发生尿频、尿急和尿痛等症状。

（3）按膀胱膨出的不同程度，临床上可分为三度。

①轻度：膨出的膀胱达处女膜缘，尚未膨出阴道口外。

②中度：膨出的膀胱部分膨出阴道口外。

③重度：膨出的膀胱全部膨出于阴道口外。

如膀胱膨出伴子宫脱垂，宫颈距外阴口在4cm以内，有时在外阴口可见宫颈。

## 【辅助检查】

（1）嘱患者排空尿液后导尿，或B超测定残余尿量。

（2）尿常规：嘱患者留取晨尿，了解有无尿路感染。

（3）指压试验：患者取膀胱截石位，嘱患者在膀胱充盈后咳嗽，若有尿液漏出，再用中指和示指压迫尿道两侧，再次咳嗽，观察能否控制尿液漏出。

（4）用无菌导尿探子插入膀胱，若在阴道前壁膨出物内触及导尿管，则可以进一步确诊膀胱膨出。

（5）膀胱造影：可显示膀胱形态及病变。

## 【治疗原则】

绝经前症状不明显者一般不需处理，但绝经后患者由于盆腔筋膜和肌肉支持组织变薄，需要进行治疗。

### （1）非手术治疗

①子宫托：阴道内放入子宫托，可对膀胱、尿道和尿液控制提供充足的暂时性支持。对于合并内科疾病不能耐受手术的老年患者，暂时性使用子宫托可以在患者一般情况改善之前缓解其膨出症状。

②盆底肌肉锻炼：应用 Kegel 方法锻炼盆底肌肉，目的是收紧和加强盆底肌群，一般持续 6~12 个月。

③雌激素：绝经后患者使用雌激素替代治疗可极大改善肌肉筋膜支持组织的张力、质量和血供。

### （2）手术治疗

重度膀胱膨出，或有尿潴留和反复膀胱感染，伴/不伴膀胱和尿道改变所致压力性尿失禁者，应行阴道前壁修补术。修复手术的目的不仅仅是修补缺陷，还应实现结构重建和组织替代。

## 【护理评估】

### （1）健康史

了解患者一般情况，有无异常分娩史。

### （2）身体状况

了解患者是否有排尿困难及尿潴留，是否有反复出现的下尿路感染。

### （3）心理-社会状况

评估患者及家属对疾病知识的认知程度，治疗方法的知晓及配合程度。

## 【护理诊断】

### （1）焦虑/恐惧

与害怕手术，担心预后不良有关。

### （2）排尿型态改变

与严重膀胱膨出时发生排尿困难、尿潴留有关。

**（3）舒适的改变**

与手术创伤有关。

**（4）潜在并发症**

出血、感染等。

## 【护理措施】

**（1）术前护理**

1）心理护理

主动关心患者，以诚恳亲切的态度与患者进行交流。耐心讲解与疾病有关的知识和治疗方法，取得信任。尊重和理解患者，尽量满足其合理的要求。同时要和家属进行沟通，减轻患者的担忧、焦虑和恐惧等不良情绪的影响，树立战胜疾病的信心，积极配合治疗和护理。

2）术前指导

解释手术的必要性、手术方式、术后注意事项以及术后可能出现的不适和并发症。术前进行床上排便训练，教会患者如何床上使用便盆。

3）术前准备

①胃肠道准备：术前 1 天予清洁灌肠，术前禁食 12 小时，禁饮 4 小时，必要时术晨遵医嘱静脉补液。

②阴道准备：术前 3 天常规使用 1:5000 高锰酸钾溶液阴道冲洗及坐浴，每天一次，局部涂雌激素软膏，1 次/天。

③术前常规准备：协助患者修剪手和脚指甲，术晨更换清洁病员服，取下眼镜、可活动义齿、首饰等金属物品，术晨严格备皮（范围包括耻骨联合上 10cm，会阴部及肛门周围，大腿内侧 1/3）。

**（2）术后护理**

1）麻醉术后护理常规：了解麻醉和手术方式、术中情况、切口和引流情况；持续低流量吸氧；持续心电监护；床档保护防坠床；严密监测生命体征。

2）伤口观察及护理：观察阴道渗血，血肿情况，若发现出血较多，应及时通知医生处理。

3）输液管的护理：输液管保持通畅，留置针妥善固定，注意观察穿刺部位皮肤有无红肿。

4）尿管的护理

①通畅：定时挤捏管道，使之保持通畅，勿折叠、扭曲、压迫管

道。及时排空引流袋，保持引流袋位置低于耻骨联合，防止尿液反流。

②观察并记录：观察尿液的性质、颜色、量，并记录。

③清洁：做好尿道口护理，并保持外阴部的清洁和干燥。

④固定：妥善固定尿管，避免牵拉尿管。

⑤拔管：术后 7~8 天可拔管。

5）饮食护理

①术后 6 小时内：禁食。

②术后 6 小时后：普食，少量多餐。

6）体位与活动

①全麻清醒前：去枕平卧位，头偏向一侧。

②全麻清醒后手术当天：平卧位为主。

③术后第 1~7 天：卧床休息，鼓励患者自主翻身，但禁止半卧位，以降低外阴及阴道张力。

### （3）并发症的处理及护理

1）伤口感染

①临床表现：会阴伤口红肿、疼痛。

②处理：术后遵医嘱应用抗生素，保持外阴清洁。

2）下肢静脉血栓

①临床表现：患侧肢体肿胀，局部疼痛。

②处理：指导患者床上翻身，适当活动四肢。

3）坠积性肺炎

①临床表现：肺部感染症状。

②处理：指导患者有效深呼吸，由下而上轻叩背部，协助患者排痰，补充水分，如痰液黏稠不易咳出，可雾化吸入。

## 【健康教育】

### （1）饮食指导

鼓励患者多进食高蛋白，高维生素，高纤维素易消化的食物，多吃新鲜蔬菜和水果，多饮水，保持排便通畅，避免引起腹压增高的一切因素。

### （2）活动指导

避免过早参加体力劳动，加强盆底肌的锻炼。

**（3）复查**

术后第 2、3、6、8、12 个月定期复查，如自觉有排尿困难及阴道内有肿物或压迫感等，及时门诊复查。

**（4）其他**

①实现计划生育，正确处理分娩。

②需矫正肥胖，避免便秘使腹压增高，积极治疗原发疾病，如慢性咳嗽等。绝经后雌激素低下者，可适当补充雌激素。

# 第十二节　膀胱阴道瘘

女性泌尿生殖瘘，简称尿瘘，是指泌尿道与生殖器官之间形成的异常管道，包括输尿管阴道瘘、膀胱阴道瘘、尿道阴道瘘等。其中膀胱阴道瘘为最常见的女性泌尿生殖瘘。由于膀胱与女性生殖器官的解剖位置非常相近，在妇科手术、分娩、妇科肿瘤的放疗后以及盆腔外伤后，很容易发生膀胱损伤并形成尿瘘。

## 【临床表现】

**（1）漏尿**

尿液不时地自阴道流出，无法控制，为膀胱阴道瘘的主要症状。

**（2）局部感染**

外阴部皮肤长期受尿液的浸泡，外阴、臀部及大腿内侧的皮肤发生皮炎、皮疹、湿疹，引起局部瘙痒刺痛，甚至发生皮肤继发感染和溃疡。尿瘘患者也易发生泌尿道感染。

**（3）继发月经改变和不孕**

许多尿瘘患者可出现月经稀少或闭经。可伴有性欲减退、性交困难。继发性不孕者较多。

**（4）精神抑郁或心理异常**

由于漏尿或伴有阴道瘢痕狭窄甚至闭锁，给患者生活和社会活动带来很大影响，可导致患者心理障碍、抑郁，甚至精神失常。

## 【辅助检查】

**（1）B 超**

①腹部 B 超：可以了解膀胱充盈度，子宫形态大小，并可了解阴道前壁和膀胱后壁间有无回声通道，若有明显通道，加压扫查，可以看见液体自膀胱经通道向阴道内流动。

②经直肠腔内 B 超：可以更直观地观察膀胱基底、膀胱颈、尿道、阴道、尿道阴道间以及直肠等结构，在声像图上能发现膀胱后壁和阴道前壁中断、下尿路和阴道之间存在瘘道、阴道腔不同程度积液等特异性声像图表现，同时可以清晰显示瘘口的位置，因而诊断较明确。

### (2) 尿道膀胱镜检查

应作为膀胱阴道瘘常规检查手段。分别采用 30° 和 70° 膀胱镜检查，重点检查膀胱后壁、三角区、尿道后壁等区域，了解瘘孔部位、大小、数目、与输尿管开口关系，以及瘘孔周围膀胱黏膜情况。

### (3) X 线

KUB 片可以了解有无合并的膀胱结石，排泄性尿路造影了解肾脏功能及双侧输尿管情况，为了解瘘孔情况及决定手术方式提供一定依据。

### (4) CT

具有直观和敏感性高等特点，在造影剂存在下，可以清楚显示瘘孔部位，大小及走向。

### (5) MRI

平扫时轴面、冠状面成像可了解膀胱充盈情况，矢状面 $T_1WI$ 发现膀胱后方呈小类圆形低信号影的膀胱阴道、膀胱子宫瘘瘘管；静脉注入钆喷替酸葡甲胺（Gd-DTPA）后行脂肪抑制成像，可提高诊断的准确性。磁共振水成像（MRU）可以显示积水的输尿管、膀胱及阴道及其毗邻关系、瘘孔部位和形态。

## 【治疗原则】

根据瘘管的病因、部位、大小、瘢痕程度及其与输尿管口的关系选择治疗方案，除个别情况可采取非手术方法，一般以手术治疗为主。目前成熟的手术方式为膀胱阴道瘘修补术。

## 【护理评估】

### (1) 健康史

了解患者一般情况，有无外伤史及妇科手术史等。

**（2）身体状况**

了解患者漏尿的程度，是否有月经异常，及会阴部皮肤的完整性。

**（3）心理-社会状况**

由于疾病对生活、工作、社会活动的影响，患者易产生心理障碍，甚至精神失常。

## 【护理诊断】

**（1）焦虑/恐惧**

与患者长期漏尿，担心手术是否成功有关。

**（2）舒适的改变**

与漏尿、尿疹等有关。

**（3）潜在并发症**

感染、吻合口瘘等。

**（4）自我形象紊乱**

与患者长期漏尿，异味有关。

## 【护理措施】

**（1）术前护理**

1）心理护理

①解释手术的必要性、手术方式、注意事项。

②因患者长期漏尿，因此精神负担重，怕接触周围的人员，护士应鼓励患者表达自身感受。

③教会患者自我放松的方法。

④鼓励患者家属和朋友给予患者关心和支持。

2）皮肤护理

患者外阴由于尿的刺激，皮肤会出现瘙痒、泛红、湿疹等症状，保持外阴清洁干燥，并涂以雌激素软膏，垫上尿垫。

3）预防感染

做好会阴部的皮肤护理，告诉患者勤洗、换尿布，尿布应选用透气，吸水性强的棉布。

4）营养支持

患者由于尿液自阴道流出而不能自控，致使周身散发异味，患者会刻意减少进食、进水量，使其营养的摄入受到影响，身体消瘦，并有可能伴有贫血，入院后，护士除进行相关的知识宣教外，遵医嘱给予静脉输入营养液，补充电解质等改善营养状况。

5）术前常规准备

①术前行抗生素皮试，术晨核对并遵医嘱带入术中用药。

②协助完善相关术前检查：心电图、B 超、出凝血试验等。

③术晨更换清洁病员服。

④术晨备皮。

⑤术晨建立静脉通道。

## （2）术后护理

1）麻醉术后护理常规

了解麻醉和手术方式、术中情况、切口和引流情况；持续低流量吸氧；持续心电监护；床档保护防坠床；严密监测生命体征。

2）伤口观察及护理

观察伤口有无渗血渗液，若有，应及时通知医生并更换敷料。

3）各管道观察及护理

①输液管保持通畅，留置针妥善固定，注意观察穿刺部位皮肤。

②盆腔引流管的护理：术后指导患者向引流管方向侧卧，以利于引流，时常轻轻挤压引流管，防止堵塞，保持引流管通畅，并注意观察引流液的颜色、量。

③尿管的护理：保持尿管通畅固定，防止扭曲、折叠，每日清洗尿道口 2 次。嘱患者勿牵拉导尿管，下床活动时防止引流袋位置高于耻骨联合处，以防尿液反流。

4）会阴护理

用 1:5000 高锰酸钾冲洗会阴每天 2 次，保持会阴部清洁；告知患者勤换卫生垫与内裤，避免穿紧身内裤。

5）体位与活动

①全麻清醒前：去枕平卧位，头偏向一侧。

②全麻清醒后手术当天：平卧位或半卧位。

③术后第 1~9 天：鼓励患者尽可能俯卧位，以保持创面干燥、清洁，利于伤口愈合。

## （3）并发症的处理及护理

1）出血：术后定时测量血压、脉搏、呼吸及体温，观察意识。若患者引流液量较多、色鲜红且很快凝固，同时伴有血压下降、脉搏增快，常提示有出血，应立即通知医生处理。护理措施：遵医嘱应用止血药物；对出血量大、血容量不足的患者给予输液和输血；对经处理出血未停止者，积极做好手术执行准备。

2）感染：保持切口的清洁、干燥，敷料渗湿要予以及时更换；遵医嘱应用抗生素。观察患者体温及切口疼痛的情况，及时通知医生予以处理。

## 【健康教育】

### （1）饮食指导

指导患者饮食要规律，要少食多餐，食用营养丰富、富含粗纤维多的食物。忌食用刺激性食物、坚硬食物、易胀气食物。忌烟酒。带管期间应告知患者多饮水，保持每日尿量>2000ml。

### （2）活动指导

四肢及腰部避免大幅度伸展动作，不做突然的下蹲动作及重体力活动，保持会阴部清洁干燥，3个月内禁止性生活。

### （3）复查

注意观察尿色、尿量及性质，告知有尿频、尿急、血尿、发热、纳差、腰部胀痛等不适时，应立即就诊。

# 第七章 前列腺疾病患者的护理

## 第一节 良性前列腺增生

良性前列腺增生（BPH），简称前列腺增生，俗称前列腺肥大，其病理改变主要为前列腺组织及上皮增生。症状以前列腺体积增大、尿频、进行性排尿困难为表现；是老年男性的常见病，60岁以上老年人BPH总发病率为33%~63%，BPH发病呈上升趋势，是泌尿外科最常见的疾病之一。

【临床表现】

前列腺增生的症状取决于梗阻的程度、病变发展速度及是否合并感染等，与前列腺体积大小不成比例。

### （1）症状

①尿频、尿急：尿频是最常见的早期症状，夜间更为明显。有些患者因前列腺充血刺激而出现排尿不尽或尿急等症状。随梗阻加重，残余尿量增多，膀胱有效容量减少，尿频更加明显。前列腺增生若合并感染或结石，可有尿频、尿急、尿痛等膀胱刺激症状。

②排尿困难：进行性排尿困难是前列腺增生最主要的症状。典型表现是排尿迟缓、断续、尿细而无力、射程短、终末滴沥、排尿时间延长。如梗阻严重，残余尿量较多，常需要用力并增加腹压以帮助排尿。

③尿潴留、尿失禁：严重梗阻者膀胱残余尿增多，长期可导致膀胱无力，发生尿潴留或充盈性尿失禁。前列腺增生的任何阶段，可因气候变化、劳累、饮酒、便秘、久坐等因素，使前列腺突然充血、水肿导致急性尿潴留。

### （2）体征

直肠指诊可触及增大的前列腺，表面光滑、质韧、有弹性，边缘清楚，中间沟变浅或消失。

### （3）并发症

①增生的腺体表面黏膜血管破裂时，可发生不同程度的无痛性肉眼血尿。

②长期梗阻可引起严重肾积水、肾功能损害。

③长期排尿困难者可并发腹股沟疝、膀胱结石、内痔或脱肛。

## 【辅助检查】

### （1）直肠指诊

将膀胱排空后，患者取站立弯腰位或截石位，直肠指检可以对前列腺大小、突入直肠的程度、中央沟是否存在以及前列腺之硬度、有无压痛、是否存在结节、腺体是否固定等做客观的了解，使医师取得第一手临床资料，有助于前列腺增生的诊断和其他疾病的鉴别。

### （2）尿流率

正常值：$Q_{max}>15ml/s$，尿流率是指在 1 次排尿过程中单位时间内排出的尿量，从尿流率的变化能间接测知下尿路的功能。前列腺增生主要以下尿路、膀胱部梗阻为主要病理改变，前列腺增生可以影响尿流量，从而在尿流曲线上反映出来，曲线的主要特征是梗阻，最大尿流率及平均尿流率均比正常低，排尿时间延长。若 $Q_{max}<10ml/s$ 为手术指征。

### （3）B 超

通过 B 超可测量残余尿，残余尿测定作为诊断前列腺增生的重要指标广泛应用于临床，它对判断梗阻程度的轻重和了解膀胱功能。有重要意义。残余尿正常应<10ml，一般残余尿达 50ml 以上即提示膀胱逼尿肌已处于早期失代偿状态，可作为手术指征之一。

### （4）前列腺特异抗原测定（PSA）

是诊断前列腺癌的特异性指征，正常为 $0\sim4ng/ml$，前列腺体积较大、有结节或较硬时，应测定血清 PSA，以排除合并前列腺癌的可能性。

## 【治疗原则】

**（1）非手术治疗**

1）观察随访：无明显症状或症状较轻者，一般无需治疗，但需密切随访。

2）药物治疗：适用于刺激期和代偿早期的前列腺增生患者。

①$\alpha_1$受体阻滞剂（降低尿道阻力）：可有效降低膀胱颈及前列腺平滑肌张力，减少尿道阻力，改善排尿功能。常用药物有特拉唑嗪、哌唑嗪及坦索罗辛等。

②$5\alpha$还原酶抑制剂（减少双氢睾酮生成）：激素类药物，在前列腺内阻止睾酮转变为双氢睾酮，使前列腺体积缩小，改善排尿症状。一般服药3个月后见效，停药后易复发，需长期服用。对于体积较大的前列腺，与仅受体阻滞剂同时服用疗效更佳。

③植物类药：目前临床也常使用一些植物类药物（包括中草药），这些药物作用机制不十分清楚，部分患者能达到治疗目的。

**（2）手术治疗**

前列腺增生梗阻严重、残余尿量较多、症状明显而药物治疗效果不好，身体状况能耐受手术者，应考虑手术治疗。手术只切除外科包膜以内的增生部分。手术方式主要有经尿道前列腺切除术（TURP）和经尿道前列腺汽化切除术（TUVP）、耻骨上经膀胱前列腺切除术和耻骨后前列腺切除术。

**（3）介入性治疗**

前列腺增生发生在老年人常因年龄过大，体力衰弱或合并较重的心肺疾病，难于耐受手术创伤，而药物治疗效果不佳。通过物理、化学、机械等方式作用于前列腺局部以解除梗阻，这些方法包括局部热疗、激光、微波、射频、化学消融、支架等。

## 【护理评估】

**（1）健康史**

了解患者年龄和生活习惯，有无烟、酒嗜好；饮水习惯，摄入液体是否足够；有无定时排尿的习惯。既往有无尿潴留、尿失禁、腹股沟疝、内痔或脱肛等情况；有无其他慢性病，如高血压、糖尿病、脑血管疾病等。

**（2）身体状况**

①局部：患者排尿困难的程度、夜尿次数，有无血尿、膀胱刺激症状；有无肾积水及其程度，肾功能的情况。

②全身：重要器官功能及营养状况，患者对手术的耐受性。

③辅助检查：B 超示前列腺的大小、残余尿量；尿流率示尿路梗阻程度。

**（3）心理-社会状况**

评估患者是否有焦虑及生活不便；患者及家属是否了解治疗方法及护理方法。

## 【护理诊断】

| **（1）焦虑** | **（2）睡眠型态紊乱** | **（3）排尿型态紊乱** |
|---|---|---|
| 与患者对手术的惧怕、担心预后有关。 | 与尿频、夜尿增加有关。 | 与安置保留尿管有关。 |
| **（4）舒适的改变** | **（5）潜在并发症** | |
| 与安置保留尿管及手术的打击有关。 | 出血、感染、TUR 综合征、尿道狭窄、尿失禁、逆行射精。 | |

## 【护理措施】

**（1）非手术治疗的护理/术前护理**

1）心理护理：尿频尤其是夜尿频繁不仅令患者生活不便，而且严重影响患者的休息与睡眠；排尿困难与尿潴留也给患者带来极大的身心痛苦。护士应理解患者，帮助其更好地适应前列腺增生给生活带来的不便，给患者解释前列腺增生的主要治疗方法，使患者增加对疾病的了解，鼓励患者树立战胜疾病的信心。

2）休息与活动指导：嘱咐患者术前可适当活动，避免过度疲劳，保证足够休息和睡眠，活动时穿防滑跟脚的便鞋，行动不便的老年人活动时最好使用拐杖并有人陪伴。指导练习在床上做肢体的主动运动，讲解术后应采取的卧位，演示更换体位的方法及注意事项。

　　3）急性尿潴留的预防与护理

　　①预防：避免因受凉、过度劳累、饮酒、便秘引起的急性尿潴留。鼓励患者多饮水、勤排尿、不憋尿；冬天注意保暖，防止受凉；多摄入粗纤维食物，忌辛辣食物，以防便秘。

　　②护理：急性尿潴留者应及时留置导尿管引流尿液，恢复膀胱功能，预防肾功能损害。插尿管时，若普通导尿管不易插入，可选择尖端细而稍弯的前列腺导尿管。如无法插入尿管，可行耻骨上膀胱穿刺或造瘘以引流尿液。同时做好留置导尿管或膀胱造瘘管的护理。

　　4）药物治疗的护理：观察用药后排尿困难的改善情况及药物的副作用。α受体阻滞剂的副作用主要有头晕、直立性低血压等，应在睡前服用，用药后卧床休息，以防跌倒。服药期间定时测量血压，并观察药物的不良反应。服药后如出现头晕、头痛、恶心等症状须及时告知医师。5α还原酶抑制剂起效缓慢，需在服药4~6个月后才有明显效果，告知患者应坚持长期服药。

　　5）术前准备指导：老年人易发生心血管意外，指导患者术前避免过度劳累而引起心肌缺氧。教会患者正确咳痰及咳嗽、咳痰时保护伤口的方法。指导患者吃清淡、易消化、低脂、高蛋白和高维生素的饮食，少食多餐，以减轻心脏和胃肠道的负担。对于便秘的患者，告之多食高纤维素的食物，增加饮水量和活动量，以保持大便通畅并指导练习床上排便。

　　6）术前准备

　　①前列腺增生患者大多为老年人，常合并慢性病，术前应协助作好心、脑、肝、肺、肾等重要器官功能的检查，评估其对手术的耐受力。

　　②慢性尿潴留者，应先留置尿管引流尿液，改善肾功能；尿路感染者，应用抗生素控制炎症。

　　③术前指导患者有效咳嗽、排痰的方法；术前晚灌肠，防止术后便秘。

## （2）术后护理

　　1）按泌尿外科一般护理常规及全麻手术后护理常规护理。

　　2）严密观察并记录患者生命体征的变化，包括体温、血压、脉搏、呼吸。观察患者的意识状态，老年人多有心血管疾病，因麻醉及手术刺激易引起血压下降或诱发心脑并发症，应严密观察生命体征及意识。

3）体位，平卧 2 天后改半卧位，固定或牵拉气囊尿管，防止患者坐起或肢体活动时，气囊移位而失去压迫膀胱颈口的作用，导致出血。

4）膀胱冲洗的护理：术后生理盐水持续冲洗膀胱 3~7 日，防止血凝块形成致尿管堵塞。①冲洗液温度：控制在 25~30℃，可有效预防膀胱痉挛的发生；②冲洗速度：根据尿色而定，色深则快、色浅则慢；③确保膀胱冲洗及引流通畅：若血凝块堵塞管道致引流不畅，可采取挤捏尿管、加快冲洗速度、施行高压冲洗、调整导管位置等方法；如无效可用注射器吸取无菌生理盐水进行反复抽吸冲洗，直至引流通畅；④观察、记录引流液的颜色与量：术后均有肉眼血尿，随冲洗持续时间的延长，血尿颜色逐渐变浅；若尿液颜色加深，应警惕活动性出血，及时通知医师处理；准确记录尿量、冲洗量和排出量，尿量=排出量-冲洗量。

5）膀胱痉挛疼痛的护理：指导患者分散注意力，以听音乐、交谈等方法减轻疼痛；适当调整气囊导尿管牵引的力量、位置，教会患者正确翻身，消除引起疼痛的因素；膀胱痉挛也可引起阵发性剧痛，多因逼尿肌不稳定、导管刺激、血块阻塞等原因引起，可遵医嘱口服盐酸黄酮哌酯片，肌内注射山莨菪碱或吲哚美辛栓纳肛，给予解痉处理。

6）导尿管的护理

①妥善固定导尿管：取一粗细合适的无菌小纱布条缠绕尿管并打一活结置于尿道外口，将纱布结往尿道口轻推，直至压迫尿道外口，注意松紧度合适；将导尿管固定于大腿内侧，稍加牵引，防止因坐起或肢体活动致气囊移位，影响压迫止血效果；②保持尿管引流通畅：防止尿管受压、扭曲、折叠；③保持会阴部清洁，用碘伏擦洗尿道外口，每日 2 次。

7）饮食护理：多食新鲜蔬菜，水果，高营养易消化，粗纤维的食物，忌辛辣，保持大便通畅。多饮水：每日 2500~3000ml 水，可饮淡茶水，果汁等。

8）持续膀胱冲洗期间可嘱患者在床上活动双下肢，防止下肢静脉血栓，停冲洗后可下床活动，但勿剧烈运动，以免诱发继发性出血。

9）预防感染：患者留置尿管加之手术所致免疫力低下，易发生尿路感染，术后应观察体温及白细胞变化，早期应用抗生素，每日用聚维酮碘棉签消毒尿道口 2 次，定时翻身叩背促进排痰，预防肺部感染。

10）长期留置尿管的患者拔除尿管前应进行膀胱憋尿训练，尿管拔除后应观察排尿情况。

#### (3) 并发症的观察及护理

1) TUR 综合征：行 TURP 的患者因术中大量冲洗液被吸收，血容量急剧增加，出现稀释性低钠血症。患者可在几小时内出现烦躁、恶心、呕吐、抽搐、昏迷，严重者出现肺水肿、脑水肿、心力衰竭等，称为 TUR 综合征。术后加强病情观察，注意监测电解质变化。一旦出现，立即予氧气吸入，遵医嘱给予利尿剂、脱水剂，减慢输液速度，静脉滴注 3%氯化钠纠正低血钠等。

2) 尿失禁：拔尿管后尿液不随意流出。术后尿失禁的发生与尿道括约肌功能受损、膀胱逼尿肌不稳定和膀胱出口梗阻等因素有关。多为暂时性，一般无需药物治疗，可作膀胱区及会阴部热敷、针灸等，大多数尿失禁症状可逐渐缓解。指导患者作提肛训练与膀胱训练，以预防术后尿失禁。

3) 出血：指导患者术后逐渐离床活动；保持排便通畅，预防大便干结及用力排便时腹内压增高引起出血；术后早期禁止灌肠或肛管排气，以免造成前列腺窝出血。

### 【健康教育】

#### (1) 活动与休息指导

嘱患者术后 1 个月内避免用力排便。习惯性便秘者应多饮水，多食高纤维的食物，必要时口服缓泻药或使用开塞露。3 个月内不骑自行车，不走远路，不提重物，不要坐软凳及沙发，以免引起出血。

#### (2) 饮食指导

培养良好的饮食习惯，不食辛辣刺激性食物，禁烟酒，少饮咖啡、浓茶，多饮凉开水，多选择高纤维植物和植物性蛋白，多食新鲜蔬菜、水果、粗粮、大豆、蜂蜜等。

#### (3) 康复指导

若有溢尿现象，指导患者继续作提肛训练，以尽快恢复尿道括约肌功能。

#### (4) 自我观察

TURP 患者术后可能发生尿道狭窄。术后若尿线逐渐变细，甚至出现排尿困难者，应及时到医院检查和处理。附睾炎常在术后 1~4 周发生，故出院后若出现阴囊肿大、疼痛、发热等症状应及时去医院就诊。

### （5）性生活指导

前列腺经尿道切除术后1个月、经膀胱切除术2个月后，原则上可恢复性生活。前列腺切除术后常会出现逆行射精，但不影响性交。少数患者可出现阳痿，可先采取心理治疗，同时查明原因，再进行针对性治疗。

### （6）定期复查

告知术后2~30天，术区凝固坏死的组织脱落，5%患者出现血尿，可自行消失。如出血严重，血块阻塞尿道，要及时到医院就诊。定期作尿流动力学、前列腺B超检查，复查尿流率及残余尿量。

## 第二节　前列腺炎

前列腺炎是发生于成年男性的常见疾病，可发生于各年龄段的成年男性，几乎50%的男性在一生中某个时期曾受前列腺炎的影响。其发生率占泌尿外科门诊患者的8%~33%。前列腺炎虽然不直接威胁患者的生命，但严重影响患者的生活质量，给患者造成巨大的经济压力和精神困扰。

## 【临床表现】

### （1）急性细菌性前列腺炎

①全身感染中毒症状：寒战、高热、乏力等，严重者可出现败血症、低血压症状。

②排尿异常：尿频、尿急、排尿疼痛、尿道灼痛等，可伴有脓性尿道分泌物。前列腺炎症水肿严重时，可有排尿不尽、排尿困难，甚至尿潴留。

③腹部局部症状：下腹部胀痛，坠胀不适，大小便时伴有尿道流出脓性分泌物。

④并发症：急性精囊炎、附睾炎、输精管炎等。

### （2）慢性细菌性前列腺炎

①同一病原体引起的反复发作的下尿路感染症状，如尿频、尿急、排尿不尽、尿滴沥、夜尿增多等。

②有时尿末或大便后有乳白色前列腺液排出，称尿道滴白现象。

③下腹部会阴区疼痛，尤其射精后疼痛不适为其突出的表现。

### （3）慢性前列腺炎/骨盆疼痛综合征

①反复发作的排尿异常，如尿频、尿急、尿痛，排尿时尿道灼热或疼痛，夜尿增多，排尿不畅，尿线无力或尿线分叉，尿末滴沥，尿末或大便时出现尿道滴白。

②常出现会阴部、下腹部、腹股沟区、大腿内侧、阴茎、阴囊、腰骶部疼痛、坠胀痛、酸痛或剧痛。

③精神异常：表现为紧张、焦虑、抑郁与恐惧，甚至出现精神和人格特征改变，个别患者有自杀倾向。也可出现性心理异常，性欲减退，痛性勃起，射精痛，甚至勃起功能障碍。

④症状反复发作，持续 3 个月以上。

## 【辅助检查】

### （1）急性细菌性前列腺炎

①直肠指检：前列腺肿胀、质地坚韧、疼痛明显，前列腺脓肿形成时有波动感。急性炎症期禁忌前列腺按摩，避免炎症扩散，引起菌血症或脓毒血症。

②实验室检查：白细胞和中性粒细胞计数增高；尿中出现大量的白细胞和脓细胞；血液和中段尿细菌培养。

### （2）慢性细菌性前列腺炎

①直肠指检：前列腺较正常增大或略小，表面不规则，两侧叶不对称，有时可能触及局限性硬结或囊性隆起，并有压痛。

②前列腺按摩前后尿液检查。

③EPS 的常规检查：当白细胞>10 个/HP，卵磷脂小体数量减少时有诊断意义。

④两杯法试验：按摩前后尿液镜检白细胞增高，细菌培养阳性。

### （3）慢性前列腺炎/骨盆疼痛综合征

①直肠指检：前列腺无异常。

②EPS 检测：pH 升高，提示Ⅲa；pH 下降，提示Ⅲb 的可能。

③两杯法试验：细菌培养均为阴性，按摩前尿液未发现白细胞，按摩后尿液发现白细胞，应考虑Ⅲa 型；若按摩前后均未发现白细胞应考虑Ⅲb 诊断。

④超声检查：回声不均匀，常发现前列腺内局部钙化或存在前列腺结石以及发现前列腺周围静脉丛扩张表现。

⑤尿流动力学：最大尿流率、平均尿流率下降，压力-流率测定发现最大尿道闭合压力增高，尿道外括约肌痉挛，逼尿肌-尿道外括约肌协同失调。

## 【治疗原则】

### （1）急性细菌性前列腺炎

1）首选抗感染治疗

选用如广谱青霉素类、第三代头孢菌素类、喹诺酮类等。开始时可经静脉应用抗生素，待患者的发热等症状改善后，可改用口服药物（如氟喹诺酮），疗程至少4周。症状较轻的患者也应使用抗生素2~4周。

2）对症治疗

①尿潴留的给予安置保留尿管。

②高热的进行降温治疗。

③疼痛明显的给予镇痛治疗。

### （2）慢性细菌性前列腺炎

1）可选择的抗生素有喹诺酮类（如环丙沙星、左氧氟沙星、洛美沙星和莫西沙星等）、四环素类（如米诺环素等）和磺胺类（如复方新诺明）等药物。疗程一般4~6周。

2）久治不愈者，可考虑经尿道手术。

3）应用α-受体阻滞剂（阿夫唑嗪、多沙唑嗪、坦索罗辛）联合抗生素治疗。

4）前列腺按摩，每周2~3次，持续2个月以上。

### （3）慢性非细菌性前列腺炎/骨盆疼痛综合征

1）药物治疗

①广谱抗生素试验性治疗4~6周。

②a-受体阻滞剂：常用药物有坦索罗辛、阿夫唑嗪等，疗程在12周以上。与抗生素合用治疗Ⅲa型前列腺炎时，疗程在6周以上。

③消炎类药物：主要目的是缓解疼痛和不适。临床应用的药物主要是COX-2抑制剂，如吲哚美辛、塞来昔布。

④植物类药物：如普适泰、沙巴棕。

⑤抗抑郁药及抗焦虑药：主要有三环类抗抑郁药、选择性5-羟色胺

再摄取抑制剂和苯二氮䓬类等药物。

2）物理治疗

①Ⅲ型前列腺炎：前列腺按摩每周 2~3 次，持续 2 个月以上。

②生活方式改变：饮食应戒酒、忌辛辣刺激食物；加强体育锻炼，避免憋尿和久坐；规律性生活，避免性生活过度频繁或性生活压抑。

③其他治疗方式：微波治疗，红外线照射、热水坐浴等，有一定的疗效。

## 【护理评估】

### （1）健康史

了解患者的年龄、生活习惯、工作环境，既往是否患有泌尿系疾病。

### （2）身体状况

①了解患者有无排尿异常，是否反复发作，腹部有无坠胀疼痛等不适。

②了解患者是否有高热、乏力等感染中毒症状。

### （3）心理-社会状况

评估患者及家属对疾病知识的掌握程度，对疾病发作的心理承受能力，对治疗的配合程度。

## 【护理诊断】

| （1）焦虑/恐惧 | （2）舒适的改变 |
|---|---|
| 与患者疾病迁延不愈，担心预后有关。 | 与疼痛有关。 |
| （3）排尿异常 | （4）潜在并发症 |
| 与尿频、尿急、尿痛有关。 | 尿潴留。 |

## 【护理措施】

### （1）心理护理

①进行专业的系统的健康教育，教给患者前列腺炎相关知识。

②鼓励患者正确面对疾病，采取积极的情绪，消除紧张和焦虑情绪。

③针对个体情况进行个性化心理护理。教会患者自我放松的方法。

④鼓励患者家属和朋友给予患者关心和支持。

⑤坚持心理疏导与抗焦虑药物相结合的方法。

### （2）饮食护理

①适当多饮水，使尿量＞2500ml/d，达到尿道内冲洗和清除前列腺分泌物的作用。

②禁烟酒、辛辣食品。

③加强营养，增加机体抵抗力。

### （3）病情观察及护理

①观察并记录患者下腹部体征。

②观察并记录患者排尿情况。

③观察患者疼痛症状、体温变化。

④观察抗生素的效果与副作用。

⑤严密观察患者情绪变化，及时做出处理，防止意外发生。

### （4）并发症的处理及护理

①急性尿潴留：避免经尿道导尿引流，可行耻骨上膀胱穿刺造瘘。

②附睾炎、急性精囊炎及输精管炎：卧床休息，应用抗菌药物输液治疗，大量饮水，使用镇痛解痉退热药物。

③性功能障碍：忌烟酒、辛辣食物，养成良好的生活习惯，适当进行锻炼。

## 【健康教育】

### （1）饮食指导

劝导患者忌烟酒、辛辣食品。

### （2）活动指导

指导患者养成规律的生活习惯，避免过度劳累，保持心情舒畅；适当进行体育锻炼，如太极拳、短跑、散步、疾走等；避免长时间久坐和骑车，骑马。

### （3）生活指导

规律的性生活；进行盆底肌肉锻炼；适时排尿，减轻膀胱与尿道的压力。

### （4）卫生指导

保持会阴部的清洁干爽；性生活排除精液时使用消毒阴茎套，并注意阴茎卫生。

### （5）复查

定期进行复查。

# 第三节　前列腺癌

前列腺癌是男性生殖系统最常见的恶性肿瘤，多发生在 50 岁以上，其发病率随年龄增加而增高，81~90 岁为最高。前列腺癌的发病率有明显的地理和种族差异。欧美国家发病率极高，亚洲前列腺癌的发病率远远低于欧美国家，但是近年来逐年呈上升趋势。前列腺癌病因尚未完全查明，可能与种族、遗传、性激素、食物、环境有关。有前列腺癌家族史的人群有较高的前列腺患病危险性。前列腺癌常从腺体外周带发生，很少单纯发生于中心区域。约 95% 的前列腺癌为腺癌，其余 5% 中，90% 是移行细胞癌，10% 为神经内分泌癌和肉瘤。

## 【临床表现】

### （1）排尿功能障碍症状

排尿功能障碍一般呈渐进性或短时间内迅速加重，表现为尿频、排尿困难、尿线变细、排尿不尽感、夜尿增多、尿潴留、疼痛、血尿或尿失禁。

### （2）局部浸润性症状

膀胱直肠间隙常被最先累及，这个间隙内包括前列腺精囊、输精管、输尿管下端等脏器结构，如肿瘤侵犯并压迫输精管会引起患者腰痛以及患侧睾丸疼痛，部分患者还诉说射精痛。

### （3）其他转移症状

前列腺癌容易发生骨转移，开始可无病状，也有因骨转移引起神经压迫或病理骨折。

### （4）体征

直肠指检可触及前列腺结节。淋巴结转移时，患者可出现下肢水肿。脊髓受压可出现下肢痛、无力。

## 【辅助检查】

### （1）直肠指检

应在抽血检查 PSA 后进行，可触及前列腺结节。

### （2）影像学检查

①经直肠超声检查（TRUS）：在 TRUS 上典型的前列腺癌的征象

是在外周带的低回声结节。目前 TRUS 的最主要的作用是引导进行前列腺的系统性穿刺活检。

②CT 检查：目的主要是协助肿瘤的临床分期。

③MRI 检查：可以显示前列腺包膜的完整性、是否侵犯前列腺周围组织及器官，还可以显示盆腔淋巴结受侵犯的情况及骨转移的病灶，在临床分期中具有重要作用。

④全身核素骨显像检查（ECT）：显示骨转移情况。

| （3）实验室检查 | （4）病理检查 |
|---|---|
| 血清前列腺特异性抗原（PSA）作为前列腺癌的标志物在临床上有很重要的作用。可作为前列腺癌的筛选检查方法。正常情况下，血清：PSA<4ng/ml，前列腺癌常伴有血清 PSA 升高，极度升高者多数有转移病灶。 | 前列腺穿刺活检取病理学检查是诊断前列腺癌最可靠的检查。 |

## 【治疗原则】

| （1）非手术治疗 | （2）根治性前列腺切除术 |
|---|---|
| 即观察等待，指主动监测前列腺癌的进程，在出现肿瘤进展或临床症状明显时给予治疗。 | 是局限在包膜以内（$T_{1b}$、$T_2$ 期）的前列腺癌最佳治疗方法，但仅适于年龄较轻、能耐受手术的患者。 |

### （3）前列腺癌内分泌治疗

$T_3$、$T_4$ 期的前列腺癌，可行手术去势，抗雄激素内分泌治疗。

1）手术去势：包括双侧睾丸切除术与包膜下睾丸切除术。

2）药物去势

①人工合成的促黄体生成素释放激素类似物（LHRH-A）：能反馈性抑制垂体释放促性腺激素，使体内雄激素浓度处于去势水平，起到治疗前列腺癌的目的。常用药物有如醋酸戈舍瑞林、醋酸亮丙瑞林等。

②雄激素受体阻滞剂：能阻止双氢睾酮与雄激素受体结合，在中枢有对抗雄激素负反馈的作用。有甾体类药物，如环丙孕酮（CPA）、醋酸甲地孕酮和醋酸甲羟孕酮；非甾体类药物，如尼鲁米特、比卡鲁胺和氟他胺。

**（4）试验性前列腺癌局部治疗**

包括前列腺癌的冷冻治疗、前列腺癌的高能聚焦超声、组织内肿瘤射频消融。

**（5）放射治疗**

有内放射和外放射两种。内放射适用放射性核素粒子（如 $^{125}I$）植入治疗主要适用于 $T_2$ 期以内的前列腺癌。外放射适用于内分泌治疗无效者。

**（6）化学治疗**

主要用于内分泌治疗失败者，常用药物有环磷酰胺（CTX）、氟尿嘧啶（5-FU），阿霉素（ADM）、卡铂、长春碱及紫杉醇（PTX）等。

## 【护理评估】

**（1）健康史**

包括患者一般情况，家族中有无前列腺癌发病者，初步判断前列腺癌的发生时间，患者有无排尿困难、尿潴留、刺激症状，有无骨痛、排便失禁。本次发病是体检时无意发现还是出现排尿困难、尿潴留而就医。不适是否影响患者的生活质量。

**（2）身体状况**

肿块位置、大小、是否局限在前列腺内。有无骨转移、肿瘤是否侵及周围器官。

## 【护理诊断】

**（1）营养失调：低于机体需要量**

与癌肿消耗、手术创伤有关。

**（2）恐惧与焦虑**

与对癌症的恐惧、害怕手术及手术引起性功能障碍等有关。

**（3）潜在并发症**

术后出血、感染、尿失禁、勃起功能障碍及内分泌治疗不良反应等。

## 【护理措施】

**（1）术前护理**

1）按泌尿外科疾病术前护理常规。

2）全面评估患者：包括健康史及其相关因素、身体状况、生命体征，以及神志、精神状态、行动能力等。

3）心理护理：前列腺癌患者早期多无症状，多数是体检时无意发现，患者多数难以接受，要多与患者沟通，解释病情，对患者给予同情、理解、关心、帮助，告诉患者前列腺癌恶性程度属中等，经有效治疗后疗效尚可，5年生存率较高。减轻患者思想压力，稳定情绪，使之更好地配合治疗和护理。

4）饮食护理：由于前列腺癌患者多为年老体弱者，且患者就医时多属中晚期，多有不同程度的机体消耗。对这类患者在有效治疗的同时，需给予营养支持，告知患者保持丰富的膳食营养，尤其多食富含多种维生素的食物，多饮绿茶。必要时给予肠外营养支持。

5）协助患者做好术前相关检查工作：如影像学检查、心电图检查、血液检查、尿便检查等。

6）肠道准备：为避免术中损伤直肠，需作肠道准备，术前3天进少渣半流质饮食，术前1~2天起进无渣流质饮食，口服肠道不吸收抗生素，术前晚及术晨进行肠道清洁。

**（2）术后护理**

1）严密观察并记录患者生命体征的变化，包括体温、血压、脉搏、呼吸。

2）休息与饮食：患者术后卧床约3~4天后可下床活动。待肛门排气后可进食流质，逐渐过渡到普食。

3）切口引流管的护理

①引流期间保持引流通畅，定时挤压引流管，避免因引流不畅而造成感染、积液等并发症。活动、翻身时要避免引流管打折、受压、扭曲、脱出等。

②维持引流装置无菌状态，防止污染，每天定时更换引流袋。

③每日准确记录和观察引流液的颜色、性质和量，如在短时间内引流出大量血性液体（一般>200ml/h），应警惕发生继发性大出血的可能，同时密切观察血压和脉搏的变化，发现异常及时报告医师给予处理。前列腺癌根治术后患者会出现漏尿现象，表现为引流液突然增多，颜色为

清亮的尿液颜色，此为正常现象，随术后恢复，会逐渐消失。

4）尿管的护理

①术后患者留置尿管时间较长，留置尿管期间每日用 0.05%复合碘消毒尿道外口，保持会阴部清洁，更换尿袋每周 2 次。

②给予妥善固定尿管，活动、翻身时要避免引流管打折、受压、扭曲、脱出等。

③要及时排空尿液，并观察尿液的颜色。行前列腺癌根治术后患者尿色初为淡红色，数日后恢复为清亮。若尿色突然转为鲜红色，应警惕出血，需及时报告医师，并密切观察生命体征。

5）胃管的护理：行机器人辅助腹腔镜下前列腺癌根治术后患者需胃肠减压 1~3 天，直到胃肠蠕动恢复，持续胃肠减压期间要保持胃管通畅，每日记录胃液的量、颜色、性质。

6）心理护理：告知患者术后体温可略升高，属于外科吸收热，2 天后逐渐恢复正常。麻醉作用消失后，患者开始感觉切口疼痛，告知患者 24 小时内疼痛最剧烈，3 天后会逐渐减轻。根据患者的文化程度、个性，给予患者关于疾病恢复的知识，解答患者恢复过程中的疑问，给予心理疏导，增强患者战胜疾病的信心。

### （3）并发症的观察与护理

1）尿失禁：为术后常见的并发症，大部分患者在一年内可改善，部分患者一年后仍会存在不同程度的尿失禁。指导患者积极处理尿失禁，坚持盆底肌肉训练及电刺、生物反馈治疗等措施进行改善。

2）感染：密切监测体温变化，保持切口清洁，敷料渗湿及时更换，保持引流管通畅。遵医嘱应用广谱抗生素预防感染。发现感染征象时及时报告医师处理。

3）勃起功能障碍：也是术后常见的并发症。遵医嘱使用西地那非（万艾可）治疗，期间注意观察有无心血管并发症。

4）下肢静脉血栓：行机器人辅助腹腔镜前列腺癌根治术的患者术后需穿抗血栓压力袜，预防下肢静脉血栓形成。

### （4）去势治疗的护理

1）心理护理：去势术后患者可能情绪低落；用药后将逐渐出现性欲下降、勃起功能障碍、乳房增大等难堪情况，容易造成自卑，甚至是丧失生存意志，特别是年轻患者。充分地尊重与理解患者，帮助患者调整不良心理，并积极争取家属的支持。

2）不良反应的观察与护理：常见的不良反应有潮热、心血管并发症、高脂血症、肝功能损害、骨质疏松、贫血等。用药后定时检查肝功能、血常规等，做好患者活动安全的护理，避免跌倒；并遵医嘱使用药物对症处理。

## 【健康教育】

### （1）出院前指导

出院前向患者及家属详细介绍出院后有关事项，并将有关资料交给患者或家属，告知患者出院后 1 个月来院复诊。

### （2）活动与休息指导

告知患者术后注意劳逸结合，避免过度劳累，适当进行户外活动及轻度体育锻炼，以增强体质，防止感冒及其他并发症，戒烟、禁酒。

### （3）饮食指导

避免进食高脂肪饮食，特别是动物脂肪、红色肉类；豆类、谷物、蔬菜、水果等富含纤维素的食物以及维生素 E、雌激素等有预防前列腺癌的作用，可增加摄入。

### （4）定期随诊复查

根治术后定期检测 PSA、直肠指诊以判断预后、复发情况。去势治疗者，每月返院进行药物治疗，并复查 PSA、前列腺 B 超、肝功能及血常规。

# 第八章 尿道疾病患者的护理

## 第一节 尿道开口异常

尿道是泌尿系统最末端的器官，主要生理功能为排出尿液，男性兼有排精功能。成年男性尿道长约 16~20cm，管径平均 0.5~0.6cm，存在两个弯曲和三个狭窄部位，内径平均 0.5~0.6cm。成年女性尿道长约3~5cm，直径约 1cm，外口最细。男性尿道开口异常是指尿道口不在正常开口位置，分为尿道上裂和尿道下裂。女性尿道位于耻骨联合之后，阴道前壁下部之前，周围由筋膜固定，不活动，开口于阴道前庭。女性尿道开口异常罕见。手术治疗是尿道开口异常的最佳治疗方法。

## 【临床表现】

### （1）男性尿道下裂

①尿道开口位置异常

阴茎头正常位置无尿道开口，仅见一稍有凹陷的浅窝。尿道下裂的尿道口位于阴茎头下方至会阴侧正中线上任何部位，越是远端者尿道口越趋向于狭窄。尿道下裂患者开口异常可产生一个向阴茎腹侧下方歪斜或散开的尿流，使患者站立排尿困难。70%的尿道上裂患者伴有尿失禁。

②阴茎向下弯曲畸形

男性尿道下裂表现为向下弯曲畸形，可分为 0~4 级，男性尿道上裂表现为阴茎向背侧弯曲上翘，可发生痛性阴茎勃起。

③包皮异常

男性尿道下裂患者阴茎腹侧系带缺如，包皮腹侧裂开、向阴茎背侧退缩，包皮集中在阴茎头上方呈"头巾状"堆积。

### （2）女性尿道下裂

女性尿道下裂是指女性尿道开口在处女膜内阴道背侧壁上，临床上多数患者无症状。如果尿道口位于膀胱颈部，常伴有尿失禁，需进行膀胱括约肌和尿道成形术。

### （3）男性尿道上裂

男性尿道上裂表现为尿道背侧壁部分或完全缺如，尿道开口在阴茎背侧面。常伴有耻骨联合分离和阴茎短小。由于阴茎背侧皮肤短缩，阴茎与耻骨间纤维索带挛缩，使阴茎向背侧弯曲上翘。阴茎头扁平，包皮背侧分裂而堆积于阴茎腹侧。70%男性患者存在尿失禁，30%~40%伴有膀胱输尿管反流。

### （4）女性尿道上裂

女性尿道上裂表现为阴蒂分裂、阴唇分开、间距增大和耻骨分离。阴唇分离与耻骨分离愈远，畸形愈重。尿道上裂分为不完全型和完全型。前者仅尿道末端部分缺如，后者尿道开口位于耻骨联合下方，宽大的开口呈洞口状，可以直接看到膀胱腔。多数完全型尿道上裂患者伴有尿失禁。

## 【辅助检查】

一般不需要辅助检查即能明确诊断。对于后段型尿道下裂患者需要评估是否存在假两性畸形，包括：①生殖系超声及造影；②染色体分析；③性腺活体组织学检查；④实验室检查：测定性激素及代谢产物；⑤腹腔镜检查或剖腹探查内生殖器、性腺活组织学检查。

## 【治疗原则】

手术是治疗尿道开口异常的最佳治疗方法。手术一般应于学龄前完成。近年来，有主张 8~18 个月内完成，减少对小儿心理的影响。

### （1）尿道开口异位的手术

①阴茎弯曲矫形术。
②尿道成形术。
③阴茎头成形术。
④尿道口成形术。

### （2）尿道下裂的手术治疗目标

①矫正阴茎：完全矫正阴茎下弯，使阴茎勃起时挺拔，成年后能进行正常的性生活。

②修复缺失尿道：重建新尿道，弹性好，管径一致，今后腔内无毛发生长。

③重建新尿道口：新尿道口位于阴茎头正常位置，呈纵向裂隙状开口。

④新建尿道口位于阴茎头正位，呈纵向裂隙状开口。

⑤站立排尿：术后能站立排尿，尿线正常，阴茎外观满意、接近正常人。

### （3）尿道上裂的手术治疗目标

①矫正阴茎背侧弯曲：阴茎伸直后外观和功能接近正常。

②重建尿道：重建的尿道弹性好，管径一致。

③控制尿失禁：重建膀胱颈，改善膀胱容量。

## 【护理评估】

### （1）健康史

评估亲属中有无泌尿生殖系统先天畸形、青春期发育异常、死产、婴儿早期死亡、性早熟、闭经和不育症等疾病史。母亲有无异常男性化性征或库欣样外观，妊娠期有无应用外源性激素史，如口服避孕药或接受辅助生殖治疗。

### （2）身体状况

评估患者体型、全身发育情况和有无第二性征。仔细观察形态，阴茎发育差伴阴囊分裂者，与伴有阴蒂肥大的女性外阴较难鉴别。一般来说，尿道口呈椭圆形并有两根系带者，阴蒂的可能性较大。

### （3）心理-社会状况

评估患者及家属对疾病的认知程度，对疾病造成影响的心理承受能力，对治疗的知晓和配合程度，对预后的认知。

## 【护理诊断】

### （1）预感性的悲哀

与患者对预期治疗目标担心有关。

**（2）社交生活孤独**

与患者无正常的生理生活有关。

**（3）皮肤受损的危险**

与术后严格卧床有关。

**（4）潜在并发症**

出血、感染、漏尿或尿瘘导致手术失败。

## 【护理措施】

**（1）术前护理**

1）心理护理

①解释手术的必要性、手术方式、注意事项。

②讲解先进的医疗技术水平，介绍成功的病例，利用患者之间的沟通提高对手术成功的信心。

③利用家庭和社会的支持，消除自卑情绪。

④针对个体情况进行针对性心理护理。

2）会阴部皮肤准备

①备皮：范围前起耻骨联合，后至肛门周围皮肤。

②清洁：每次备皮后用清水清洗会阴部，注意洗净阴囊皱襞，包皮过长者要翻转洗净，并更换干净内裤。

③局部浸泡：用温盐开水与5%聚维酮碘按10:1稀释后浸泡局部手术区，术前3~5天开始，每次浸泡3分钟，直到术晨为止。

④大便的管理：减少排便次数，避免多次大便对会阴部皮肤的污染，每次大便后用清水洗净肛门及周围皮肤。

3）胃肠道准备

①饮食：术前3天进食少渣饮食，术前1天进食流质，术前禁食12小时，禁饮4小时。

②灌肠：术前1天清洁灌肠一次。

4）病情观察及护理

①观察并记录患者的生命体征。

②疼痛的护理，可遵医嘱给予解痉镇痛药，缓解痛性阴茎勃起。

③尿路感染者注意观察体温，尿液颜色性质及腰部体征，遵医嘱给予抗生素治疗。

5）术前常规准备

①术前行抗生素皮试，术晨遵医嘱带入术中用药。

②协助完善相关术前检查：心电图、B超、出凝血试验等。

③术晨更换清洁病员服。

④术晨建立静脉通道。

⑤术晨与手术室人员进行患者，药物核对后，送入手术室。

**（2）术后护理**

1）麻醉术后护理常规：了解麻醉和手术方式、术中情况、切口和引流情况；持续低流量吸氧；持续心电监护；床档保护防坠床；严密监测生命体征。

2）伤口观察及护理

①尿道异位开口手术后伤口用弹力绷带包扎阴茎，阴茎伸直上翘，新尿道居中包裹尿管。

②术后3~5天拆开绷带观察，若阴茎水肿、发绀，应重新用弹力绷带包扎伤口。

③拆开绷带后的伤口无渗出及红肿，则不再覆盖，保持局部通风干燥，用棉签蘸聚维酮碘消毒，每日3次。

3）各管道观察及护理

①输液管保持通畅，留置针妥善固定，注意观察穿刺部位皮肤。

②新尿道成形术后阴茎伸直上翘固定，应使用支被架托起被盖，以免重力压迫伤口。

③新尿道口分泌物多，应保持尿道口湿润，利于分泌物吸出，必要时轻轻挤压尿道口或旋转尿管帮助分泌物排出。

④尿道开口异位患者术后保留尿管留置时间长，3~4周，置管期间按照尿管护理常规进行，拔尿管后观察排尿方式及尿线改变。

4）防止阴茎异常勃起

①保持病室安静，避免嘈杂吵闹，给予安静环境。

②及时消除局部疼痛。

③遵医嘱使用镇静、解痉、镇痛的药物及雌激素药物。

5）基础护理

做好重建尿道口及尿管护理，预防压疮，防止便秘。

6）饮食护理

①术后 6 小时开始：饮水。

②术后 6 小时~5 天：饮水，少渣流质食物。

③术后 6 天以后：含粗纤维多食物，忌食辛辣刺激及胀气食物。

7）体位与活动

①全麻清醒前：去枕平卧位，头偏向一侧。

②全麻清醒后手术当天：平卧位，可使用一个枕头。

③术后第 1~5 天：严格卧床，严禁下床活动，床头不宜过高，以 15°~30°为宜，卧床期间帮助患者活动下肢。

④术后第 6~28 天：以卧床为主，可轻微活动。

## （3）并发症的处理及护理

1）出血

①临床表现：阴茎局部伤口有鲜红色血液渗出。

②处理：保守治疗：止血；局部重新包扎伤口；保守治疗无效应手术探查，处理出血来源。

2）感染

①临床表现：阴茎红肿发绀；伤口或新尿道口有脓性分泌物流出；患者体温>38℃。

②处理：去除敷料，取分泌物送培养，聚维酮碘温盐水坐浴，之后挤出创面渗液，加强消毒，严重时拆开缝线、手术清创；保持尿道口分泌物引流通畅；更换敏感抗生素，适量，足疗程。

3）尿道皮肤瘘

①临床表现：漏尿。

②处理：排尿后拭干瘘口；6 个月后视情况手术补瘘。

4）尿道狭窄

①临床表现：排尿困难、尿线细。

②处理：行尿道造影、尿道镜检确定狭窄部位、长度、程度；必要时行尿道狭窄冷刀切开术或尿道重建术。

## 【健康教育】

### （1）饮食指导

指导患者饮食要规律，少食多餐。要食用营养丰富、富含粗纤维的食物。忌食用刺激性食物、坚硬食物、易胀气食物。忌烟酒。

### （2）活动指导

术后 28 天内以卧床为主，逐步可轻微散步及站立，可以单侧臀坐。3 个月内避免重体力劳动，避免增加腹压活动及性生活。防止外力对会阴部的挤压、撞击或摩擦。

### （3）复查

术后每 3 个月复查 1 次，半年后每半年复查 1 次，连续复查 3 年。

## 第二节 尿道损伤

尿道损伤是泌尿系统最常见的损伤，由于女性尿道短而直不易损伤，因此尿道损伤多见于男性。男性尿道以尿生殖膈为界，分为前、后两段。前尿道包括球部和阴茎体部，后尿道包括前列腺部和膜部。男性尿道损伤是泌尿外科常见的急症，可分为前尿道损伤和后尿道损伤，前尿道损伤较后尿道损伤更多见，多发生于球部，后尿道损伤 90% 以上合并骨盆骨折。早期处理不当，易产生尿道狭窄、尿瘘等并发症。尿道损伤的初步处理取决于尿道损伤的程度、部位、患者的血流动力学是否稳定和相关的损伤情况。近年经尿道手术，特别是根治前列腺切除的增加，使医源性尿道损伤有增加趋势。

## 【临床表现】

### （1）症状与体征

①疼痛：前尿道损伤时受损伤处局部有疼痛及压痛，排尿时疼痛加重向阴茎头及会阴部放射；后尿道损伤疼痛可放射至肛门周围、耻骨区及下腹部，直肠指检有明显压痛，骨盆骨折者骨盆有叩压痛及牵引痛，站立或抬举下肢时疼痛加重，耻骨联合骨折者耻骨联合处变软，有明显压痛、肿胀。

②尿道滴血及血尿：前尿道损伤时，可见尿道外口滴血，尿液可为血尿；后尿道破裂时，多表现为尿初及终末血尿，或尿终末滴血，尿道滴血或血尿常在导尿失败或因排尿困难而用力排尿而加重，后尿道断裂伤可因排尿困难和外括约肌痉挛而不表现为尿道滴血或血尿。

③排尿困难及尿潴留：轻度挫伤可无排尿困难，严重挫伤或尿道破裂者，因局部水肿或外括约肌痉挛而发生排尿困难，有时在数次排尿后出现完全尿潴留，尿道断裂者因尿道已完全失去连续性而完全不能排尿，膀胱充盈，有强烈尿意，下腹部膨隆。

### （2）并发症

①休克：骨盆骨折致后尿道损伤，常因合并大出血，引起创伤性、失血性休克。

②尿外渗：尿道断裂后，用力排尿时尿液可从裂口处渗入周围组织，形成尿外渗，并发感染时则出现脓毒血症。

③血肿及瘀斑：伤处皮下见瘀斑。后尿道损伤血肿一般位于耻骨后膀胱及前列腺周围，严重者引起下腹部腹膜外血肿而隆起，有尿生殖膈破裂者血肿可蔓延至会阴、阴囊部。会阴部骑跨伤患者常发生会阴部、阴囊处肿胀、瘀斑及蝶形血肿。阴茎折断伤引起的前尿道损伤患者出现袖套状阴茎肿胀说明 Buck 筋膜完整，若出现会阴部蝶形肿胀说明 Buck 筋膜已破裂，血肿被 Colles 筋膜所局限。

## 【辅助检查】

### （1）导尿检查

检查尿道是否连续、完整。严格无菌操作下轻缓插入导尿管，若能顺利插入至膀胱，说明尿道连续而完整。若一次插入困难，不应勉强反复试插，以免加重局部损伤、导致感染。后尿道损伤伴骨盆骨折时，一般不宜导尿。

### （2）X 线检查

骨盆前后位 X 线摄片显示骨盆骨折。尿道造影可显示尿道损伤部位及程度，尿道断裂可有造影剂外渗，而尿道挫伤则无外渗征象。

### （3）尿道造影

怀疑尿道损伤时逆行尿道造影是首选的诊断方法。逆行尿道造影可以清晰和确切地显示尿道损伤部位、程度和各种可能的并发症，是一种最为可靠的诊断方法。

## 【治疗原则】

**（1）紧急处理**

损伤严重伴大出血可致休克，须积极抗休克治疗，尽早施行手术治疗。尿潴留者可紧急行耻骨上膀胱穿刺或造瘘术，及时引流出膀胱内尿液。

**（2）非手术治疗**

尿道挫伤及轻度裂伤者，症状较轻、尿道连续性存在，无需特殊治疗。应用抗生素预防感染，必要时插入导尿管引流1周。

**（3）手术治疗**

①前尿道裂伤导尿失败或尿道断裂：立即行经会阴尿道修补或断端吻合术，并留置导尿管2~3周。尿道裂伤严重、会阴或阴囊形成大血肿者，可作膀胱造瘘术，3个月后再修补尿道。

②骨盆骨折致后尿道损伤：经抗休克治疗病情稳定后，局麻下作耻骨上高位膀胱造瘘。尿道不完全断裂者，一般在3周内愈合，恢复排尿。经膀胱尿道造影，明确尿道无狭窄及尿外渗后，可拔除膀胱造瘘管。若不能恢复排尿，则留置膀胱造瘘管3个月，二期施行尿道瘢痕切除及尿道端端吻合术。

为早期恢复尿道的连续性，避免尿道断端远离形成瘢痕性假道，对部分病情不严重、骨盆环稳定的患者，可施行尿道会师复位术，并留置导尿管3~4周。若恢复顺利，患者排尿通畅，则可避免二期尿道吻合术。

**（4）并发症的处理**

①尿外渗：在尿外渗区作多个皮肤切口，深达浅筋膜下，彻底引流外渗尿液。

②尿道狭窄：尿道损伤后尤其是后尿道损伤常并发尿道狭窄。为预防尿道狭窄，拔除尿管后需定期行尿道扩张术。对晚期发生的尿道狭窄，可用腔内技术，经尿道切开或切除狭窄部的瘢痕组织，或于受伤3个月后，手术切除尿道瘢痕组织，作尿道端端吻合术。后尿道合并直肠损伤时应立即修补，并作暂时性结肠造瘘。若并发尿道直肠瘘，应等待3~6个月后再施行修补手术。

**【护理评估】**

**（1）健康史**

了解患者的职业、运动爱好，了解受伤时的具体情况，受伤至就诊期间的病情变化。

| （2）身体状况 | （3）心理-社会状况 |
| --- | --- |
| 了解疼痛的部位，肿胀的范围及程度，了解血尿的程度及出现时间，是否有排尿困难。 | 评估患者及家属对伤情的认知程度，对突发事故及预后的心理承受能力，对治疗费用的承受能力和对疾病治疗的知晓程度。 |

## 【护理诊断】

| （1）焦虑/恐惧 | （2）体液不足 | （3）舒适的改变 |
| --- | --- | --- |
| 与患者对损伤的恐惧、担心预后有关。 | 与合并损伤、出血、禁食有关。 | 与疼痛及局部损伤有关。 |

| （4）躯体移动障碍 | （5）排尿型态异常 |
| --- | --- |
| 与骨盆骨折活动受限有关。 | 与损伤后尿道连续性改变有关。 |

**（6）有皮肤完整性受损的危险**

与卧床、活动受限有关。

**（7）潜在并发症**

出血、感染、尿外渗、尿道狭窄、尿瘘。

## 【护理措施】

**（1）非手术治疗的护理/术前护理**

1）心理护理

尿道损伤以男性青壮年为主，常合并骨盆骨折、大出血，甚至休克，伤情重，故患者及家属的精神负担大，极易产生恐惧、焦虑心理。护士应主动关心、安慰患者及家属，稳定情绪，减轻焦虑与恐惧，告诉患者及家属尿道损伤的病情发展、主要的治疗护理措施，鼓励患者及家属积极配合。

2）维持体液平衡、保证组织有效灌流量

①迅速建立2条静脉通路：遵医嘱合理输液、输血，并确保输液通

道通畅。

②急救止血：迅速止血是抢救的关键。骨盆骨折后易出血，短时间内可出现失血性休克。因此必须有效止血，及时进行骨折复位固定，减少骨折断端的活动，防止进一步损伤血管。

3）感染的预防与护理

①嘱患者勿用力排尿，避免引起尿外渗而致周围组织继发感染。

②保持伤口的清洁、干燥，敷料渗湿时应及时更换。

③遵医嘱应用抗生素；鼓励患者多饮水，以起到稀释尿液、冲洗尿路的作用。

④早期发现感染征象：尿道断裂后血、尿外渗容易导致感染；若患者体温升高、伤口处肿胀疼痛并伴有血白细胞计数和中性粒细胞比例升高、尿常规示有白细胞时，多提示感染，应及时通知医师并协助处理。

4）病情观察及护理

①观察并记录患者腹部体征，局部出血和尿外渗情况，必要时会阴局部压迫止血。

②注意观察生命体征、出血量、尿量及尿液性状。

③观察休克、疼痛及使用止血药物镇痛药物的效果。

④后尿道损伤合并骨盆骨折平卧硬板床。

⑤出血患者积极做好急诊手术及备血准备。

⑥排尿困难和尿潴留，及时配合医生导尿或膀胱造瘘手术准备。

⑦有其他脏器合并伤，同时进行相应观察护理。

5）骨盆骨折者须卧硬板床，勿随意搬动，以免加重损伤。

6）术前准备：有手术指征者，在抗休克的同时，紧急做好各项术前准备。完善常规检查，除常规检查外，应注意患者的凝血功能是否正常。备皮、配血，条件允许时，术前行肠道清洁。

## （2）术后护理

1）尿管的护理：尿道吻合术与尿道会师术后均留置尿管，引流尿液。

①妥善固定：尿管一旦滑脱均无法直接插入，须再行手术放置，直接影响损伤尿道的愈合。妥善固定尿管、减缓翻身动作，防止尿管脱落。

②有效牵引：尿道会师术后行尿管牵引，有利于促进分离的尿道断

面愈合。为避免阴茎阴囊交界处尿道发生压迫性坏死，需掌握牵引的角度和力度。牵引角度以尿管与体轴呈 45° 为宜，尿管固定于大腿内侧；牵引力度以 0.5kg 为宜。维持 1~2 周。

③引流通畅：血块堵塞是导致尿管堵塞的常见原因，需及时清除。可在无菌操作下，用注射器吸取无菌生理盐水冲洗、抽吸血块。

④预防感染：严格无菌操作，定期更换引流袋。留置尿管期间，每日清洁尿道口。

⑤拔管：尿道会师术后尿管留置时间一般为 4~6 周，创伤严重者可酌情延长留置时间。

2）膀胱造瘘管的护理：按引流管护理常规作好相应的护理。暂时性膀胱造瘘管一般留置 7~14 天左右拔除，如要拔除，必须先夹管，观察是否能自行排尿，只有在通畅的情况下才能拔除。长期保留的膀胱造瘘管，每隔 2 周按无菌操作原则更换造瘘管 1 次，观察尿道恢复及排尿通畅情况。后尿道损伤合并骨盆骨折造瘘管保留 3 个月待二期施行尿道狭窄解除术。

3）尿外渗区切开引流的护理

保持引流通畅；定时更换切口浸湿敷料；抬高阴囊，以利外渗尿液吸收，促进肿胀消退。

4）饮食的护理

①术后 6 小时内：禁食。

②术后 6 小时开始：饮水，适量。

③术后 6 小时~5 天：饮水，少量流质食物。

④术后 5 天以后：含粗纤维多，忌辛辣刺激及胀气食物。

⑤合并内脏损伤：禁食，静脉补充营养，根据肠功能恢复情况给予适当饮食。

### （3）并发症的处理及护理

1）出血

①临床表现：尿道口持续有新鲜血液流出，导尿管引流出血性尿液，腹腔脏器内出血，伤口敷料持续有新鲜血液渗出。

②处理：保守治疗：止血、输血、补液，保持引流通畅。保守治疗无效时应及时行再次手术。

2）感染

①临床表现：体温、白细胞增高，伤口及尿道口分泌物，血性或脓性尿液。

②处理：物理或药物降温，补液，应用抗生素。

3）尿外渗

①临床表现：会阴部或伤口渗出，腹胀，B超见腹腔积液。

②处理：保持引流通畅，穿刺或手术；置管引流。

4）尿道狭窄

①临床表现：轻者表现为尿线变细，排尿时间延长，尿频、尿急、尿不尽；重者表现为尿不成线，滴沥、尿频、尿急症状消失，进而发生遗尿、充溢性尿失禁和尿潴留。

②处理：尿道扩张术或二期尿道成形术。

5）尿瘘

①临床表现：患者用力排尿时，尿液可由裂口外渗到周围组织中，或经皮肤创口、肠道或阴道瘘口流出。

②处理：抗生素防止感染；保持膀胱引流通畅；保持排便通畅；手术修补。

## 【健康教育】

### （1）定期行尿道扩张术

经手术修复后，尿道损伤患者尿道狭窄的发生率较高，需要定期进行尿道扩张以避免尿道狭窄。尿道扩张术较为痛苦，应向患者说明该治疗的意义，鼓励患者定期返院行尿道扩张术。

### （2）自我观察

若发现有排尿不畅、尿线变细、滴沥、尿液混浊等现象，可能为尿道狭窄，应及时来医院诊治。

### （3）定期复查

术后带管出院期间定期门诊随访，检查尿常规，排尿情况。术后每3个月复查1次，半年后每半年复查1次，需二期手术者遵医嘱准备。

## 第三节　尿道狭窄

尿道狭窄是泌尿外科的常见疾病，是指尿道器质性病变造成尿道管腔狭小，阻力增加，发生排尿困难。由于解剖特点，尿道狭窄绝大多数见于男性，女性少见。尿道狭窄主要有 3 类：①先天性尿道狭窄：即先天性畸形或发育障碍，如先天性尿道外口狭窄、尿道瓣膜、精阜肥大、尿道管腔先天狭窄等。②炎症性尿道狭窄：如淋病性尿道狭窄，此外留置导尿管也可引起尿道狭窄。③外伤性尿道狭窄：最为常见，由于尿道损伤严重，初期处理不当或不及时所致。

## 【临床表现】

### （1）排尿困难

是尿道狭窄最主要的症状，可轻可重，与狭窄程度有关。

### （2）膀胱激惹及膀胱失代偿

如尿频、尿急、尿不尽、遗尿等。若膀胱的代偿功能丧失可出现残余尿、尿潴留进而充溢性尿失禁。

### （3）并发症

可并发尿道周围感染，上尿路感染及生殖系感染。急性期全身寒战，高热，白细胞明显增加。尿道周围蜂窝织炎表现为会阴部红肿压痛，形成脓肿后可自行穿破致尿瘘。

## 【辅助检查】

### （1）尿道探子检查

可确定狭窄部位，程度和长度。

### （2）B 型超声

明确尿道狭窄长度、程度及周围瘢痕组织的厚度。

### （3）磁共振成像

了解尿道狭窄的长度、程度以及狭窄尿道周围瘢痕组织的厚度，对于手术方式及手术时机的选择，特别是复杂的尿道损伤有很大帮助。

### （4）尿道造影

确定部位、程度、长度，对诊断尿道狭窄有着非常重要的意义。

### （5）肛门直肠检查

应常规进行，以协助确定尿道狭窄近侧端位置。

### （6）其他检查

如内镜检查等。

## 【治疗原则】

尿道狭窄的治疗方法的选择应取决于狭窄病因、部位、程度、长度及并发症等；随着对尿道解剖、尿道狭窄病理等认识水平的提高及尿道重建外科技术的发展，尿道狭窄治疗总的成功率已达 90%~95%。

### (1) 非手术治疗

主要依赖于尿道扩张，即使手术治疗后的病例也应定期扩张，预防再次狭窄。扩张忌用暴力。

### (2) 手术治疗

由于尿道狭窄病的复杂性，尚无单一治疗方法，只能根据不同病情采用不同手术治疗。

①尿道扩张术：适用于狭窄较轻者。

②尿道外口切开术：适用于尿道外口狭窄。

③腔内手术：目前国内外已广泛开展并被认为是治疗尿道狭窄的首选方法。

④尿道对端吻合术：适用于球部尿道狭窄。

⑤尿道套入术：主要用于治疗后尿道狭窄，但儿童不宜采用。

⑥尿道成形术：主要用于复杂性尿道狭窄，如长段狭窄切除瘢痕段。

## 【护理评估】

### (1) 健康史

了解患者一般情况，了解有无服用与手术或术后恢复有关的药物，如阿司匹林。

### (2) 身体状况

评估生命体征和主要体征；了解各主要内脏器官功能情况，有无心、肺、肝及肾等器官功能不全，有无营养不良、肥胖，有无水、电解质失衡等高危因素，评估手术的安全性。

### (3) 泌尿系统状况

有无排尿困难、遗尿、尿频或尿失禁等，了解尿液浊度、颜色、尿量及尿比重等。

## 【护理诊断】

| （1） 排尿型态改变 | （2） 焦虑 |
|---|---|
| 与尿道狭窄、留置尿管有关。 | 与缺乏疾病知识、担心复发有关。 |
| （3） 舒适的改变 | （4） 潜在并发症 |
| 与手术、尿管刺激有关。 | 出血、感染。 |

## 【护理措施】

**（1） 术前护理**

1） 心理护理：尿道狭窄患者多数病程较长，反复就医，焦虑和自卑感较重，鼓励患者表达自身感受。对患者给予同情、理解、关心、帮助，告诉患者不良的心理状态会降低机体的抵抗力，不利于疾病的康复。解除患者的紧张情绪，更好地配合治疗和护理。

2） 饮食护理：指导患者多进食富有营养、易消化、口味清淡的膳食，以加强营养，增强机体抵抗力，改善一般状态。

3） 协助患者做好术前相关检查工作：如影像学检查、心电图检查、X 线胸片、血液检查、尿动力检查、尿便检查等。

4） 做好术前护理和术前指导：嘱患者保持情绪稳定，避免过度紧张焦虑，备皮后洗澡、更衣，准备好术后需要的各种物品如一次性尿垫、唇膏等，术前晚 22：00 以后禁食、水，术晨取下义齿，贵重物品交由家属保管等。

**（2） 术后护理**

1） 按泌尿外科一般护理常规及全麻手术后护理常规护理。

2） 严密观察并记录患者生命体征的变化，包括体温、血压、脉搏、呼吸。

3） 尿管的护理：术后患者留置尿管，活动、翻身时要避免尿管打折、受压、扭曲、脱出等。更换引流袋每日 1 次。

4） 专科护理

①术后尿失禁常为暂时性，可能与膀胱和后尿道炎症有关，用较细导尿管引流数日后可恢复，如尿失禁不能恢复，可能与尿道括约肌损伤有关，可指导患者进行肛门括约肌收缩练习。

②术后应留置导尿管 1 个月左右保持导尿管通畅，使导尿管有效的阻隔前列腺囊与膀胱，如有小的血块，及时冲洗，拔出尿管后定期行尿道扩张，防止狭窄复发。

③老年人常有便秘，术后卧床休息，肠蠕动减弱，更易引起便秘，要保持大便通畅，必要时灌肠。

④术后 2~3 天常有血尿，严密观察血尿转清情况。

⑤每日清洁尿道口外分泌物后涂以新氢松软膏，减少尿道感染和分泌物。

5）心理护理：根据患者的社会背景、个性及不同手术类型，对每个患者提供个体化心理支持，并给予心理疏导和安慰，以增强战胜疾病的信心。

**【健康教育】**

（1）出院前向患者及家属详细介绍出院后有关事项，多数患者带管回家，需指导患者做好尿管的自我护理，保持尿道口的清洁。

（2）饮食方面宜选择富有营养、易消化、清淡可口、色香味均佳的膳食，以增进食欲，补充营养，增强机体抵抗力。

（3）注意休息，出院后 2~3 周继续以卧床为主，可以站立、适当地走动等，但不宜久坐，久坐会影响会阴部血供，可能导致吻合口瘢痕增生。3 个月内避免重体力劳动和增加腹压的动作，3 个月内避免性生活。

（4）服装方面最好穿着纯棉类的宽松内裤，保持局部温度适宜及会阴部清洁，会阴部皮温不可过高。

（5）保留尿管 4 周，拔管时行顺行尿路造影。术后 3 个月复查尿道造影或尿道镜，以后每 6 个月复查 1 次。患者排尿困难或尿线变细，尿道造影或尿道镜发现尿道管腔狭窄小于 16F 或排尿困难需要尿道扩张即确定为尿道狭窄复发。

## 第四节　尿道结石

尿道结石较为少见，主要见于男性患者，女性只有在尿道憩室、尿道异物和尿道阴道瘘等特殊情况下才出现。尿道结石绝大多数来自肾和膀胱,结石容易嵌顿前列腺部尿道、球部尿道,舟状窝或尿道外口处。尿道狭窄、尿道憩室或有异物存在,也可在尿道内形成结石。男性前尿道结石可沿尿道触及,后尿道结石也可经直肠指检触及。B超和X线检查可以进一步明确其位置和结石大小。

## 【临床表现】

### (1) 排尿困难

结石嵌顿在尿道,可发生突然尿流中断,出现排尿困难甚至急性尿潴留。

### (2) 疼痛

患者感觉排尿痛,可为局部剧烈痛或排尿时刀割样疼痛。后尿道结石引起的疼痛常放射至会阴部或肛门,常伴尿频、尿急及强烈尿意。

### (3) 感染症状

继发感染可导致尿道脓性分泌物增多,严重者脓肿破溃可形成尿瘘或尿道狭窄。

## 【辅助检查】

### (1) 触诊

前尿道结石常可用手触摸到并有疼痛。后尿道结石经直肠指检可能触及。

### (2) 金属尿道探子

可探及结石并能感到与结石摩擦感。

### (3) B超

经会阴或直肠超声可显示尿道结石声影。

### (4) X线检查

X线平片可显示尿道结石大小及部位。尿道造影则可发现有无尿道狭窄和尿道憩室等。

### (5) 尿道镜检查

可直接观察到结石及尿道合并症等。

## 【治疗原则】

**(1) 前尿道结石取出术**

位于尿道外口和舟状窝的尿道结石可用血管钳夹持取出；前尿道结石如果表面光滑，向尿道内注入无菌石蜡油，然后向尿道外口挤压结石，可将结石取出。

**(2) 经内腔镜碎石术**

前尿道结石嵌顿严重，可采用气压弹道碎石或钬激光碎石，如失败，必要时行前尿道切开取石术。

**(3) 后尿道结石**

可用金属尿道探子将结石推回到膀胱内，再按膀胱结石处理。

## 【护理评估】

**(1) 健康史**

了解患者的生活、饮食习惯，既往是否有泌尿系结石病史。

**(2) 身体状况**

了解患者是否有排尿痛，疼痛的性质，有无尿流中断及尿潴留的情况发生。

**(3) 心理-社会状况**

评估患者对疾病知识的掌握程度，对治疗方法的知晓和配合程度。

## 【护理诊断】

**(1) 排尿型态异常**

与结石刺激和阻塞尿路有关。

**(2) 焦虑**

与缺乏疾病知识、担心复发有关。

**(3) 舒适改变**

与结石对尿路黏膜的刺激和损伤有关。

**(4) 潜在并发症**

感染、尿路梗阻。

## 【护理措施】

**(1) 术前护理**

1) 心理护理

①倾听和理解患者感受。

②根据个体情况给予患者心理支持，树立信心。

③讲解尿道结石的相关知识及治疗手段，减轻患者焦虑。

2）术前准备

①局麻下经尿道取石术前准备无特殊。

②麻醉下经尿道镜取石或经会阴切开取石手术前准备与一般外科手术相同。术前需禁食12小时，禁饮4小时；手术前一天口服灌肠剂清洁肠道；术前备皮、更衣。

## （2）术后护理

1）麻醉术后护理常规：了解麻醉和手术方式、术中情况、切口和引流情况；持续低流量吸氧；持续心电监护；床档保护防坠床；严密监测生命体征。

2）病情观察及护理

①尿道结石推入膀胱后，按膀胱结石进行治疗和护理。

②经尿道取出结石后，注意观察并记录患者排尿是否通畅，是否有血尿、尿痛等症状。症状较轻者，可鼓励患者多饮水，症状可逐渐缓解；症状较重者，需通知医生对症处理。

③经会阴切开取石术后，需观察伤口渗血情况，保持会阴部伤口清洁干燥。

3）尿管的护理

①尿道口护理：留置尿管期间注意保持尿道口清洁，每天用0.25%碘伏清洁尿道口2~3次，分泌物多时需及时清洁，预防感染。

②妥善固定：术后需妥善固定尿管，注意保持尿管通畅，避免牵拉，防止尿液逆流。

③保持引流系统密闭：保持整个尿液引流系统密闭，不要随意打开接头。

④拔管时间：根据手术方式，尿管留置时间有所不同，遵医嘱规定操作。

4）饮食护理

局麻手术后对饮食无特殊要求，如在全身麻醉下取石，则术后6小时方可进食。鼓励患者进食高蛋白，易消化，富含纤维食物，防止便秘。多饮水，忌辛辣，保持每日尿量在2000ml以上。

（3）并发症的处理及护理

1）出血

①临床表现：尿道口渗血；保留尿管引出鲜红色尿液。

②预防处理：鼓励患者多饮水，症状轻者随着排尿次数增加，可缓解。必要时，需行膀胱冲洗。

2）感染

①临床表现：发热；尿道口分泌物增多；会阴伤口脓性分泌物。

②预防处理：监测体温，及时处理，预防菌血症；做好尿管护理，保持尿道口清洁；保持会阴部清洁干燥，避免大便污染伤口；抗生素抗感染。

## 【健康教育】

（1）饮食指导

指导患者出院后多饮水。

（2）休息与活动

无特殊禁忌。

（3）病情观察

尿道结石取出后可能发生尿道狭窄，应注意观察排尿情况，出现异常及时就诊。

（4）随访

定期行 X 线片、B 超及尿液检查。

# 第五节　尿道异物

尿道异物的发生仅次于膀胱异物，在泌尿器官内异物中居第二位。尿道异物男性较女性多见，男性尿道较长且有自然弯曲，异物易于停留，特别是表面粗糙的或带钩的异物。女性尿道短直，经尿道插入的异物，很易进入膀胱内而成为膀胱异物。尿道异物多有尿道外口插入，或为开放性尿道损伤时进入尿道，亦可因尿道、膀胱镜检查操作等医源性原因而遗留于尿道，有时是自膀胱排出后停留于尿道。尿道异物种类较多：塑料线、体温计、断裂的导尿管、笔杆、发夹、铁钉、豆粒等。

## 【临床表现】

（1）尿道异物直接引起的早期症状有疼痛和排尿困难。

（2）损伤尿道黏膜者可出现尿道出血。

（3）异物引起尿道和膀胱炎症者可出现尿频、尿急、尿道灼痛，终末血尿。

（4）尿道受异物阻塞可致尿线变细或完全性尿潴留。

（5）尿道可出现脓性或血性分泌物。

（6）如并发尿道周围炎或尿道周围脓肿，则有发冷发热，全身不适等症状。

（7）男性患者可出现阴茎勃起痛和性交痛，异物在局部长期停留可因感染、梗阻、创伤等因素导致尿道憩室和尿瘘的发生。

## 【辅助检查】

（1）尿道平片及 B 超、造影可判断异物大小与形态，对金属性异物及异物形成的结石有特殊的诊断价值。

（2）尿道镜可直接看到较小的异物或较长较大异物的尾端。尿道有异物时行尿道镜检查有加重尿道损伤的可能性，应慎重操作。

## 【治疗原则】

尿道异物的治疗取决于异物的大小、形状、部位及其活动性。

### （1）前尿道异物

对于尿道外口的可见异物，可轻柔、慢慢拉出即可。

### （2）后尿道异物

可经尿道镜取出，不能经尿道取出者，可推入膀胱，再经膀胱镜取出。

### （3）粗糙或已嵌入尿道壁的异物

需切开尿道手术取出。

## 【护理评估】

### （1）健康史

了解患者有无精神疾病史，询问异物出现的时间、方式，至就诊期间的病情变化。

**（2）身体状况**

①了解是否有尿道出血、尿线变细等排尿异常情况。

②了解是否有脓性或血性分泌物，有无发冷、发热等不适症状。

**（3）心理-社会状况**

评估家属及患者对病情的认知程度，对治疗的认知程度和承受能力。

## 【护理诊断】

| **（1）排尿型态异常** | **（2）焦虑/恐惧** |
|---|---|
| 与异物刺激和阻塞尿路有关。 | 与自卑、缺乏相关知识有关。 |
| **（3）血尿** | **（4）潜在并发症** |
| 与异物对尿路黏膜的损伤有关。 | 感染、尿路梗阻。 |

## 【护理措施】

| **（1）术前护理** | **（2）术后护理** |
|---|---|
| 术前护理措施同尿道结石。 | 术后护理措施同尿道结石。 |

**（3）并发症的处理及护理**

1）出血

①临床表现：尿道口渗血；保留尿管引出鲜红尿液。

②预防处理：鼓励患者多饮水，症状轻者随着排尿次数的增加，可缓解。必要时需行膀胱冲洗。

2）感染

①临床表现：发热；尿道口分泌物增多；会阴伤口脓性分泌物。

②预防处理：监测体温，及时处理，预防菌血症；做好尿管护理，保持尿道口清洁；保持会阴部清洁干燥，避免粪便污染伤口。

3）漏尿

①临床表现：伤口有尿液渗出；尿外渗；发热。

②预防处理：抗生素抗感染；按要求平卧，避免过度活动；妥善固定尿管，避免滑脱、避免牵拉；充分引流；抗感染。

## 【健康教育】

由于患者多有精神异常，因此可推荐患者进行专业的精神评估，应重视对人群进行泌尿系相关健康知识教育和基本知识宣教，特别应重视对生长发育期的儿童、青少年进行生理、心理健康和健康的性知识教育，引导其树立正确的世界观、人生观，为其创造良好的成长环境。

# 第九章 阴茎疾病患者的护理

## 第一节 阴 茎 癌

阴茎癌是阴茎最常见的恶性肿瘤,发病年龄多在 30 岁以上,在男性恶性肿瘤的发病率中占有相当高的比例。近年来,随着生活水平的提高,卫生状况的改善,阴茎癌的发病率已有明显降低的趋势,大多数阴茎癌以包皮过长、包皮垢和不良卫生习惯为诱发因素。阴茎癌绝大多数发生于包茎或包皮过长的患者,其发病的直接原因是长期包皮垢积聚在包皮内刺激所引起。主要为鳞癌(占 95%),基底细胞癌和腺癌罕见。好发于 40~60 岁有包茎或包皮过长的患者。已行包皮环切术的男性阴茎癌发病率极低。经常清洗包皮也可减少发病。此外,与阴茎癌发病有关的危险因素还包括:人类乳头瘤病毒(HPV)感染、外生殖器疣、吸烟、阴茎皮疹和阴茎裂伤等。

【临床表现】

阴茎头、冠状沟和包皮下肿块、红斑、经久不愈的溃疡或菜花样肿物,表面坏死,渗出物恶臭,肿瘤继续发展可累及全部阴茎和尿道海绵体,可伴有腹股沟淋巴结转移肿大。但 50% 淋巴结肿大并非癌转移,而是炎症所致。

【辅助检查】

(1)诊断有困难时可行活组织检查。

(2)腹股沟淋巴结肿大,有必要行淋巴结活检,以除外转移。

(3)疑有盆腔淋巴结转移,可行 B 超检查、CT 及 MRI 扫描。

【治疗原则】

阴茎癌是一种发病率低、恶性程度较低、早期治疗预后也较好的恶性肿瘤。阴茎癌的治疗主要依靠外科手术切除，包括原发肿瘤和区域淋巴结的切除。配合放疗、化疗，可提高疗效。外科手术治疗前必须明确肿瘤的浸润范围和所属淋巴结有否转移，做出准确的肿瘤分期及分级，然后选择适宜的治疗方法。现代治疗的重点是：对机体侵袭最少，保留组织为基本原则。

（1）原位癌可用激光治疗。对早期表浅的阴茎癌，可用平阳霉素或氟尿嘧啶软膏局部涂敷，也可用5%氟尿嘧啶液湿敷。

（2）肿瘤小且局限在包皮者可行包皮环切术。

（3）肿瘤病变局限，无腹股沟淋巴结转移者可做阴茎部分切除术。

（4）病变范围较广，伴有腹股沟淋巴结转移者，可做阴茎全切除术，尿道会阴造口及腹股沟淋巴结清扫术。

（5）早期或年轻人可行放疗，但难以治愈，如失败应手术治疗。

（6）化疗。阴茎癌多属高分化鳞状细胞癌，对化疗药物多不敏感。但将化疗纳入联合治疗，对提高手术治疗效果、提高保留阴茎手术的治愈率、延长生存时间具有积极意义。临床常用药物有平阳霉素（PYM）、环磷酰胺（CTX）、阿霉素（ADM）、博来霉素（BLM）、顺铂（CDDP）、丝裂霉素（MMC）等药物配合手术及放射治疗。

## 【护理评估】

**（1）健康史**

了解患者一般情况，是否有包茎或包皮过长病史。

**（2）身体状况**

了解病变处是否有渗出物，有无表面坏死，腹股沟淋巴结是否肿大。

**（3）心理-社会状况**

评估患者及家属对疾病的认知程度，对治疗的知晓程度，对预后的心理承受能力。

## 【护理诊断】

**（1）预感性悲哀**

与疾病及手术有关。

**（2）舒适的改变**

与疼痛、术后管道留置等有关。

（3）潜在并发症

出血、感染、尿道外口狭窄、下肢深静脉血栓等。

（4）知识缺乏

与缺乏阴茎癌相关知识有关。

## 【护理措施】

**（1）术前护理**

1）心理护理

①解释患者手术的必要性、手术方式和注意事项。

②鼓励患者表达自身感受。

③介绍相同病例，使患者恢复自信心，面对现实，积极配合治疗。

④加强患者家属的心理护理，鼓励患者家属以正确的态度对待患者，让患者感到亲人的关心和照顾。

⑤提供隐蔽的环境，保护患者的自尊心，消除自卑心理。

⑥多与患者沟通交流，安慰疏导患者，使患者对护士产生信任感。

2）病情的观察及护理

①注意观察患者情绪、心理状况。

②观察阴茎病变处有无溃烂、恶臭等。

③局部护理：每天清洁会阴部，每天用消毒液浸泡2次以上，每次5~20分钟，浸泡后换清洁衣裤如渗湿也应及时更换。

3）术前常规准备

①协助完善相关术前检查：心电图、B超、胸片、出凝血试验、生化检查等。

②术前做抗生素皮试，并遵医嘱带入术中用药。

③肠道准备：术前1天改为半流，并给予口服25%甘露醇200ml不能口服泻药可于手术前1天晚上清洁灌肠1次，禁食12小时，禁饮4小时。

④术前备皮：术前晚用肥皂水彻底清洁会阴，阴囊和阴茎皮肤。备皮范围上至肚脐，下至大腿上1/3，左右到腋后线。

⑤术晨更换清洁病员服。

**（2）术后护理**

1）麻醉术后护理常规：了解麻醉和手术方式、术中情况、切口和引流情况；持续低流量吸氧；持续心电监护；床档保护防坠床；严密监测生命体征。

2）伤口观察及护理：观察伤口有无渗血渗液，若有，应及时通知医生并更换敷料。

3）各管道观察及护理：输液管保持通畅，留置针妥善固定，注意观察穿刺部位皮肤。尿管按照尿管护理常规进行。

4）疼痛的护理：评估患者疼痛情况；对有镇痛泵（PCA）患者，注意检查管道是否通畅，评价镇痛效果是否满意；遵医嘱给予镇痛药物；提供安静舒适的环境。

5）基础护理：做好晨间护理、皮肤护理等满足患者生活需要。

6）阴茎血液循环的观察及护理

①告诉患者及家属切忌过度活动及触摸伤口。

②采用轻换药、轻包扎、轻翻身，避免一切物品碰撞伤口。

③使用床上支被架，防止盖被压迫阴茎引起疼痛及影响血液循环。

④术后应用雌激素及镇静剂，以防止阴茎勃起，避免术后出血和张力过大，影响伤口愈合。

7）饮食护理

术后6小时可进食少量容易消化的食物，无腹胀可进食普通饮食。注意指导患者进食富含纤维素饮食，多饮水，保持大便通畅，以避免用力排泄时导致伤口渗血。会阴尿道造口者术后少渣半流饮食，术后3天避免排便，之后保持大便通畅。

8）体位与活动

术后早期下床活动，以减少并发症的发生。行腹股沟淋巴清扫术需卧床1周，双下肢制动体位，保持屈曲状态，减轻伤口张力，注意保持有效吸引，观察记录引流液量、性质、颜色，防止皮下积液；注意观察皮瓣血运情况，防止皮瓣坏死。

## 【健康教育】

### （1）饮食指导

饮食规律，少食多餐，以营养丰富、易消化饮食为主。忌刺激性食物和烟酒，忌食霉变食品，保持排粪通畅。

**（2）活动指导**

术后 1 个月恢复工作，3 个月内避免重体力劳动及剧烈活动，可适当参加体育活动，做到劳逸结合，避免阅读、观看不健康的书籍及影视。

**（3）复查**

为防止阴茎勃起造成出血（阴茎部分切除患者），应遵医嘱口服雌激素及镇静药物。遵医嘱定期复查，确定后续治疗方案。

# 第二节　阴茎损伤

阴茎属于男性生殖器，正常成人阴茎长 7~10cm，由三个海绵体构成，有尿道贯穿。阴茎的构成由阴茎头、阴茎体和阴茎根部三部分构成。阴茎头呈蕈状膨大，又称龟头，头的尖端为尿道外口。

阴茎损伤较少见，与阴茎位置隐蔽，非勃起状态下易于移动有关。可分为闭合性损伤与开放性损伤两种类型。前者常见有阴茎皮肤挫伤，阴茎折断，阴茎绞窄及阴茎脱位等，后者常见于阴茎切割伤，阴茎离断，阴茎皮肤撕裂伤等。

## 【临床表现】

**（1）闭合性损伤的表现**

①阴茎挫伤：患者感觉阴茎明显触痛，能自行排尿。轻者皮下组织淤血形成青紫色淤斑、阴茎肿胀，重者海绵体白膜破裂，形成皮下、海绵体或龟头肿胀，皮下出血及大小不等的血肿，使阴茎肿大呈纺锤形，疼痛难忍。若合并尿道损伤，则可见尿道流血或排尿障碍。

②阴茎折断：多发生于阴茎根部，疼痛剧烈，局部肿胀，阴茎血肿，皮肤呈青紫色，如为一侧海绵体破裂，阴茎弯曲变形偏向健侧状如紫茄子。血肿较大压迫尿道，可出现排尿困难。如并发尿道损伤，可出现排尿困难、排尿疼痛、血尿或尿道口滴血。

③阴茎绞轧伤：轻症者仅出现套扎物远端阴茎水肿、胀痛；如不解除病因，远端阴茎肿胀加重，继而发生缺血、坏死改变，表现为远端阴茎皮肤色泽变化，冰冷、疼痛加剧、感觉迟钝；当感觉神经坏死后，痛觉减弱；嵌顿处皮肤糜烂，同时伴有排尿障碍。

④阴茎脱位伤：一般表现为阴茎疼痛，周围软组织肿胀。局部特异体征有阴茎、尿道海绵体在冠状沟外与包皮发生环形撕裂，阴茎脱离其皮肤，于腹股沟、下腹壁、大腿根部、阴囊和会阴等处的皮下可发现或触及脱位的阴茎，存留原位的包皮空虚无物，伤后可出现尿失禁。阴茎脱位伤多伴有尿道外伤及尿外渗。

**（2）开放性损伤的表现**

①阴茎离断伤：阴茎离断后，患者失血较多，出现面色苍白，四肢冰凉，血压下降等休克现象。如为外伤或动物咬伤创面不整齐，挫伤明显；如为切割伤，则创面整齐，切割伤患者皮肤及皮下组织受伤仅有血肿，不会出现大出血；若深达海绵体可导致严重出血，甚至休克。

②阴茎皮肤损伤：阴茎皮肤撕裂伤可见撕裂的皮肤或撕脱后皮肤缺损区。阴茎皮肤切割伤患者表现为局部皮肤、皮下组织或海绵体裂开或断裂，切口呈多种形态。

## 【辅助检查】

**（1）B超**

可确定阴茎白膜缺损处及阴茎折断者的破裂位置。阴茎皮肤撕裂伤可见撕裂的皮肤或撕脱后皮肤缺损区。阴茎皮肤切割伤患者表现为局部皮肤、皮下组织或海绵体裂开或断裂，切口呈多种形态。

**（2）阴茎海绵体造影**

可见海绵体白膜破损处有造影剂外溢，但该检查属于有创检查，目前已较少应用。

## 【治疗原则】

**（1）阴茎皮肤挫伤**

可先冷敷继而热敷；血肿明显，必要时切开引流。

**（2）阴茎皮肤撕裂伤**

清创止血、缝合；若皮肤缺损较多，可清创植皮，术后抗感染治疗。

**（3）阴茎绞窄**

尽快除去绞窄物，改善局部循环。

**（4）阴茎脱位**

手法将阴茎复位。必要时清创、除去血肿，将阴茎复位固定于正常位置并留置导尿管。

### （5）阴茎折断

轻者保守治疗，镇痛，冷敷，包扎绷带压迫，口服止血药及女性激素，并使用抗菌药物。重者需手术清除血肿，彻底止血并缝合破裂的白膜。

### （6）阴茎离断

如离断远侧阴茎完整，且受伤时间不长，可清创后应用显微外科技术行再植术，至少吻合一条阴茎背动脉及阴茎浅、深两条阴茎静脉。

## 【护理评估】

### （1）健康史

了解患者受伤的时间、地点、原因，受伤至就诊期间的病情变化。评估创面的完整性。

### （2）身体状况

了解损伤的程度、范围，创面的完整程度，是否有血压下降的情况出现。了解排尿的情况，是否有尿道滴血。

### （3）心理-社会状况

评估患者及家属对突发事故的心理承受能力，对病情的认知程度，对治疗的知晓程度，对预后的心理承受能力。

## 【护理诊断】

### （1）舒适度改变

疼痛与阴茎损伤有关。

### （2）潜在并发症——休克

与大出血或继发感染有关。

### （3）潜在并发症——感染

与损伤局部出血、积血、血肿有关。

### （4）预感性悲哀

与突然的意外伤害使患者处于极度的惊恐及担心预后有关。

### （5）知识缺乏

与缺乏阴茎损伤相关知识有关。

## 【护理措施】

### （1）术前护理

1）心理护理

①向患者及家属及时反馈受伤的情况，可能将采取的治疗措施。

②解释手术的必要性、手术方式和注意事项。

③鼓励患者表达自身感受。

④介绍已治愈病例，使患者恢复自信心，面对现实，积极配合治疗。

⑤加强患者家属的心理护理，鼓励患者家属以正确的态度对待患者，让患者感到亲人的关心和照顾。

⑥提供隐蔽的环境，保护患者的自尊心，消除自卑心理。

2）病情的观察及护理

①严密监测患者的神志、生命体征及情绪状况。

②观察阴茎皮肤的颜色、温度及触觉，阴茎的肿胀程度，伤口创面的出血情况。

③观察尿道口有无滴血及排尿情况，尿液性状及量。

④观察疼痛程度。

⑤观察阴茎皮肤损伤的范围、程度及邻近皮肤状况，术前彻底清创，剪除无活力组织，尽量保留皮肤缺损近侧有活力的组织。

⑥若患者为阴茎离断伤，对于离体部分冷藏干燥清洁保存，远端用盐水或林格液加抗生素肝素冲洗液灌洗，不健康皮肤尽量清除。

⑦阴茎撕脱伤的患者，以0.9%无菌氯化钠溶液纱布湿敷裸露的阴茎，及早使用抗生素，有效地降低伤口的感染率。

3）术前常规准备

①术前做抗生素皮试，并遵医嘱带入术中用药。

②协助完善相关术前检查：心电图、B超、胸片、出凝血试验、生化检查等。

③术前更换清洁病员服。

④术前备皮。

⑤阴茎损伤一般为急诊手术，入院后即交待患者禁食、禁饮，为手术做准备。

## （2）术后护理

1）麻醉术后护理常规：了解麻醉和手术方式、术中情况、切口和引流情况；持续低流量吸氧；持续心电监护；床档保护防坠床；严密监测生命体征。

2）伤口观察及护理：观察伤口有无渗血渗液，若有，应及时通知医生并更换敷料。

3）各管道观察及护理

①输液管保持通畅，留置针妥善固定，注意观察穿刺部位皮肤。

②尿管按照尿管护理常规进行。

4）疼痛的护理：评估患者疼痛情况；对有镇痛泵（PCA）患者，注意检查管道是否通畅，评价镇痛效果是否满意；遵医嘱给予镇痛药物；提供安静舒适的环境。

5）基础护理

做好口腔护理、皮肤护理、定时翻身等。

6）阴茎血液循环的观察及护理

①告诉患者及家属切忌过度活动及触摸伤口。

②采用轻换药、轻包扎、轻翻身，避免一切物品碰撞伤口。

③用棉垫托起阴茎，使之固定于中立位，阴茎离断伤术后，患者阴茎可固定于身体的适当位置。

④使用床上支被架，防止盖被压迫阴茎引起疼痛及影响血液循环。

⑤术后应用雌激素及镇静剂，以防止阴茎勃起，避免术后出血和张力过大，影响伤口愈合。

7）饮食护理

术后6小时后可进食少量容易消化的食物，无不适可进普通饮食。注意指导患者进食纤维素饮食，多饮水，保持大便通畅，以避免用力排泄时导致伤口渗血，同时注意饮食卫生，避免腹泻污染伤口导致感染。

8）体位与活动

平卧位，以使阴茎、阴囊静脉及淋巴回流，促进水肿消退，水肿消退前禁止下床活动；阴茎撕脱伤术后患者应绝对卧床7～10天，阴茎阴囊有效制动，避免皮肤错位，有助于血管重建。

### （3）并发症的处理及护理

1）出血

①临床表现：血肿增大。

②处理：穿刺或切开引流，放出积血；必要时结扎出血点，并轻轻挤压，以防血肿机化；保守治疗：用止血剂。

2）皮肤坏死

①临床表现：颜色紫黑；皮肤冰冷；触觉消失。

②处理：手术切除。

3）感染

①临床表现：阴茎红、肿、热、痛；体温增高。

②处理：保持会阴部清洁、干燥；合理应用抗生素。

4）尿瘘

①临床表现：尿管引流量减少；阴茎肿大。

②处理：保持尿管通畅；尿管留置时间不少于 7 天。

**【健康教育】**

（1）指导患者保持会阴部清洁。

（2）术后 3 个月可以恢复性生活，但注意性生活动作勿粗暴，避免再次损伤。

（3）注意休息，着宽松衣裤避免压迫会阴部。

（4）3 个月内避免性生活，禁欲期间饮食清淡，避免辛辣刺激食物，避免饮酒，以免引起患者兴奋；避免阅读、观看不健康的书籍及影视；保持大便通畅。

# 第三节　男性勃起功能障碍

男性勃起功能障碍（ED）是一种较为常见的男性性功能障碍疾病，是指阴茎持续或反复不能达到或维持足够阴茎勃起硬度以完成满意的性生活。一般认为，病程至少 3 个月以上才能诊断为 ED，中年以上男性发病率为 24.9%~59.5%。

**【临床表现】**

（1）不能勃起、勃起不坚或不能维持勃起以完成性生活。

（2）常合并其他性功能障碍如早泄、性欲减退、射精异常、无性高潮。

（3）阴茎短小、畸形，隐睾、无睾、小睾丸，睾丸鞘膜积液，精索静脉曲张，巨大鞘膜积液斜疝等。

（4）甲减、甲亢等内分泌异常表现或乳房发育。

（5）有服药史、外伤史及手术史。

## 【辅助检查】

### （1）国际勃起功能评分（IIEF-5）

包括阴茎勃起信心、勃起硬度、维持勃起能力和性交满意度等问题，低于 21 分为异常。但该表有时不能客观反映患者的真实感受。

### （2）夜间阴茎勃起试验（NPT）

常规的 NPT 试验包括持续测量阴茎周长、重复测量阴茎勃起达到或最大程度接近轴向硬度，在睡眠时进行。主要用于鉴别心理性和器质性勃起功能障碍。

### （3）阴茎海绵体注射血管活性药物试验（ICI）

阴茎海绵体内注射血管活性药物后，记录阴茎勃起的起始时间、硬度和维持时间等参数。主要反映阴茎海绵体血管机制的功能状况，若延迟勃起可能系动脉供血不足，过早疲软反映海绵体平滑肌或静脉闭锁机制障碍。

## 【治疗原则】

纠正病因、消除危险因素、改善阴茎的勃起状况从而使患者获得满意的性生活。在病因和危险因素不明确的情况下，尽快恢复阴茎的勃起功能是治疗目的。

### （1）非手术治疗

①心理治疗：解决心理问题，进行松弛训练、性感集中训练等行为疗法。

②药物治疗：口服药物治疗使用方便、无创，是首选的治疗方法。5 型磷酸二酯酶抑制剂是首选的一线治疗药物。雄激素替代治疗适用于雄激素低下者，主要改善性欲和性唤起。

③真空装置和缩窄环：将阴茎套入特制的圆筒，由真空负压将血液吸入阴茎。阴茎胀大后，在阴茎根部放置缩窄环，阻滞血液回流，维持阴茎勃起。除阴茎畸形外，几乎所有患者都可使用此装置。

**（2）手术治疗**

包括阴茎勃起假体植入术和血管手术，只有在其他治疗方法均无效的情况下才被采用。

## 【护理评估】

**（1）健康史**

①现病史：在询问病史的时候需要营造一个安静合适的就诊环境，建立患者对医生的信任，以便患者客观、详细地陈述 ED 发生、发展的过程及严重程度，既往的诊治过程和结果等。还需要询问是否合并其他性功能障碍，如性欲减退、早泄、射精异常等。

②系统回顾：系统回顾中要重点突出对患者心血管、神经、内分泌、泌尿生殖等系统以及精神心理状况的了解。

③服药史：许多药物可引起 ED，已知可能引起 ED 的常见药物有：抗高血压药物（利尿剂、β 受体阻滞剂及某些作用于中枢神经系统的药物）；强心剂（洋地黄等）；激素类药物（雌激素、LHRH 激动剂及雄激素拮抗剂等）；$H_2$ 受体阻滞剂（西咪替丁等）；抗精神病药物（三环抗抑郁药及许多传统抗精神病药物）；抗胆碱药（阿托品、普鲁本辛等）；免疫抑制剂；其他（可卡因及阿片制剂等）。

④手术及外伤史。

⑤生活方式：吸烟、酗酒等不良生活习惯可增加 ED 的发生率。

**（2）身体状况**

评估患者皮肤、体型、骨骼及肌肉发育情况，有无喉结、胡须和体毛分布与疏密程度，有无男性乳腺发育等。生殖系统检查：阴茎和睾丸发育是否正常。怀疑神经性 ED 的患者需检查会阴部感觉、提睾肌反射等。

**（3）心理-社会状况**

患者的社会状况、工作紧张与疲劳程度、人际关系、经济收入、婚姻状况、夫妻关系、对性知识的了解程度、有无忧虑、恐惧、罪恶感及焦虑、沮丧等状况以及害怕性交失败等心理状态、性传播疾病以及患者对此严重性的看法，均可影响性生活质量。

## 【护理诊断】

（1）性功能障碍

与心理和社会改变、身体结构或功能改变有关。

（2）知识缺乏

缺乏疾病和治疗相关的知识。

## 【护理措施】

（1）消除引发性功能障碍的因素

①心理护理：寻找引起性功能障碍的精神心理因素，协调配偶关系并使患者正确了解性知识、认识自身疾病，协助医师进行行为疗法。

②改变不良生活方式：避免过度劳累，缓解压力；适当运动、戒烟、限酒。

③配合医师治疗相关疾病，如高血压、糖尿病、前列腺炎等。

（2）用药护理

5型磷酸二酯酶（PDE5）抑制剂（如西地那非）有短暂的、轻至中度的颜面潮红及头痛、消化不良等主要副作用。指导患者性交1小时前服用西地那非并告知可能出现的副作用。长期、规律服用硝酸类药物如硝酸甘油的患者禁忌使用此类药物，以免发生严重低血压；红霉素、西咪替丁等可导致西地那非半衰期延长，应注意观察药物反应。

（3）真空装置和缩窄环的使用指导

每次使用时间不超过30分钟，以免造成阴茎缺血坏死。

## 【健康教育】

接受勃起功能障碍治疗的患者应定期随访，目的在于了解患者接受治疗的效果、治疗后的性生活情况、全面的身体和精神心理状态，并为下一步的治疗提供可靠的依据。

# 第十章　阴囊内容物及输精管疾病患者的护理

## 第一节　隐　睾　症

睾丸可位于腹内、腹股沟管、阴囊上及滑行睾丸。隐睾症是指一侧或双侧睾丸停止于下降途中，而未进入同侧阴囊内。隐睾在不同生长发育期，其发病率逐渐下降，表明患儿在出生后睾丸仍可继续下降。患儿出生后隐睾自行下降时间主要在出生后 3~6 个月内，6 个月后隐睾继续下降的机会明显减少。因此，新生儿出生后立即检查，如阴囊内摸不到睾丸，并不能诊断为隐睾，必须在新生儿 6 个月后进行复查。隐睾的发生是多因素的，是一组由多种病因造成的被人们所熟识的临床异常的总和。睾丸位置异常、单侧或双侧下降不良、附睾结构异常、睾丸内部结构异常、睾丸激素异常和相关的其他先天异常等都是隐睾症的常见变异。

## 【临床表现】

### （1）睾丸萎缩

睾丸未下降至阴囊内，生后 2 年内还只有轻度的组织改变，在 2~5 岁以后就会引起睾丸发育不全或萎缩。两侧隐睾可使 90% 的患者不育。

### （2）癌变

隐睾患者癌变的危险较正常阴囊内睾丸高 20~48 倍；而腹腔内睾丸癌变的危险较腹股沟睾丸高 5 倍。睾丸先天性缺陷以及睾丸处于不正常的位置、周围温度较高是隐睾发生恶性变的原因。

### （3）易外伤

位于腹股沟的睾丸，当腹肌收缩时腹股沟管也收缩，其中的睾丸即受到挤压。腹腔内睾丸也经常受腹压改变的挤压。

### （4）睾丸扭转

隐睾之睾丸可能有睾丸引带、提睾肌附着异常或睾丸鞘膜的附着异常，易于发生睾丸扭转。

## 【辅助检查】

（1）如果染色体为 XY 型，血清卵泡刺激素（FSH）升高，血清睾酮（T）降低，而且睾酮的水平时绒毛膜促性腺激素（HCG）的刺激无反应，则为双侧睾丸缺如（即无睾丸），不需要手术探查。

（2）对于单侧睾丸缺如术前难以确诊，激素试验是正常的。生殖腺静脉造影、腹腔镜检查、B 超、CT 扫描对诊断可能有帮助，必要时仍需手术探查。

## 【治疗原则】

睾丸的自发性下降在出生后 3 个月内即完成，之后则很难自发下降，因此睾丸未降的决定性治疗应在出生后 6~12 个月间完成。

### （1）激素治疗

外用绒毛膜促性腺激素（HCG）和促性腺激素释放激素（GnRH）或促黄体生成激素释放激素（LHRH）。有报道称年龄较大的儿童及睾丸可回缩或处于外环口位置之下的儿童中，激素治疗的成功率高。

### （2）外科处理

①标准的睾丸固定术：若 2 岁仍未下降，则要采取手术治疗，施行睾丸下降固定术。

②高位隐睾：对于近端精索大程度的松解仍无法使睾丸张力下降至阴囊所需的长度，可以通过游离内侧精索血管延长精索长度。

③Fowler-Stephens 固定术：处理腹股沟管内的高位隐睾或腹腔内睾丸时通常采用此法。

### （3）腔镜处理

与开放手术相比，腹腔镜手术可以更精确地分辨不可触及睾丸的解剖位置、活力情况，还可以采取最佳的入路解决外科难题。

## 【护理评估】

### （1）健康史

评估双侧睾丸的完整性，了解发现阴囊空虚的时间。

### （2）身体状况

了解病变是单侧还是双侧，能否在体表触及包块。

### （3）心理-社会状况

阴囊空虚及睾丸大小、位置异常，使隐睾患者产生自卑心理，对不育的忧虑可引起精神上的痛苦。

## 【护理诊断】

### （1）焦虑/恐惧

与患者阴囊发育不良、手术及担心预后有关。

### （2）舒适的改变

与术后疼痛、留置尿管有关。

### （3）潜在并发症

出血、感染、睾丸回缩、精索扭转等。

## 【护理措施】

### （1）术前护理

1）心理护理

①向家长或患者介绍医护人员的技术水平、疾病手术治疗的必要性、注意事项，消除家长、患儿或患者的心理障碍。

②针对个体情况进行针对性心理护理。

2）饮食护理

根据情况给予高蛋白、高热量、高维生素食物。

3）术前常规准备

①完善术前相关检查：血、尿、粪便常规、肝肾功电解质、出凝血试验、胸片、心电图、B超检查等。

②术前行抗生素皮试。

③常规备皮：范围为上自肚脐水平，下至大腿上 1/3，两侧至腋中线，特别注意会阴部的皮肤准备。

④术前禁食 12 小时，禁饮 4 小时。

⑤术前 1 天灌肠一次。

⑥术晨更换清洁病员服。

### （2）术后护理

1）麻醉术后护理常规：了解麻醉和手术方式、术中情况、切口和引流情况；持续氧气吸入；持续心电监护；床档保护防坠床；严密监测生命体征。

2）伤口观察及护理：观察伤口有无渗血渗液，若有，应及时通知医生并更换敷料。

3）管道观察及护理：输液管保持通畅，留置针妥善固定，注意观察穿刺部位皮肤。

4）疼痛的护理：评估患者疼痛情况；对有镇痛泵（PCA）患者，注意检查管道是否通畅，评价镇痛效果是否满意；遵医嘱给予镇痛药物；提供安静舒适的环境。

5）基础护理：提供安静舒适的环境，观察自行排尿情况，防止尿液污染敷料，做好口腔护理、患者清洁等工作。

6）饮食护理

①术后 6 小时内禁饮禁食。

②术后 6 小时后可开始进水，如无呕吐腹痛、腹胀等不适，逐渐流食、半流食，直至普食。

③加强营养，进食营养丰富的肉类、蛋、奶及新鲜的蔬菜水果，应注重多食含纤维素丰富的蔬菜水果，如芹菜、韭菜、西兰花、香蕉等，防止便秘。

7）体位与活动

①全麻清醒前：去枕平卧位，头偏向一侧。

②全麻清醒后手术当天：平卧位。

③术后第 1 天：平卧位为主，增加床上四肢运动。

④术后第 2 天：床上自主活动，适当增加床旁活动度。

⑤术后第 3 天起：床旁活动。

### （3）并发症的处理及护理

睾丸回缩及精索扭转的观察与护理：

1）术后观察睾丸位置。如睾丸回缩至阴囊上部可继续观察，不必手术；若回缩至外环口以上，则于 3 个月后再次行睾丸固定术。

2）精索扭转后，睾丸血运发生障碍，可致睾丸坏死。若术后患儿出现睾丸剧痛和触痛，并有恶心呕吐，应立即通知医生，根据情况采取相应措施。

## 【健康教育】

| (1) 饮食指导 | (2) 活动指导 |
|---|---|
| 忌烟、酒及辛辣刺激性食物，多饮水，多吃蔬菜水果及富含纤维素的食物。 | 养成良好的生活习惯，保持心情愉快。术后3个月内避免重体力劳动、剧烈运动，及持久站立等。 |
| (3) 性生活指导 | (4) 复查 |
| 成人术后3个月内禁止性生活。 | 定期随访，门诊复查，复查B超，了解睾丸血运和生长情况。 |

## 第二节　睾丸、附睾肿瘤

睾丸是人体重要的生殖器官，睾丸肿瘤并不常见，仅占人体恶性肿瘤的1%，近年来发病率有增加的趋势。睾丸肿瘤可分为原发性和继发性两大类。原发性睾丸肿瘤多属于恶性，多发生于20~40岁青壮年。原发性睾丸肿瘤可分为生殖细胞肿瘤（占90%~95%）和非生殖细胞肿瘤（占5%~10%）两大类。生殖细胞肿瘤中精原细胞瘤最常见，多发生于30~50岁，非生殖细胞肿瘤包括胚胎癌、畸胎瘤、绒毛膜上皮细胞癌和卵黄囊肿瘤。非生殖细胞肿瘤中胚胎癌是一种高度恶性肿瘤，常见于20~30岁。畸胎瘤恶性程度取决于细胞分化程度及组织成分，一般婴幼儿畸胎瘤预后较成人好。绒毛膜上皮细胞癌极度恶性，多更年轻，常见于10~29岁。卵黄囊肿瘤多见于婴幼儿。睾丸肿瘤左右侧发病率无明显差异。隐睾发生恶性肿瘤病变机会较正常睾丸大20~40倍，隐睾应早期手术，3岁以前手术效果最好。

附睾肿瘤临床比较少见，绝大多数为原发性，占男性生殖系肿瘤的2.5%，其中80%为良性肿瘤。附睾肿瘤以间质瘤、平滑肌瘤最常见，其次为错构瘤、血管瘤、脂肪瘤等。20%为恶性肿瘤，常为肉瘤，包括平滑肌肉瘤、横纹肌肉瘤、纤维肉瘤，其次为腺癌、胚胎癌，继发性附睾肿瘤可为精索、睾丸及鞘膜肿瘤的直接浸润，前列腺癌的逆行转移，或全身恶性肿瘤的扩散。

## 【临床表现】

### （1）睾丸肿瘤

①常见症状是睾丸无痛性、进行性增大，常伴有坠胀感。

②肿大睾丸表面光滑，质硬而沉重，透光试验阴性。

③隐睾恶变时可在下腹部或腹股沟区出现肿物。

④睾丸肿瘤须与鞘膜积液，附睾结核等鉴别，睾丸肿瘤也可合并鞘膜积液。

### （2）附睾肿瘤

①原发性附睾肿瘤多发生于 30 岁左右，多为单侧发病，双侧罕见。常表现为阴囊内无痛性肿块但也有患者表现为附睾胀痛，易误诊为附睾其他疾病。体检常为附睾质地韧至硬，表面光滑，无或有轻度压痛，直径多在 2.5cm 以下，同侧输精管可增粗。

②附睾恶性肿瘤临床表现主要为阴囊内包块，直径多大于 3cm，部分包块呈进行性生长，疼痛伴患侧精索增粗，与周围组织界限不清，甚至出现转移灶一部分患者无任何症状，为偶然发现。

## 【辅助检查】

### （1）血清甲胎蛋白（AFP）和人绒毛膜促性腺激素-β 亚基（β-HCG）测定

这两种血清肿瘤标志物有特异性，有助于肿瘤临床分期、组织学性质、预后估计及术后监测转移肿瘤有无复发。

### （2）B 超

可显示睾丸内肿瘤病变及腹部有无转移灶。阴囊超声检查时白膜内任何低回声区都应高度怀疑为睾丸癌。

### （3）CT 和 MRI

腹部 CT 和 MRI 扫描对发现淋巴结转移十分重要。在评估腹膜后病变上，CT 已取代静脉尿路造影和经足淋巴管造影。磁共振成像并不比 CT 更有优势。

**（4）X 线检查**

①淋巴造影（LAG）：多采用足背淋巴造影，可显示腹股沟、腹膜后及胸部淋巴结结构，有助于发现淋巴结转移。

②胸部 X 线检查：有助于发现肺部有无转移。

③静脉尿路造影：可了解转移灶与泌尿系统的关系。

## 【治疗原则】

**（1）睾丸肿瘤的治疗**

睾丸肿瘤的治疗一般采用手术、化疗、放疗和免疫治疗的综合疗法，疗效较好，有效率可达 90% 以上，在临床肿瘤学上深受重视。一般认为，不论何种类型的睾丸肿瘤，首先应行根治性睾丸切除，该项手术强调切口不宜经阴囊，应在腹股沟，并要先结扎精索血管，避免肿瘤转移或皮肤种植。

①精原细胞瘤：对放射治疗较敏感，以经腹股沟行睾丸切除术和放射治疗为主。根据临床分期可照射髂血管、腹主动脉、纵隔及左锁骨上区。

②非精原细胞瘤：对化学治疗比较敏感，以睾丸肿瘤切除、腹膜后淋巴结清扫术和联合化学治疗为主。术前或术后可选用顺铂（CDDP）、长春新碱（VCR）、博来霉素（BLM）、放线菌素 D（DACT）、环磷酰胺（CTX）等进行联合化学治疗。

**（2）附睾肿瘤的治疗**

手术是治疗附睾肿瘤的主要方式。良性肿瘤可行单纯肿瘤或附睾切除。术前一旦确诊为原发性附睾恶性肿瘤，应立即行患侧睾丸附睾及精索根治性切除。原发性附睾腺癌具有与睾丸肿瘤相似的腹膜后淋巴转移途径，所以当考虑腹膜后有癌性淋巴结转移时，需加行腹膜后淋巴结清除术。根据不同的病理类型可于术后辅以化疗或放疗。

## 【护理评估】

**（1）健康史**

了解患者的一般情况，是否有隐睾病史。

（2）身体状况

①了解患者是否有睾丸坠胀不适伴进行性增大。

②了解患者是否有无痛性阴囊肿块，肿块的大小及部位。

③是否在下腹部或腹股沟区可触及肿物。

（3）心理-社会状况

评估患者及家属对疾病的认知程度，对治疗的知晓程度，对预后的承受能力。

【护理诊断】

| | |
|---|---|
| （1）预感性悲哀 | （2）知识缺乏 |
| 与患者对疾病的认识和手术有关。 | 缺乏疾病相关知识。 |
| （3）营养失调：低于机体需要量 | （4）潜在并发症 |
| 与恶性肿瘤所致的消耗增加及摄入不足有关。 | 出血、感染、淋巴漏、下肢深静脉血栓形成。 |

【护理措施】

（1）术前护理

1）心理护理

①解释手术的必要性、手术方式、注意事项。

②鼓励患者表达自身感受。

③教会患者自我放松的方法。

④根据个体情况进行针对性心理护理。

⑤指导患者的家属和朋友为其提供心理支持。

2）饮食护理

①指导患者进高蛋白、高热量、高维生素饮食。

②遵医嘱给予静脉补充热量及营养。

3）胃肠道准备：未涉及胃肠道的手术方式，术前禁食12小时，禁饮4小时。涉及胃肠道的手术按以下方式准备：

①饮食：术前3天开始进少渣饮食，术前1天进流质无渣饮食，术晨置胃管。

②灌肠：术前晚清洁灌肠一次。

4）体位训练：术前训练患者卧床，以枕头或垫子垫衬腘窝减少过多活动来减少对伤口的牵拉和缝线张力。

5）病情观察及护理

①消瘦患者注意观察皮肤状况并加强护理。

②注意观察患者的营养状况。

6）术前常规准备

①协助完善相关术前检查：心电图、B 超、出凝血试验等。

②术前行抗生素皮试，术晨遵医嘱带入术中用药。

③术晨更换清洁病员服。

④术晨备皮：以切口为中心，周围 15~20cm，去除阴毛；术前晚及术晨用温水及肥皂清洁外阴、阴囊及腹部，包皮应翻转并洗净包皮垢。

⑤术晨建立静脉通道。

⑥术晨与手术室人员进行患者、药物核对后，送入手术室。

⑦麻醉后置尿管。

## （2）术后护理

1）麻醉术后护理常规：了解麻醉和手术方式、术中情况、切口和引流情况；持续低流量吸氧；持续心电监护；床档保护防坠床；严密监测生命体征。

2）伤口观察及护理：观察伤口有无渗血渗液，若有，应及时通知医生并更换敷料。

3）各管道观察及护理

①输液管保持通畅，留置针妥善固定，注意观察穿刺部位皮肤。

②尿管按尿管护理常规进行。

③若有胃管者按胃管护理常规进行。

④观察腹膜后引流液的颜色和量，是否出现淋巴漏或乳糜腹水形成。

4）疼痛的护理：评估患者疼痛情况；对有镇痛泵（PCA）患者，注意检查管道是否通畅，评价镇痛效果是否满意；遵医嘱给予镇痛药物；提供安静舒适的环境。

5）基础护理

做好口腔护理、定时翻身、雾化吸入、患者清洁等工作。

6）饮食护理

单纯性睾丸切除术及根治性睾丸切除术，术后6小时后可进少量水，无不适可逐渐恢复至正常饮食。腹膜后淋巴结清扫术，在肠蠕动恢复并拔出胃管后开始进水进食，并逐渐过渡到正常饮食。

7）体位与活动

①全麻清醒前：去枕平卧位，头偏向一侧。

②全麻清醒后手术当天：低半卧位。

③术后第1天：半卧位为主，增加床上运动。

④术后第2天：半卧位为主，可在搀扶下适当房间内活动。

⑤术后第3天起：适当增加活动度。

### （3）并发症的处理及护理

1）出血

①临床表现：创腔引流管持续有新鲜血液流出，2小时内引出鲜红色血液>100ml或24小时>500ml；伤口敷料持续有新鲜血液渗出；患者脉搏增快，血压下降，贫血貌。

②处理：及时更换伤口敷料并加压包扎；遵医嘱用止血药，加快静脉液体滴注速度；必要时使用升压药，输血等措施；无效时应及时行再次手术。

2）感染

①临床表现：伤口红、肿、热、痛；伤口有脓性液体渗出；创腔引流管有脓性液体引出；体温升高；血象增高。

②处理：密切观察体温变化，物理降温，高热及以上遵医嘱用退热药或抗生素治疗，必要时抽血培养；伤口敷料渗湿及时更换，并注意观察伤口愈合情况；保持会阴部清洁、干燥；注意观察创腔引流液或伤口渗湿液的性状，充分引流。

3）淋巴漏

①临床表现：伤口敷料渗出及创腔引流液为米白色或黄色液体；生化检验引流液性质。

②处理：密切观察引流液的颜色及性状，及时通知医生；保持皮肤清洁干燥，勤翻身，保持皮肤完整性；加强营养，鼓励患者进高蛋白饮食。

**【健康教育】**

| （1）饮食指导 | （2）活动指导 |
|---|---|
| 饮食要规律，少食多餐，以营养丰富、易消化饮食为主；忌食刺激性食物。忌烟酒。 | 根据体力，适当活动，劳逸结合，生活有规律，保持心情愉快。 |

**（3）复查**

①术后放化疗期间定期门诊随访，检查肝功能、血常规等。

②术后体检及检查肿瘤标志物的时间：术后2年内每3个月复查1次，5年内每半年复查1次，5年以后每年复查1次；至少每年复查胸片、腹部CT1次。

③自我检查阴囊内有无异常包块。

# 第三节  睾丸、附睾炎

睾丸炎临床较少见，多继发于体内化脓性细菌感染。常见致病菌多为金黄色葡萄球菌、链球菌、大肠埃希菌和铜绿假单胞菌等。按病因可分为急性化脓性睾丸炎、局灶性睾丸炎、布鲁菌性睾丸附睾炎、急性腮腺炎性睾丸炎、梅毒性睾丸炎。

附睾炎多见于青壮年。常由前列腺炎、精囊炎或长期留置导尿管，细菌经射精管逆行蔓延至附睾而引起。附睾炎可分为急性和慢性，多为单侧性发生，亦可累及双侧。致病菌多为大肠埃希菌、变形杆菌、葡萄球菌等。

**【临床表现】**

**（1）睾丸炎**

①急性睾丸炎：发病急骤，表现为高热、畏寒，患侧睾丸肿大伴有疼痛，质地硬、触痛明显，且向腹股沟放射痛，阴囊皮肤发红、水肿。睾丸炎症严重时可形成脓肿，按之有波动感，破溃后流出脓液。

②慢性细菌性睾丸炎：起病缓慢，睾丸逐渐肿大，质地硬，触之表面光滑，有轻度触痛，睾丸坠胀。

（2）附睾炎

①急性期发病急，发病前可有膀胱炎、前列腺炎等症状，发病时患侧阴囊疼痛，可放射至同侧腹股沟和腰部，伴有高热、寒战、全身不适。

②阴囊皮肤红肿，附睾肿胀，体积增大，精索增粗，触痛明显。

③并发睾丸炎时，附睾与睾丸界限不清。急性附睾炎有时需与睾丸扭转及睾丸肿瘤等鉴别。

## 【辅助检查】

（1）实验室检查

①睾丸炎时血液常规检查提示白细胞计数增高，伴核左移，中性多形核细胞比例升高。

②附睾炎时尿常规及尿道拭子涂片染色能判断附睾炎是淋病奈瑟双球菌性还是非淋病奈瑟双球菌性。

（2）影像学检查

①B超：睾丸炎的典型超声图像是睾丸体积增大，睾丸内部回声低且欠均匀。彩色多普勒能量图能区分睾丸炎和肿瘤。附睾炎表现为附睾肿大，回声变低，内部回声不均匀。由于炎症时附睾内组织充血，血管扩张，动脉阻力下降，血流明显增多，彩色超声可见丰富的血流信号。

②CT：一般用于睾丸炎，可见患侧睾丸体积增大，脓肿形成时可见低密度影。

## 【治疗原则】

睾丸炎与附睾炎治疗方法基本相同。

（1）一般措施

适当营养，卧床休息，注意饮食调节；托起阴囊，局部热敷有助于缓解疼痛、避免炎症扩散。

（2）抗生素治疗

选用青霉素类药物、头孢菌素类抗生素及磺胺类药物等。对于急性衣原体性附睾炎可采用大环内酯类抗生素联合皮质激素治疗。此外可以应用1%普鲁卡因20ml，加入相应的抗生素在患侧进行精索封闭。在早期急性睾丸炎的治疗中，辅以局部二氧化碳激光照射可取得一定效果。

**（3）手术治疗**

附睾脓肿形成时，采取切开引流。少数再发性附睾炎可行附睾切除术。

## 【护理评估】

**（1）健康史**

了解患者的一般情况，近期是否患有感染性疾病。

**（2）身体状况**

了解患者阴囊是否有肿大、触痛，是否有高热、寒战等全身不适症状。

**（3）心理-社会状况**

评估患者对疾病的认知程度，对治疗的知晓及配合程度。

## 【护理诊断】

**（1）舒适的改变**

与疼痛有关。

**（2）性功能障碍**

与疾病引起的疼痛及功能低下有关。

**（3）焦虑**

与担心疾病的预后有关。

**（4）知识缺乏**

与缺乏疾病相关知识及健康保健知识有关。

**（5）潜在并发症**

精索静脉曲张、精索炎、前列腺炎。

## 【护理措施】

**（1）心理护理**

①给予鼓励和安慰，树立信心。

②鼓励患者表达自身感受，消除顾虑。

③教会患者自我放松的方法，保持乐观情绪。

④针对个体情况进行针对性心理护理。

⑤鼓励患者家属和朋友给予患者关心和支持。

**（2）饮食护理**

①进食高蛋白、高热量、高维生素食物。

②多食新鲜蔬菜和水果。

③不吃辛辣刺激食物，不吸烟喝酒。

**（3）伤口护理**

①保持伤口敷料干燥、清洁。

②避免剧烈运动，防止伤口裂开。

③合理应用抗生素，预防伤口感染。

**（4）疼痛护理**

①教会患者看报、听音乐等转移注意力。

②局部热敷，减轻疼痛及肿胀。

③运用镇痛药，进行封闭治疗。

**（5）用药护理**

①应用抗生素前首先做尿沉渣涂片、细菌培养和药物敏感实验。

②针对不同细菌种类选择抗生素。

③原则上应用抗生素以静脉滴注为主，体温正常后改为口服抗生素。

④用药时间一般不少于 1～2 周，并可采取联合用药，避免疾病复发。

**【健康教育】**

**（1）饮食保健**

多吃新鲜蔬菜和水果，增加维生素 C 等成分的摄入，提高机体免疫能力。

**（2）活动**

注意多休息，防止剧烈运动。

**（3）个人卫生**

注意保持会阴部清洁，避免不洁性生活，注意生殖健康和卫生。

# 第四节　附睾结核

附睾结核是临床上最常见的男性生殖系统结核病，好发于青壮年，多见于 20~40 岁。附睾结核发展缓慢，病状轻微，起初不易为患者所发觉。随着附睾的增大，患者偶有下坠感或隐痛，常在无意中发现附睾肿块。约 1/3 为单侧。

## 【临床表现】

（1）附睾结核一般发展缓慢，病变附睾逐渐肿大，形成附睾硬结，不存在疼痛或略有隐痛。

（2）附睾肿大明显时可与阴囊粘连，形成寒性脓肿后经阴囊皮肤破溃，流出脓汁及干酪样坏死组织，形成窦道。

（3）个别患者起病急骤、高热、疼痛、阴囊迅速增大，类似急性附睾炎。待炎症消退后，留下硬结、皮肤粘连、阴囊窦道。

（4）严重者附睾、睾丸分界不清，输精管增粗，呈串珠状改变，双侧附睾结核可以表现为无精症，导致不育。

## 【辅助检查】

尿液化验异常者很少，偶尔有患者尿液化验可见红细胞、白细胞，有时可找到结核分枝杆菌，此种患者往往是肾结核与附睾结核并存。B 超可发现附睾肿大。若患者无泌尿系统结核，附睾病变又不典型，需靠组织病理检查确诊。

## 【治疗原则】

（1）早期可联合抗结核药物治疗。

（2）若疗效不明显、病变较大或脓肿形成，应在药物治疗配合下做附睾切除术。手术应尽可能保留睾丸组织。

## 【护理评估】

### （1）健康史

了解一般情况，包括发病时间，既往有无肺结核、骨关节结核病史。是否有膀胱刺激征及血尿等表现。

### （2）身体状况

了解肿块位置、大小、数量。肿块有无触痛、活动度情况；有无结核症状。

## 【护理诊断】

| | |
|---|---|
| **（1）恐惧与焦虑**<br>与发病特异及担心影响性功能及生育能力等有关。 | **（2）潜在并发症**<br>继发细菌感染、不育。 |

## 【护理措施】

**（1）术前护理**

①心理护理：对患者给予同情、关心、理解、帮助，告诉患者不良的心理状态会降低机体的抵抗力，不利于疾病的康复。向患者讲明全身治疗可增强抵抗力，合理的药物治疗及必要的膳食治疗可消除病灶、缩短病程。解除患者的紧张情绪，更好地配合治疗和护理。

②注意观察患者的排尿情况，可嘱患者多饮水，以起到稀释尿液，防止尿路感染的目的。

③饮食护理：指导患者多进食富有营养、易消化、口味清淡的膳食，以加强营养，增强机体抵抗力，改善一般状况，必要时给予补液治疗。

④协助患者做好术前相关的检查工作：如心电图、X线胸片、影像学检查、尿便检查、血液检查等。

⑤做好术前护理和术前指导：嘱患者保持情绪稳定，避免过度紧张焦虑，备好术后需要的各种物品，术前晚24∶00后禁食水。

**（2）术后护理**

①观察并记录患者生命体征的变化，包括体温、脉搏、血压、呼吸。

②引流管的护理：术后患者留置切口引流管及尿管，活动、翻身时要避免引流管打折、受压、扭曲、脱出等。引流期间保持引流通畅，定时挤压引流管，避免因引流不畅而造成感染、积液等并发症。维持引流装置无菌状态，防止污染，引流管皮肤出口处必须按无菌技术换药，每天更换引流袋。准确记录引流液的量、质、色。

③基础护理：保持床单位整洁，定时翻身、叩背，促进排痰；做好晨晚间护理；满足患者生活上的合理需求。

④术后活动：鼓励早期活动，以减轻腹胀、利于引流和机体恢复。待肛门排气后开始进易消化、营养丰富的食物。

⑤心理护理：根据患者的社会背景、受教育程度、个性及手术类型，对患者提供个体化心理支持，给予心理疏导和安慰，以增强战胜疾病的信心。

## 【健康教育】

### (1) 康复指导

加强营养、注意休息、适当活动、避免劳累，以增强机体抵抗力，促进恢复。

### (2) 用药指导

①术后继续抗结核治疗6个月，以防复发。

②用药要坚持联合、规律、全程，不可随意间断或减量、减药，不规则用药可产生耐药性而影响治疗效果。

③用药期间注意药物不良反应，定期复查肝肾功能、听力、视力等，如有恶心、呕吐、体力下降、耳鸣等症状，及时就诊。

④勿用和慎用对肾有害的药物，如氨基糖苷类、磺胺类抗菌药物等，尤其是双侧肾结核、孤立肾结核、肾结核对侧肾积水的患者更应注意。

### (3) 定期复查

单纯药物治疗者必须重视尿液检查和泌尿系造影的变化。术后也应每月检查尿常规和尿结核杆菌，连续6个月尿中无结核杆菌称为稳定转阴。

### (4) 饮食护理

进食高热量、高蛋白，富含维生素易消化饮食，加强营养。多饮水。

## 第五节　睾丸、附睾损伤

睾丸有光滑的白膜保护且位于鞘膜腔内，活动度大，故一般不易受到损伤。睾丸损伤多发生于青少年，常见的原因为直接暴力，往往伴有精索、阴囊损伤。睾丸损伤分为开放性损伤、闭合性损伤和医源性损伤三类。单纯附睾损伤临床少见，主要见于合并睾丸损伤者，所以，睾丸损伤患者应注意检查附睾的情况。

## 【临床表现】

### （1）睾丸损伤

①睾丸挫伤：伤后睾丸疼痛剧烈，向大腿内侧及下腹部放射。体检见阴囊肿大，睾丸光滑、肿大、触痛明显。

②睾丸破裂：阴囊伤处疼痛剧烈，甚至休克，常伴恶心、呕吐。体检可见阴囊肿大，皮肤有淤斑，睾丸界限不清，触痛明显。

③睾丸脱位：由于暴力挤压使睾丸移出阴囊外，多见睾丸位于腹股沟管、会阴及大腿内侧皮下。体检时阴囊空虚，而在腹股沟管或会阴处扪及球形肿物。

④睾丸开放损伤：多见于刀刺及战伤。检查可见阴囊有伤口、出血、血肿及睾丸白膜破裂、睾丸组织外露或缺损，如有阴囊壁缺损，可见睾丸完全外露。

⑤睾丸扭转：睾丸疼痛剧烈，并向腹股沟、下腹部放射，常伴恶心、呕吐。体检可见精索短缩上移，托起阴囊后疼痛不减轻，反而加重。阴囊皮肤发红、水肿。

### （2）附睾损伤

伤侧睾丸正常，附睾增大、肥厚，近睾丸端输精管增粗，部分患者可在外环附近扪及输精管残端或结节。

## 【辅助检查】

### （1）X线

对阴囊开放性损伤，阴囊内异物（如弹片、玻璃碴、小石子等）的存留有助于了解。

### （2）B超

对闭合性损伤睾丸破裂、阴囊内血肿等有诊断价值。应用多普勒超声比较两侧睾丸血流对严重睾丸损伤，血供丧失或伴有严重精索血管损伤的诊断有帮助。

**(3) CT**

可判断睾丸损伤程度。

**(4) MRI**

可判断睾丸损伤程度。

## 【治疗原则】

**(1) 睾丸挫伤**

轻度挫伤卧床休息，抬高阴囊，早期行冷敷并止血、抗炎治疗。72小时后可行热敷。对睾丸肿胀、疼痛难忍者，可切开减压，但应警惕精曲小管疝的发生。

**(2) 睾丸破裂**

如系开放性损伤，应彻底清洗伤口，剪去坏死组织，最大限度地保存睾丸组织，缝合睾丸白膜裂口，并行阴囊引流。若睾丸广泛破裂或血运已丧失时，可行睾丸切除。

**(3) 睾丸脱位**

睾丸脱位应尽早行睾丸复位，恢复睾丸的血液循环。对浅部脱位者可采取闭合手法复位；对深部脱位者，则手术复位，复位时应注意精索的位置，并作睾丸固定。

## 【护理评估】

**(1) 健康史**

了解患者受伤的时间、地点及原因，受伤至就诊期间的病情变化。

**(2) 身体状况**

了解阴囊是否完整，可否触及睾丸，是否有恶心、呕吐等不适症状。

**(3) 心理-社会状况**

评估患者及家属对突发事件的心理承受能力，对疾病的认知程度，对预后的心理承受能力。

## 【护理诊断】

**(1) 焦虑/恐惧**

与担心疾病预后有关。

**(2) 舒适的改变**

与疼痛和手术有关。

**(3) 潜在并发症**

不育、出血、感染。

# 【护理措施】

## （1）术前护理

1）病情观察及护理

①观察记录局部体征，抬高阴囊，使睾丸处于松弛状态。

②有出血者注意生命体征的变化。

③发热者注意体温变化，及时准确使用抗生素。

2）术前常规护理

①积极完善各项相关检查如心电图、B超、出凝血试验等。

②抗生素皮试，准备术中用药。

③手术区域皮肤准备。

④术前禁食12小时，禁饮4小时。

## （2）术后护理

开放性损伤，睾丸扭转患者常需尽快手术治疗，扭转时间过长将直接影响疾病的预后。

1）麻醉术后护理常规

了解麻醉和手术方式、术中情况、切口和引流情况；持续氧气吸入；持续心电监护；床档保护防坠床；严密监测生命体征。

2）伤口观察及护理

观察伤口有无渗血渗液，若有，应及时通知医生并更换敷料。

3）各管道观察及护理

①输液管保持通畅，留置针妥善固定，注意观察穿刺部位皮肤。

②保留尿管按照尿管护理常规进行。

4）疼痛的护理

评估患者疼痛情况；对有镇痛泵（PCA）患者，注意检查管道是否通畅，评价镇痛效果是否满意；遵医嘱给予镇痛药物；提供安静舒适的环境。

5）基础护理

做好口腔护理、患者皮肤清洁等工作。

6）饮食护理

①术后6小时内：禁食。

②术后6小时后：普通饮食。忌辛辣刺激饮食。

7）体位与活动

术后体位、活动能力应当根据麻醉方式患者个体化情况，循序渐进。

### （3）并发症的处理及护理

1）阴囊肿胀

①临床表现：阴囊水肿。

②处理：垫高阴囊。

2）睾丸坏死

①临床表现：睾丸发黑。

②处理：手术切除。

3）不育

①临床表现：患者远期出现不育，可能与内分泌有关。

②处理：需要进一步治疗。

## 【健康教育】

### （1）活动

适当运动，避免睾丸再次扭转的动作。

### （2）并发症观察

记录血压情况，告知患者有哪些异常表现应及时就诊。

### （3）复查

门诊随访。

## 第六节　精索静脉曲张

精索静脉曲张是指精索内静脉回流受阻或瓣膜功能障碍，导致血液反流，使阴囊内的精索蔓状静脉丛发生扩张、迂曲。多见于 20~30 岁的青壮年，10 岁以下儿童少见，临床以左侧多见。精索静脉曲张可影响精子的生成和精液的质量，是导致男性不育症的病因之一。

## 【临床表现】

（1）如病变轻，可无症状，仅在体检时发现，但静脉曲张程度与症状轻重并不完全一致。

（2）阴囊部坠胀感和隐痛，可放射至下腹部和腰部，站立过久或劳累后症状加重，平卧和休息后症状减轻或消失，有些患者合并神经衰弱及性功能减退等症状。

（3）检查时可发现：立位时一侧阴囊胀大，下垂，可见或触及蚯蚓状曲张的蔓状静脉团；平卧后，静脉团缩小或消失，再次站立后该团块又会出现或增大。

## 【辅助检查】

多普勒超声检查、放射性同位素阴囊血池扫描可帮助明确诊断。如怀疑静脉曲张为继发性因素所致，需仔细检查同侧腰腹部，行超声、静脉尿路造影、CT 或 MRI 等影像学检查以除外肿瘤性病变。对于男性不育者，需行精液常规检查。在不育人群中有相当比例患者有亚临床型精索静脉曲张，体格检查难以发现，应用高频超声探头检查可提高诊断能力。

## 【治疗原则】

### （1）手术治疗

①高位精索静脉结扎术：阴茎阴囊表面静脉无扩张。平卧位曲张静脉明显减少，压迫腹股沟管内环，而后立刻站立，阴囊内静脉不立即扩展。表明可控制，宜采用。

②腹腔镜精索静脉曲张结扎术有条件者可选用，更适宜于青春期双侧精索静脉曲张者。

### （2）硬化剂治疗

在局麻下经股静脉插管至左肾静脉，进入精索内静脉，通常注射硬化剂为5%鱼肝油酸钠3ml，同时让患者憋气以防硬化剂反流到肾静脉，并直立15分钟，若造影证实仍有反流，可重复注射，造影剂总量可达9ml。硬化剂治疗左侧的成功率为82.8%，右侧的成功率仅为51%。该方法手术简单，费用低，患者恢复快。

## 【护理评估】

### （1）健康史

了解一般情况，包括患者从事的工作，患者有无阴囊部坠胀感和隐痛及明显松弛下坠，是否可触及精索内静脉似蚯蚓团块。有无呼吸困难、经常便秘以及站立工作时间久等。

### （2）身体状况

阴囊部有无坠胀感和隐痛、平卧位时是否减轻。

## 【护理诊断】

### （1）焦虑/恐惧

与患者对疾病的恐惧、担心预后有关。

### （2）舒适的改变

与疼痛、手术等有关。

### （3）潜在并发症

出血、感染、阴囊水肿等。

## 【护理措施】

### （1）术前护理

1）心理护理：由于精索静脉曲张与不育症有密切的关系，特别是对年轻患者和刚结婚的患者影响更大。因患者对外科手术信心不足、焦虑过重，术前对患者进行心理疏导，可增强其信心，消除其焦虑和恐惧情绪，使其乐观面对疾病和手术。护理人员应耐心向患者及家属介绍手术过程、手术时间、麻醉方法、麻醉意外、可能出现的并发症，使患者有一定的思想准备，消除手术前的顾虑。

2）饮食护理：指导患者多进食富有营养、易消化、口味清淡的膳食，以加强营养，增进机体抵抗力，必要时给予输血，补液。

3）术前指导

①注意保暖，防受凉，避免术后咳嗽引起腹压增高影响伤口愈合。

②训练床上排尿，避免术后发生尿潴留。

4）术前常规准备

①完善术前相关检查：血、尿、便常规、肝肾功、电解质、出凝血试验、胸片、心电图等。行阴囊彩超检查，明确精索静脉曲张程度。

②术前行抗生素皮试。

③术前1天灌肠。

④术前禁食12小时、禁饮4小时。

⑤备皮：会阴区域：范围为上自肚脐水平，下至大腿上 1/3，两侧至腋中线，包括会阴部及肛门周围。

⑥术晨更换清洁病员服。

**（2）术后护理**

1）观察生命体征：术后取平卧 6 小时，头偏向一侧；保持呼吸道通畅，注意观察生命体征。术后应常规给予吸氧 6 小时；监测血压、心率、呼吸及血氧饱和度等。密切观察患者有无咳嗽、胸痛、呼吸困难、发绀等，腹腔镜术后注意是否有高碳酸血症及酸中毒的发生。

2）饮食护理：术后肠道排气后开始进流食，第 2 天可进半流食，根据个人具体情况逐步恢复普食。术后第 2 天可下床活动。

3）切口与阴囊护理：腹腔镜手术切口小一般术后阴囊肿胀不明显。如有阴囊肿胀，可予以上托阴囊至肿胀消失即可。术后应注意伤口有无渗血以排除有无继发出血，有无膀胱充盈等。有病情变化及时通知医师。若有排尿不出，要指导患者用热毛巾敷下腹部、听水声等方法刺激排尿，若仍无法排尿，如患者完全清醒且为年轻者可扶其起床排尿，否则要给予导尿。若有伤口敷料渗液要及时更换避免伤口感染。

4）术后出血：多为术中意外损伤所致，如 Trocar 穿刺出血、局部游离精索内静脉小血管出血或术中牵拉血管出血。术后 24 小时应密切观察患者生命体征变化，并注意切口渗血情况。

5）基础护理：患者卧床期间，应协助其定时翻身，按摩骨突处，防止皮肤发生压疮。给予晨晚间护理。增进患者的舒适度，术后会出现疼痛、恶心、呕吐等不适，及时通知医生，对症处理，减轻患者疼痛。

6）术后活动：一般术后 24 小时即可下床活动，遵医嘱拔除尿管。

7）心理护理：对每个患者提供个体化心理支持，并给予心理疏导和安慰。

## 【健康教育】

（1）出院前向患者及家属详细介绍出院后有关事项，并将有关资料交给患者或家属，告知患者出院后 1 个月来院复诊。

（2）注意休息，生活要有规律，保持心情舒畅，避免疲劳。术后 3 个月内避免重体力劳动、剧烈劳动，及持久站立等。

（3）禁烟、酒，忌刺激性食物。多饮水，多吃新鲜蔬菜、水果及富含纤维素的饮食。

（4）保持会阴部清洁卫生，防止感染。

# 第七节　睾丸扭转

睾丸扭转又称精索扭转，是由于精索顺其纵轴旋转导致睾丸的血液供应突然受阻而造成的睾丸急性缺血，坏死性病变。根据扭转的位置可分为鞘膜内型和鞘膜外型。前者多见，好发于青少年；后者罕见，多发于新生儿和1岁以内婴儿。

## 【临床表现】

### （1）症状

起病急，多于睡眠中发病，突然痛醒，也可发生于剧烈活动后。典型症状为突发一侧阴囊内睾丸持续疼痛，阵发性加重，疼痛可向腹股沟及下腹部放散，伴有恶心、呕吐。

### （2）体征

阴囊可有红肿，睾丸肿大。由于精索扭转、缩短，睾丸上提或呈横位，触痛明显，阴囊抬高试验（Prehn 征）阳性，即抬高阴囊疼痛加重。扭转时间较长者，局部肿胀加重，常不能触清睾丸与附睾。透光试验阴性。

## 【辅助检查】

### （1）实验室检查

白细胞计数可有轻度升高。

### （2）超声检查

彩色多普勒超声检查可见睾丸血流量锐减或消失，多可明确诊断。

### （3）放射性核素<sup>99m</sup>锝（<sup>99m</sup>Tc）睾丸扫描

扫描显示患侧睾丸血流减少，与对侧睾丸对比，可帮助诊断。

## 【治疗原则】

## （1）手术治疗

因睾丸扭转可造成睾丸缺血性坏死，明确诊断后应尽早行手术复位固定。如扭转可在 6 小时内复位，睾丸功能基本不受影响。即便怀疑睾丸扭转，亦应及早行手术探查，避免延误治疗时机。术中复位后观察睾丸血运，如色泽转润，则予以保留并行睾丸固定术，对侧睾丸亦应行固定术；如睾丸血运不能恢复或扭转时间超过 24 小时，则予以切除，以免影响对侧睾丸生精功能。

## （2）手法复位

部分患者发病初期可行手法复位，但不能防止日后再次发生扭转，根本治疗方法应在手术复位并行睾丸、精索固定术。

## 【护理评估】

### （1）健康史

了解患者的一般情况，发病前是否有剧烈运动，发病至就诊的时间。

### （2）身体状况

了解患者疼痛的性质，是否有伴随症状。

### （3）心理-社会状况

评估患者及家属对疾病的认知程度，对预后的认知程度及心理承受能力。

## 【护理诊断】

### （1）焦虑/恐惧

与患者对疾病的认识不足、担心预后有关。

### （2）舒适的改变

与疼痛、手术创伤等有关。

### （3）潜在并发症

睾丸坏死。

## 【护理措施】

### （1）术前护理

1）心理护理

①讲解疾病的病因、发病特点、诊治配合及预后情况。

②保护患者隐私，帮助克服羞涩心理。

③鼓励患者表达自身感受。

④多关心、安慰患者及家属。

2）营养

诊断明确前，应禁饮禁食，由静脉补充水、电解质等。

3）病情观察

①观察并记录患者睾丸疼痛程度、变化情况。

②恶心、呕吐严重者，注意对出入量和电解质的观察。

4）术前准备

一旦明确诊断或高度怀疑睾丸扭转，应尽早手术治疗。

①完善术前相关检查：多普勒超声检查、血常规、肝肾功、出凝血试验、胸片、心电图等。

②术前行抗生素皮试。

③备皮：范围为上自肚脐水平，下至大腿上1/3，两侧至腋中线，包括会阴部及肛周。

④术前禁食、禁饮。

⑤更换清洁病员服。

## （2）术后护理

1）麻醉术后护理常规：了解麻醉和手术方式、术中情况、切口和引流情况；持续低流量吸氧；持续心电监护；床档保护防坠床；严密监测生命体征。

2）伤口观察及护理

①观察伤口有无渗血渗液，渗液的颜色及量，若有，应及时通知医生并更换敷料。

②观察阴囊皮肤颜色，局部有无红肿疼痛。

③保持阴囊皮肤清洁干燥。

3）疼痛的护理：评估患者疼痛情况；对有镇痛泵（PCA）患者，注意检查管道是否通畅，评价镇痛效果是否满意；遵医嘱给予镇痛药物；提供安静舒适的环境。

4）基础护理：提供安静舒适的环境、观察自行排尿情况、做好口腔护理、患者清洁等工作。

5）饮食护理

①术后6小时内禁食禁饮。

②术后 6 小时后可开始进水，如无腹痛、腹胀等不适，逐渐进流质饮食、半流质饮食到普食。

6）体位与活动

①全麻清醒前：去枕平卧位，头偏向一侧。

②全麻清醒后手术当天：低半卧位、侧卧位、抬高阴囊。

③术后第 1 天：半卧位为主，增加床上四肢运动、抬高阴囊。

④术后第 2~7 天：床上自主活动、抬高阴囊。

【健康教育】

| (1) 饮食指导 | (2) 活动指导 |
|---|---|
| 　忌烟、酒及辛辣刺激性食物，多饮水，多吃蔬菜和水果及富含纤维素的食物。 | 　术后卧床休息 5~7 天，使用提睾带至少 3~4 周，3 个月内避免骑跨运动，避免阴囊局部剧烈震荡及重体力劳动。 |
| (3) 性生活指导 | (4) 复查 |
| 　成人术后 1 个月内禁止性生活。 | 　定期随诊，复查 B 超，了解睾丸血运情况。 |

## 第八节　睾丸鞘膜积液

　　正常情况下睾丸鞘膜腔内有少量浆液，使睾丸有一定的滑动范围。由于鞘膜本身或睾丸、附睾等发生病变造成鞘膜囊内液体的分泌与吸收失平衡、积聚液体增多形成囊肿，称为鞘膜积液。根据鞘状突闭合的位置不同，可分为睾丸鞘膜积液、精索鞘膜积液、睾丸精索鞘膜积液（婴儿型）、交通性鞘膜积液和混合型鞘膜积液。鞘膜内如长期积液、内压增高，可影响睾丸的血运和温度调节，引起患侧睾丸萎缩。精索部鞘状突未闭合且有积液，则形成精索鞘膜积液。

【临床表现】

(1) 症状

本病一般无自觉症状，当积液量逐渐增多，可有患侧阴囊下坠感、牵拉感或胀痛。巨大鞘膜积液时，阴茎缩入包皮内，影响排尿、性生活和行走。

### （2）体征

睾丸鞘膜腔内有较多积液，多数呈卵圆形或球形，表面光滑，呈囊性感，无压痛，睾丸与附睾多触摸不清，透光试验阳性。

## 【辅助检查】

### （1）B 超检查

鞘膜积液肿块呈液性暗区，有利于与其他疾病的鉴别。

### （2）透光试验阳性

## 【治疗原则】

婴儿鞘膜积液常可自行消退，不需治疗。成人无症状的少量鞘膜积液，亦可不治疗。

### （1）非手术治疗

主要方法为穿刺抽液，但易复发；注射硬化剂治疗必须排除鞘膜腔与腹腔相通，因其具有局部形成硬块、继发感染等并发症，应用尚有争议。

### （2）手术治疗

积液量多，体积大伴明显症状，甚至影响正常生活应手术治疗。包括：①鞘膜翻转术；②鞘膜切除术；③鞘膜开窗术；④睾丸鞘膜折叠术。

## 【护理评估】

### （1）健康史

了解患者的一般情况，阴囊是否有牵拉坠胀不适感。

### （2）身体状况

了解阴囊是否有肿大，肿大的程度及透光实验是否为阳性。

### （3）心理-社会状况

评估患者及家属对疾病的认知程度，对治疗的知晓及配合程度。

## 【护理诊断】

**(1) 焦虑/恐惧**

与患者缺乏疾病的相关知识，恐惧、担心预后有关。

**(2) 舒适的改变**

与局部体液淤积、手术创伤等有关。

**(3) 潜在并发症**

出血、感染等。

## 【护理措施】

**(1) 术前护理**

1) 心理护理

①向患者或患儿家属反复讲解手术的必要性和治疗效果，介绍手术过程、麻醉及术前术后注意事项。

②请康复期患者或患儿现身说教。

③进行个性化心理护理。

④保持患者或患儿情绪稳定。

2) 术前常规准备

①完善术前相关检查：血、尿常规、肝肾功电解质、出凝血试验、胸片、心电图、B超检查等。

②术前行抗生素敏试。

③术区备皮：会阴区域，范围为上自肚脐水平，下至大腿上 1/3，两侧至腋中线。

④术前禁食 12 小时、禁饮 4 小时。

⑤术晨通便灌肠。

⑥术晨更换清洁病员服。

**(2) 术后护理**

1) 麻醉术后护理常规：了解麻醉和手术方式、术中情况、切口和引流情况；持续氧气吸入；持续心电监护；床档保护防坠床；严密监测生命体征。

2) 伤口观察及护理：观察伤口有无渗血渗液，渗液的颜色及量，若有，应及时通知医生并更换敷料。

3) 输液管保持通畅，留置针妥善固定，注意观察穿刺部位皮肤。

4）疼痛的护理：评估患者疼痛情况；对有镇痛泵（PCA）患者，注意检查管道是否通畅，评价镇痛效果是否满意；遵医嘱给予镇痛药物；提供安静舒适的环境。

5）基础护理：提供安静舒适的环境、观察自行排尿情况、做好口腔护理、患者清洁等工作。

6）饮食护理

①术后 6 小时内禁食禁饮。

②术后 6 小时后可开始进水，如无腹痛、腹胀等不适，逐渐进流食、半流食到普食，以高热量、高蛋白、高维生素饮食为主。

7）体位与活动

①全麻清醒前：去枕平卧位，头偏向一侧。

②全麻清醒后手术当天：半卧位、侧卧位。

③术后第 1 天：半卧位为主，增加床旁活动。

## 【健康教育】

| （1）饮食指导 | （2）活动指导 |
|---|---|
| 忌烟、酒及辛辣刺激性食物，多饮水，多吃蔬菜和水果及富含纤维素的食物。 | 术后 1 周可恢复正常工作生活。术后 1 个月内避免重体力劳动、剧烈运动，及持久站立、提重物、抬重物等。 |
| （3）性生活指导 | （4）复查 |
| 成人术后 1 个月内禁止性生活。 | 术后 1~2 个月常规来门诊复查。 |

# 第九节 男性不育

男性不育是指夫妻同居 1 年以上，未采用任何避孕措施，由于男方因素造成女方不孕者。

## 【临床表现】

（1）按导致男性不育的疾病发生部位分类

①睾丸前因素：下丘脑疾病；垂体疾病；内源性或外源性激素异常；糖皮质激素过多；甲状腺功能亢进或减退。

②睾丸性因素：先天性异常；生殖腺毒素，射线、药物、食物、生活和工作环境因素等；全身性疾病；肾功能衰竭、肝硬化肝功能不全、镰状细胞疾病等；睾丸炎；睾丸创伤和手术；血管性因素；精索静脉曲张、睾丸扭转；免疫性因素。

③睾丸后因素：输精管道梗阻；精子功能或运动障碍；免疫性不育；生殖道感染；性功能障碍。

④特发性不育。

（2）按精液检查分类

①少精子症：精子密度<$20×10^6$/ml。

②弱精子症：精子活力 a 级+b 级精子比率<50%或 a 级精子比率<25%。

③畸形精子症：正常形态的精子<15%。

④少弱畸精子症：精液化验符合上述 3 个标准。

⑤隐匿精子症：在新鲜样本中观察不到精子，但离心后在沉淀中可发现少量精子。

⑥无精子症：在射出的精液中找不到精子（需经过离心确认）。

⑦无精液症：有性高潮和射精动作，但是没有精液射出。

⑧免疫性不育：精子包裹抗体阳性。

⑨正常精液：不明原因性不育。

【辅助检查】

（1）实验室检查

①精液检查：包括对精子和精浆的检查。检查前禁欲 3~7 天，尽可能在实验室采用手淫法取精液，全部收集到干净玻璃容器内，不要使用避孕套和塑料瓶。标本应保温，在 30 分钟内送检。应间隔 1~2 周重复检查 2~3 次。

②内分泌检查：包括血清睾酮、黄体生成素、尿促卵泡素和催乳素等，可鉴别下丘脑-垂体-睾丸性腺轴的功能异常。

③微生物学检查：若精液白细胞超标，则应检测与不育相关感染的细菌、支原体和衣原体。

④免疫学检查：对精子活动力低下或异常凝集者应作抗精子抗体检测。

| （2）影像学检查 | （3）睾丸活检 |
|---|---|
| 输精管精囊造影可判断输精管和射精管的梗阻部位和范围，该检查为有创性，故仅在考虑梗阻性无精子症行阴囊探查术时进行。如怀疑颅内垂体病变，可行 CT 或 MRI 检查。 | 无精子症或少精症患者，睾丸体积15ml 以上，可行睾丸组织活检。 |

## 【治疗原则】

| （1）预防性治疗 | （2）内分泌治疗 |
|---|---|
| 预防生殖道感染和性传播疾病；治疗婴儿睾丸下降不全；去除环境不良影响；停用有毒药物。 | 如用促性腺激素治疗促性腺激素低下的性腺功能低下症等。 |

### （3）手术治疗

睾丸下降异常者应行睾丸复位术；精索静脉曲张者行精索内静脉高位结扎术；附睾或输精管局限性梗阻或缺如者可行输精管-输精管吻合术、输精管-附睾吻合术等。

### （4）辅助受孕技术（ART）

包括人工授精、体外受精胚胎移植技术、卵胞浆内精子注射及供者精液人工授精等。

## 【护理评估】

### （1）健康史

应详细询问患者发病情况和诊治经过，同时询问患者是否有既往的全身系统性疾病、感染性疾病、生殖系统创伤性疾病、手术史、与男性生殖系统相伴随的一些特殊疾病以及对男性生殖系统有害的理化及环境因素、职业和生活习惯等。此外，还应询问患者家族史、生长发育史、婚育史和性生活史等。

（2）身体状况

应在安静、整洁、光线充足、温度适宜并且私密的房间进行。体格检查包括全身检查和泌尿生殖系统检查。全身检查主要包括第二性征检查、体型和营养状况等。泌尿生殖系统检查主要是对生殖器（阴茎、阴囊、睾丸、附睾和输精管、前列腺和精囊）的检查。

## 【护理诊断】

（1）焦虑

与患者对不育引起的心理问题及担心预后有关。

（2）有感染的危险

与手术切口位置有关。

（3）疼痛

与手术伤口有关。

（4）知识缺乏

与缺乏男性不育的相关知识有关。

（5）性功能障碍

与心理性性功能障碍有关。

（6）潜在并发症

尿路感染、腹胀、阴囊血肿、阴囊水肿、睾丸扭转等。

## 【护理措施】

（1）消除危险因素

避免接触与不育相关的高危因素，如化学品、放射线、高温环境等。避免服影响生育的药物。遵医嘱治疗生殖道和性传播疾病以及其他影响生育能力的疾病。

（2）用药指导

遵医嘱指导患者应用改善生精功能的药物，此类药物起效慢，应维持足够服用时间，应遵医嘱服药1年以上才有明显疗效。

（3）辅助受孕技术

针对患者不育的病因，提供相关技术的信息，如原理、费用及成功率等。

（4）心理护理

此类患者多有悲伤、自卑等负性心理，应积极疏导患者及其配偶。

**【健康教育】**

**（1）心理护理及生活干预**

①对于存在较大精神压力的患者，建议其主动减轻工作、生活中的压力，通过适当的运动进行自我调节，减少紧张情绪，保持乐观的心态；保持适当的运动，可以每天运动30~45分钟。

②通过向有吸烟、饮酒习惯以及熬夜习惯的患者及其亲属说明吸烟、饮酒和熬夜对男性生育功能的危害以及相关机制，让其理解戒烟、戒酒和避免熬夜在避免造成男性不育疾病中的重要意义。

③通过宣教，使患者认识到规律、健康的性生活的重要性，尽量避免婚外性、滥交，以免传染性病，对已感染者及时有效地治疗。

④养成好的卫生习惯，男性应每天对包皮、阴囊进行清洗；要尽量避免以下情况，如穿紧身而透气性差的裤子、骑自行车、驾车、坐沙发等。

⑤健康饮食，补充维生素，应着重多摄入蔬菜水果和海产品，并定期摄入动物肝脏。

**（2）随访复查**

①药物治疗应规律，持续3~5个月。

②定期复查精液常规，若无好转，甚至恶化需要及时就诊。

③精索静脉曲张手术后避免早期活动及长期站立，以防止复发。

④泌尿生殖系统感染者，应定期复查尿常规、前列腺液等。

⑤有心理性疾病患者，应进行心理健康治疗。

# 第十一章　泌尿外科常用检查和治疗的护理

## 第一节　膀胱镜检查

膀胱镜检查是指将膀胱镜经尿道插入膀胱以直接观察膀胱和尿道内病变的检查方法。也可向输尿管口插入输尿管导管分别收集双侧肾盂尿和进行逆行性泌尿系统造影，使肾盂和输尿管的影像更为清晰。通过膀胱镜还可进行肿瘤切除、碎石和前列腺增生切除术。

### 【适应证】

（1）经过各种检查不能确诊的肾脏、输尿管、膀胱及后尿道的疾病。

（2）查找血尿来源及原因；需观察膀胱内部病变或活体组织检查。

（3）需行两侧肾功能测定、肾盂尿检查及逆行肾盂造影者。

（4）需经膀胱镜进行某种治疗措施者，如向肾盂内注入药剂，钳取输尿管结石，膀胱肿瘤的切除、电切，膀胱异物取出，碎石取石术，输尿管口狭窄剪开或扩张，膀胱内出血点电灼止血等。

### 【禁忌证】

（1）泌尿生殖系感染的急性期，晚期泌尿生殖系结核，膀胱容量过小在 50ml 以下者。

（2）包茎、尿道狭窄或尿道内结石嵌顿等无法插入膀胱镜者，妊娠 3 个月以上或月经期女性。

（3）肾功能严重减退、高血压而且心功能不全者。

（4）距前一次膀胱镜检查不足 1 周者。

（5）全身出血性疾病及感染性疾病。

（6）骨关节畸形不能采取截石体位者。

（7）病情危重、恶性高血压、严重心脏疾病患者。

## 【检查前准备】

| （1）患者告知 | （2）物品准备 |
|---|---|
| 　　向患者讲解膀胱镜检查的基本过程，检查中可能的不适如疼痛，检查后可能的并发症如泌尿系感染等，以取得患者的配合。 | 　　无菌器械车 1 台，无菌膀胱镜及操作附件 1 套。10ml、20ml 注射器各 1 个，注射盘 1 套，输液器 1 副，纱球 20 个，手术衣、裤套单各 1 套，无菌手套 2 副，纱布若干；女患者备无菌棉签 1 包。 |

### （3）患者准备

①患者检查前应做妇科检查或直肠检查，判定尿管及膀胱的解剖变化，以便掌握插入膀胱镜的方向及观察膀胱时参考。

②检查前排空膀胱，用肥皂水及清水洗净外生殖器及会阴部。

③拟行逆行肾盂造影者应于检查当日灌肠 1 次并禁食。

④按麻醉要求给予麻醉前用药。

⑤取截石位。

## 【检查配合】

| | |
|---|---|
| 　　（1）膀胱镜插入后，测残余尿量，按需要留膀胱尿做细菌培养。检查时操作应轻巧，特别是对前列腺肥大及结核性膀胱炎患者，时间不宜过长。 | 　　（2）灌入冲洗液后，先做膀胱内普遍检查，然后重点检查病变部位，再行输尿管插管及逆行肾盂造影或其他处理。 |
| 　　（3）左、右输尿管导管应有明确的标志，导出左、右肾盂尿也应标明，并立即送检。 | 　　（4）经输尿管导管注药或造影时，须注意无菌操作。 |
| 　　（5）膀胱内如浑浊不清应反复冲洗。 | 　　（6）测定分肾功能试验时输尿管导管插入深度要适当，注射的试剂剂量要准确，收集尿标本的时间须严格按规定执行。 |

　　（7）做逆行造影时，注药压力不可过大，造影剂量不宜超过 10ml，以免引起反流及术后反应，对肾积水者可酌情增加药量。

## 【护理措施】

（1）观察患者血尿情况，如无血尿，可在检查后2小时下地活动。同时注意是否有尿闭的发生。必要时给予导尿处理。

（2）检查后部分患者有尿道疼痛不适，尤其在排尿时明显，出现轻微血尿或尿道口少量出血，一般1~3天逐渐消失，不需做任何特殊治疗，应向患者解释清楚。如疼痛明显，给予解痉镇痛药以缓解患者的疼痛。

（3）检查后嘱患者多饮水，以利尿道冲洗。保持外阴部清洁，监测患者体温的变化，出现高热症状，可遵医嘱给予患者降温药物及抗感染药物。

（4）呕吐频繁不能进水者，可静脉输液。

（5）检查后禁止性生活2周。

## 【注意事项】

（1）插入膀胱镜时，如遇阻力，切忌盲目用力，强行进入，以免损伤尿道或形成假道；特别是遇有尿道狭窄、前列腺增生或尿道梗阻患者更应注意。

（2）观察患者检查中的反应，冲洗液的温度勿过低或过热，以免引起患者腹痛或膀胱黏膜充血。检查完毕，嘱患者多饮水，注意血尿和疼痛等情况。

（3）患者检查后有轻度的肉眼血尿、腰痛或仅有镜下血尿者，应嘱患者多饮水，无需特殊处理。如血尿及腰痛加重，可及时报告医生处理。

（4）术后常规应用抗生素3天。

## 第二节 静脉肾盂造影

静脉肾盂造影（IVP）又称排泄性尿路造影，由静脉注入含碘造影剂，造影剂主要通过肾脏排泄，经过肾小球滤过，肾小管浓缩后，自肾集合管排出后而显影。含有造影剂的尿自肾盏排到肾盂、输尿管及膀胱时，均可显影。不但能测定肾脏排泄功能，而且可以观察尿路器质性病变，因其操作简便易行，诊断价值高，目前为泌尿系统检查中应用最广泛的一种造影方法。

## 【适应证】

（1）患有泌尿系肿瘤、结石、结核、梗阻、畸形和排尿困难等病变者。

（2）置入膀胱镜或逆行插管有困难者。

（3）原因不明的血尿。

## 【禁忌证】

（1）对碘过敏的患者。

（2）肝功能严重受损者。

（3）患严重心血管疾病，全身极度衰竭者。

（4）肾衰竭者：造影剂可能对肾脏产生毒性作用，导致肾功能恶化。

（5）孕妇。

## 【检查前准备】

### （1）物品准备

2ml 注射器 1 个，20ml 注射器 2 个，止血带，治疗巾，消毒棉签，头皮针，胶贴。

### （2）药品准备

碘海醇注射液 50ml1 瓶，肾上腺素注射液 1mg1 支。

### （3）患者准备

造影前，必须做碘过敏试验，阴性者，上午 8 时口服 50%硫酸镁溶液 30ml 后 30 分钟内饮水 1500ml 水做肠道准备。中午禁食、水。下午行静脉肾盂造影。

## 【检查配合】

（1）造影前核对床号、姓名、诊断。

（2）患者仰卧于检查台上，上臂放平，摆好体位，压迫器压迫双侧输尿管，从静脉内快速注入碘海醇注射液 50ml。

（3）注射完毕，分别在 5 分钟、10 分钟、15 分钟各拍摄双侧肾 X 线片 1 张，在注射药物后 30 分钟左右，去掉压迫器，拍摄包括双侧肾脏、输尿管及膀胱在内的全尿路造影 1 张，必要时需加摄片。

## 【护理措施】

### （1）检查前护理

造影前护士应了解患者全身各方面的健康状况及心理状态，做好心理护理，消除患者的顾虑和紧张情绪，避免造影时患者因过度紧张而发生虚脱，保证造影的顺利进行，详细询问患者有无碘过敏史，做碘过敏试验，造影时应备齐有关抢救药品和器材。为患者做好肠道清洁准备。

### （2）检查中护理

注射过程中防止药液外漏；同时还应密切观察患者情况，如有恶心、呕吐、口唇麻木、胸闷、心悸、出冷汗等应立即停止造影，及时按过敏反应处理。给予盐酸肾上腺素注射液 1mg 皮下注射或肌注。对急性过敏性休克，要及时进行抢救。

### （3）检查后护理

嘱患者在候诊室休息 20 分钟，观察无不良反应后方可离开。并告之患者如有皮疹、喉头发痒、呼吸不畅等症状应及时找医生就诊，以免发生意外。嘱患者多饮水以促进造影剂的排泄。

## 第三节　尿动力学检查

尿动力学是现代泌尿外科领域下重要的组成部分。它主要是根据流体力学原理，采用电生理学方法及传感器技术，来研究贮尿和排尿的生理过程及其功能障碍。包括正常排尿生理学、泌尿系梗阻性疾病、神经性膀胱、非神经源性膀胱尿道功能障碍、遗尿症和尿失禁等。尿动力学检查方法分为上尿路尿动力学及下尿路尿动力学。通过检查，结合临床所见，对排尿功能障碍性疾病的临床诊治有重要的意义。

## 【适应证】

## 下尿路功能紊乱

尿失禁、膀胱出口梗阻、神经性膀胱、儿童排尿功能紊乱及尿失禁。

## 【禁忌证】

近期内接受膀胱镜检查者不应行尿动力学检查。

## 【检查前准备】

（1）尿动力学检查前，须将检查方法及意义告知患者，以获得合作。尽管尿动力学检查无损伤，但毕竟是侵入性检查，必要时应履行签字手续。

（2）多种药物可影响逼尿肌、括约肌功能，检查前应停用2～4天，并将此类药物使用史加以记录。

（3）预防性口服抗生素（检查前1天晚上、当日早上）。

（4）自主神经反射亢进是一种威胁生命的紧急情况，多见于患者T6以上病变致神经性膀胱者，如检查中发现突发性高血压、大汗淋漓等情况，检查应立即停止，迅即排空膀胱，并给予硝苯地平或肼屈嗪类降压药物。有直立性低血压病史者检查中不要行酚妥拉明尿道压力分布试验，如检查中发现诱发直立性低血压，应即予平卧、口服或静注高渗葡萄糖，并观察血压变化，正常后方可离开检查室。

## 【检查配合】

### （1）尿流率测定术

1）适应证：尿流率测定属无创伤性检查，尿流率测定结果反映排尿动力及阻力的相对平衡状态，临床上多用作神经性或梗阻性病变引起排尿障碍患者的筛选性检查，并用于随诊下尿路药物或手术治疗效果。尿流率差可以是各种膀胱出口梗阻的结果，也可由于逼尿肌收缩无力所致，须进一步加以区别。

2）患者配合

①测定前2小时饮水400～600ml，待有尿急迫感再做检查，尿量过少会影响结果。

②尿流率开关，调零及定标正确后嘱患者排尿，男患者立位，女患

者坐位，环境应宁静及隐蔽，使患者尽量放松，使检查能正确反映其真实排尿状况。排尿时仪器即记录其排尿曲线，排尿毕关闭尿流率计。

### （2）膀胱压力容积测定术

1）适应证：膀胱压力容积测定反映贮尿期逼尿期功能状态，适用于各种类型的尿失禁及遗尿症、非尿路感染性尿频尿急者、神经系统疾患及精神心理障碍（如脑血管意外、多发性硬化、脑脊髓膜膨出、帕金森病、脑脊髓损伤、肿瘤、糖尿病等）等引起的膀胱尿道功能障碍、各种伴有膀胱排空障碍的非神经源性疾病（膀胱出口梗阻、前列腺增生症、前列腺癌、膀胱颈梗阻、女性尿道综合征等）、各类盆腔脊柱手术（前列腺、结肠、直肠、子宫、腰骶椎手术）后引起的膀胱排空障碍。

2）患者配合

①开启总开关，准备消毒包及各种导管，膀胱灌注介质用生理盐水或0.05%呋喃西林溶液、灌注速度10~100ml/min，安装泵管、测压管、灌注管及肌电接收装置。

②测压前行尿流率测定，嘱患者尽量排空膀胱。受检者取截石位或坐位，无菌技术及良好润滑下行导尿术，插入F9~F10导管2根或双腔管1根，放置肛门导管及肌电图电极，并连结相应的测压管、灌注管及肌电接收电缆，注意排空气泡，记录剩余尿量。

③启动测压仪，开始膀胱灌注，仪器即自动记录膀胱压、腹腔压、逼尿肌压及肌电图曲线，记录患者出现的初尿感、强烈排尿感及急迫排尿感，做好事件标记，注意逼尿肌与外括约肌的协调性。前者收缩后者松弛谓之协调，两者皆收缩谓之不协调。

④灌注中嘱患者咳嗽、大笑等，以诱发逼尿肌无抑制性收缩，并加标记，出现急迫排尿感时停止灌注。嘱患者收缩逼尿肌排尿，有尿液排出时的逼尿肌最大收缩力为等压性或等张性逼尿肌收缩压，排尿时以带小气囊的导尿管阻塞膀胱出口或嘱患者停止排尿后的逼尿肌最大收缩压为等容性逼尿肌收缩压。前者示逼尿肌克服出口阻力用的力，后者示逼尿肌收缩功能，正常参考值50~100cmH$_2$O，高者为收缩功能亢进，低者为收缩无力。

⑤在仰卧位、坐位或立位引发逼尿肌收缩排尿的发生率分别为66%、90%和80%，必要时须改变体位以利排尿。测定结束，记录剩余尿量、不同事件时膀胱容量、逼尿肌压、顺应性，无或有无抑制性逼尿肌收缩，及逼尿肌外括约肌协调状况。

⑥准备行排尿期压力流率测定术。

膀胱压力容积测定术的影响因素有膀胱出口功能不全、膀胱输尿管反流、灌注速度过快及患者欠合作。前者多见于脊柱裂小儿及压力性尿失禁之女性，灌注后易于漏尿，用带有气囊之导尿管堵塞膀胱内口后方能完成检查。膀胱输尿管反流可由影像尿动力学检查显示。

## （3）尿道压力分布测定术

1）适应证：此检查适用于膀胱出口器质性或功能性梗阻、各种类型尿失禁、神经性膀胱、尿道功能测定、尿道及盆腔脏器交感神经兴奋性测定、作用于尿道的药物、抗失禁手术、人工尿道括约肌手术的效果测定等。

2）患者配合

①如压力流率测定未成功，先开放导尿管，排空膀胱，或保留约150ml，患者在检查台上取截石位或平卧位。

②无菌操作下经尿道口插入 F10 双腔尿道测压管至膀胱内，此管膀胱支开口于导管头部用于膀胱测压，尿道支开口于距头期5cm处，通过三通管（Y形管）行尿道灌注及测压，分别联结相应导管，注意排空气泡，将测压管固定在自动牵拉器上。

③以生理盐水行膀胱尿道灌注（2~10ml/min）并以匀速（0.5~2mm/s）牵拉导尿管，记录仪或显示器上出现尿道压、膀胱压及尿道闭合压之曲线。牵拉过程中嘱患者咳嗽，试验测压是否正确及是否出现尿道闭合压负压、有无溢液，尿道口有液体溢出时停止测压，重复测定2~3次，记录最大尿道闭合压（MUCP）、功能性尿道长度（FPL），及是否出现负压。

④对 MUCP 高于正常者（男性>90cmH$_2$O，女性>80cmH$_2$O），可行酚妥拉明试验，即静脉注射酚妥拉明 0.1mg/kg，3 分钟后复查尿道压力分布测定术，MUCP 降低 30% 以上为阳性。对阳性者可快速灌注生理盐水致患者膀胱尿意急迫，拔除导尿管，复查尿流率及剩余尿，可见尿流率改善、剩余尿减少，此即改良酚妥拉明 UPP 试验。试验阳性显示由肾上腺素能神经功能亢进、内括约肌痉挛所致尿道功能性梗阻，用阻滞药后内括约肌痉挛解除、膀胱颈有效开放、尿流改善、剩余尿减少。

## （4）漏尿点压力测定术

1）适应证：用于尿失禁的定性诊断，膀胱出口梗阻者，压力性尿失禁者。

2）患者配合

①逼尿肌漏尿点压力测定可结合同步膀胱压力容积测定及肌电图测定进行，在会阴部消毒后经尿道口插入双腔测压导管后，测定剩余尿量，行膀胱灌注至患者日常尿量 200~300ml，速度成年人 50~60ml/min，儿童 20ml/min，观察尿道外口漏尿情况。灌注至患者最大膀胱容量，或逼尿肌压力升至 40cmH$_2$O，出现不稳定性收缩或低顺应性并漏尿，则灌注停止，记录漏尿点压力、顺应性及膀胱容量。漏尿点压力>40cmH$_2$O，在非神经性膀胱患者即为梗阻，在神经性膀胱，则须结合肌电图结果，如无外括约肌痉挛或协同失调，方可判断为梗阻。在神经性膀胱如脊髓损伤患者漏尿点压力 40cmH$_2$O 为安全上限，一般掌握在 30~35cmH$_2$O 为妥。

②腹肌漏尿点压力测定用于尿失禁且盆腔内脏位置无异常（无子宫脱垂等病症）、膀胱顺应性正常、逼尿肌稳定的患者，以判断尿道关闭功能。插管方式同上，以 50~60ml/min 灌注生理盐水至 200~300ml，令患者直立，做屏气动作，或检查者缓压其膀胱区，以增加腹腔压，至观察到漏尿发生。重复 2~3 次，得出平均腹肌漏尿点压力。腹肌漏尿点压力<65cmH$_2$O 表示内源性尿道括约肌功能不全，尿道关闭不良，腹肌漏尿点压力>100cmH$_2$O 表示尿道过度活动，介于 65~100cmH$_2$O 者表示上述两者混合性原因。如膀胱压升至 120~130cmH$_2$O 仍无漏尿，用力咳嗽亦不漏尿，则继续灌注至 300ml，腹部加压使膀胱压升至 150cmH$_2$O 仍无漏尿，则尿失禁症结不在尿道。SLPP 的影响因素有内脏脱垂、逼尿肌不稳定性收缩及括约肌收缩的干扰。

### （5）电图测定术

1）适应证：诊断下尿路神经性病变以及鉴别膀胱尿道功能性障碍。

2）患者配合

①患者取截石位。

②通常于肛门一侧距肛缘 0.5~1.0cm 处刺入 0.5~1.0cm 至肛门括约肌浅部内，反映尿道外括约肌及肛门括约肌之生物电活动，特殊情况下（如多发性硬化症患者）可直接刺入尿道膜部外括约肌内。

### （6）影像尿动力学检查术

1）适应证：采用以上简单方法不能明确诊断的下尿路功能障碍性疾病。

2）患者配合

①采用 X 线同步透视显像及数字式同步储存的尿动力学检查仪及带有特殊座椅的 X 线膀胱镜检查台。患者取坐位或立位，右斜 45°，以便显示尿道。

②灌注液为含 15% 泛影葡胺及庆大霉素的生理盐水，灌注速度为 50~100ml/min。膀胱测压导管为 F7.5 双腔导管，直肠测压导管为气囊导管。

③放置肛门外括约肌肌电图检测装置及各种灌注测压装置，行膀胱压力容积、压力流率及肌电图同步测定，同时进行动态 X 线透视，其图像在显示屏上同步显示。

④影像结果判断有无膀胱出口梗阻。注意充盈期有无膀胱输尿管反流，膀胱压水平是高压反流还是低压反流，膀胱底部是否抬高，关闭是否良好，有无漏尿；注意排尿期起步压的大小，尿流率接近最大时后尿道开放情况，开放不良在膀胱颈部、近侧还是远侧后尿道。

【护理措施】

（1）观察患者血尿情况，并嘱其多饮水，同时注意是否有尿闭的发生。必要时给予导尿处理。

（2）测体温变化，对于发热患者，报告医生，给予对症处理。

（3）系感染易感者检查后应用抗生素 24~48 小时。

## 第四节　前列腺穿刺活检

怀疑前列腺癌时，为确定诊断可行前列腺活检，在 TRUS 指导下系统地对数个部位进行活检，特别是触不到的硬结，而 PSA 增高时对前列腺整体进行活检。前列腺穿刺活检可获得前列腺组织，是确诊前列腺癌的重要手段，当直肠指检发现前列腺可疑硬结时，就可以在 B 超引导下行前列腺穿刺活检，以便早期诊断前列腺癌。

## 【适应证】

（1）确定前列腺肿物的性质。

（2）确定前列腺肿瘤的组织学类型，以便决定治疗方案。

（3）判断前列腺癌治疗后的效果。

（4）对血清 PSA、PAP 升高的患者，临床症状和直肠指检疑属前列腺癌。

## 【禁忌证】

（1）使用抗凝治疗服用阿司匹林患者。

（2）肝功能严重受损者，患严重心血管疾病，全身极度衰竭者。

（3）全身出血性疾病及感染性疾病。

（4）骨关节畸形不能采取截石位或侧卧位者。

## 【检查前准备】

（1）接受抗凝治疗服用阿司匹林患者应停止使用数天后再穿刺活检。

（2）穿刺前使用抗生素，术前晚 24：00 以后禁食、水，术晨清洁灌肠。

## 【前列腺穿刺活检】

前列腺穿刺活检有两种途径，一为经会阴，一为经直肠，其中经会阴途径在临床上应用较多，但其取材往往不够准确，而经直肠途径取材较精确，如在直肠超声引导下，其准确性更高，虽其比经会阴途径更易感染，但由于其活检阳性率高，故目前应用不断增加。前列腺穿刺针的发展使前列腺穿刺活检变得更安全、可靠，术后并发症更少。其主要步骤如下。

（1）患者取膀胱截石位或侧卧位。

（2）常规消毒并进行会阴部浸润麻醉。

（3）在会阴中心至肛门中点处偏外 0.5cm 进针，左手示指插入直肠内，引导穿刺针进入包膜内。

（4）将穿刺针穿至病变部位，扣动穿刺枪扳机，然后把穿刺针拔出，推出针芯后即见前列腺组织。

①直肠指检发现结节，任何 PSA 值。

②PSA>10ng/ml，任何 f/t PSA 和 PSAD 值。

③PSA 4~10ng/ml，f/t PSA 异常或 PSAD 值异常。

④PSA 4~10ng/ml，f/t PSA 和 PSAD 值正常，B 超发现前列腺低回声结节和（或）MRI 发现异常信号。

注：PSA 4~10ng/ml，如 f/t PSA、PSAD 值、影像学正常，应严密随访。

## 【护理措施】

### （1）检查前护理

心理护理：向患者讲清楚恐惧紧张的精神状态对手术不利，会影响预后，耐心说明手术的必要性和重要性，并向患者和家属介绍，穿刺损伤小、出血少、安全性高、无疼痛等，使患者有心理准备，消除顾虑，保持情绪稳定，使患者能积极配合治疗及护理。

### （2）检查后护理

1）密切观察病情变化：术后注意观察患者有无烦躁不安、恶心、呕吐、血压升高、呼吸困难等情况，应及时准备好抢救物品，并立即报告医生，给予相应处理。血尿一般较轻，嘱患者多饮水，3 天左右血尿消失。直肠出血 2 天前后缓解，如果出血是活动性，经直肠指压前列腺及直肠填塞止血。

2）预防并发症

①预防出血：出血常在术后 24 小时内出现。

②预防尿路感染：用 0.5% 聚维酮碘消毒尿道口，2 次/日，并保持床铺整洁，保持腹部、臀部、会阴部皮肤清洁干燥。

3）预防肺病感染：患者术后卧床，活动量小，有的伴有吸烟史及患心肺疾病，易发生肺部感染，要协助翻身拍背，鼓励有效咳嗽，如痰多不易咳出可给予超声雾化吸入。要注意保暖。

4）预防压疮：为防止术后出血，要求患者避免用力翻身，因此，护士要协助患者翻身，1 次/4 小时，翻身时动作要轻柔，避免拖、拉、推动作，以减少对皮肤的摩擦，背部及骨突部可垫软枕，及时更换脏、湿的床单、衣裤，保持皮肤清洁，预防压疮的发生。

5）预防便秘：为预防便秘，防止术后用力大便而导致出血，常于术后给予流质及半流质饮食，并指导患者多饮水，适当床上活动，多吃粗纤维丰富的食物，吃一些香蕉及甘薯等润滑肠道，以保持大便通畅，必要时按医嘱给予软化大便及轻泻的药物，如麻仁润肠丸等。

6）预防静脉血栓形成：因患者均为高龄，加上手术创伤、术后卧床，术中术后应用止血药等，可使血液黏稠，血流滞缓及高凝状态，易致静脉血栓形成。为防止静脉血栓形成，术后需加强下肢功能锻炼，未下床前在床上每天定时按摩双下肢，做距小腿关节的伸屈活动，多做深呼吸及咳嗽动作。避免在下肢建立静脉通道，尤其是左下肢，注意维护血管内壁的完整性。

# 第五节　体外冲击波碎石术

体外冲击波碎石术（ESWL）是利用高能聚集冲击波，在体外非接触性裂解结石的一种治疗技术，安全有效。通过 X 线、B 型超声对结石定位，将震波聚焦后作用于结石，促使结石裂解、粉碎。碎石适应证广泛，多数结石患者可免除手术之苦。

## 【适应证】

适用于肾、输尿管上段结石，输尿管下段结石治疗的成功率比输尿管镜取石低。

## 【禁忌证】

（1）尿路结石、远端输尿管有器质性梗阻、结石粉碎后不能顺利排出体外的患者。

（2）全身出血性疾病。　　　　（3）妊娠妇女。

（4）严重心血管病变，心功能不全且不能有效控制。

（5）安装心脏起搏器者；急性尿路感染者。

（6）血肌酐≥265μmol/L。

（7）患侧肾无功能，不能产生足够尿流使结石排出体外。

（8）育龄妇女输尿管下段结石等。

（9）过于肥胖、肾位置过高、骨关节严重畸形、结石定位不清等，由于技术性原因而不适宜采用此法。

## 【检查前准备】

### （1）患者告知

向患者讲解体外冲击波碎石术的基本过程，检查中可能的不适如疼痛，检查后可能的并发症如泌尿系感染、血尿、疼痛等，以取得患者的配合。

### （2）患者准备

①术前准备常规检查：血常规、尿常规、心电图、腹部 X 线平片、静脉肾盂造影、B 超等检查。

②备皮：膀胱结石治疗前要将耻骨上阴毛剃去。

③胃肠道准备：术前 3 天忌进易产气食物，必要时术前 1 天给予缓泻药；术晨禁食、水。

④麻醉镇痛：现在体外碎石机多为低能量碎石机，绝大多数人均不需要麻醉镇痛，少数紧张的患者可肌内注射地西泮，必要时可用哌替啶镇痛，效果能满足绝大多数要求。

⑤术中体位：根据 B 超或 X 线定位，嘱患者定位后勿动。例如：输尿管上段结石或输尿管中上段结石可以采取两种体位碎石，可仰卧位或俯卧位。

## 【检查配合】

（1）患者放置于体位支架上，应安全、舒适、准确、上下支架时注意不要撞伤和跌伤。

（2）在碎石治疗过程中，密切注意观察机器各系统是否正常工作，若有异常，立即关机，排除故障。

（3）碎石过程中告诉患者尽量不要咳嗽，保持身体放松，呼吸均匀，不要随意移动身体。

（4）在碎石治疗过程中，严密观察患者血压、脉搏、呼吸和心电图等，若有异常情况发生，立即停止治疗，配合医生处理。

（5）用水槽机治疗时，应注意水温调节，一般水温保持在 35.5~37℃，每次治疗结束后，应更换并定时消毒水槽。

（6）输尿管插管者，注意保持尿管通畅，防止脱落。

## 【护理措施】

（1）观察患者血尿情况，碎石后出现血尿，属正常现象，一般抗感染治疗后很快会消失。在排石过程中也会有血尿出现或疼痛出现。

（2）多饮水，每日不少于 2000ml。

（3）多运动：如跳跃、跳绳、上下楼梯等。如果是肾下极结石要做倒立运动，2~3 次/日，每次 5~10 分钟，或者进行理疗，这样有利于结石进入肾盂、输尿管而排出体外。

（4）术后使用消炎药物 3~5 天，以防感染。

（5）忌饮酒，少食辛辣食物，保持心情舒畅，避免过度劳累。

（6）碎石后 10 天左右来院复查，以确定结石是否完全排出，有少数患者由于结石太大或过多，一次治疗不能彻底，需要数次碎石治疗，每次需间隔至少 1 周。

（7）碎石后可遵医嘱口服排石药物，以便促进结石排出体外。

（8）体外超声碎石多在门诊进行，如有不适，应及时就诊。

## 【注意事项】

（1）术中震波碎石时，机器会发出轰击声以及有些患者会感到轻微不适，不要惊慌，不要变动体位，避免定位不准确，造成碎石不理想。

（2）碎石术后多饮水，增加尿量，能降低尿内盐类的浓度，减少沉淀，起冲刷作用，以利于结石排出，尽可能每天维持尿量在 2~3L。为了维持夜间尿量，除睡前饮水外，夜间起床排尿后应再饮水。

（3）观察尿色、尿量及排石情况，在碎石后会出现肉眼血尿，1~2天后自行消失，它主要是由于震波时损伤了黏膜所致，鼓励患者多饮水，必要时静脉输液，使其增加血容量，通过多排尿达到内冲洗的目的。

（4）并发症的处理

①肾绞痛：少数患者在结石碎片下移过程中会出现疼痛甚至绞痛，应向患者说明，嘱多饮水；轻者无需处理，重者可给予解痉镇痛药。

②石街：因石街阻塞尿路可引起肾积水、感染、衰竭等，故早期发现及时处理并做好告知。

# 参 考 文 献

[1] 那彦群. 2014 版中国泌尿外科疾病诊断治疗指南 [M]. 北京：人民卫生出版社，2013.

[2] 田野，杨培谦. 实用泌尿外科查房医嘱手册 [M]. 北京：北京大学医学出版社有限公司，2012.

[3] 苏泽轩，那彦群. 泌尿外科临床解剖学 [M]. 山东：山东科学技术出版社，2010.

[4] 史沛清. 当代泌尿外科热点聚焦 [M]. 北京：人民卫生出版社，2014.

[5] 陈书奎. 泌尿外科疾病常识及康复指导 [M]. 北京：人民军医出版社，2011.

[6] 张炜. 泌尿外科疾病诊断流程与治疗策略 [M]. 北京：科学出版社，2008.

[7] 邱建宏，孟晓东. 泌尿外科临床诊治路径 [M]. 北京：人民军医出版社，2014.

[8] 董振咏，刘钗. 泌尿外科用药指导 [M]. 北京：人民军医出版社，2014.

[9] 朱有华. 泌尿外科诊疗手册 [M]. 第4版. 北京：人民卫生出版社，2013.